国家级继续教育项目教材

Highlights of Clinical Arrhythmia Cases

临床心律失常
精品病例荟萃

主　编　昃　峰　李　鼎　李学斌
副主编　王　龙　段江波　吴寸草　苑翠珍

北京大学医学出版社

LINCHUANG XINLÜ SHICHANG JINGPIN BINGLI HUICUI

图书在版编目（CIP）数据

临床心律失常精品病例荟萃 / 昃峰，李鼎，李学斌主编 . —北京：北京大学医学出版社，2024.1
（2025.4 重印）

ISBN 978-7-5659-3082-9

Ⅰ. ①临…　Ⅱ. ①昃… ②李… ③李…　Ⅲ. ①心律失常－病案－汇编　Ⅳ. ① R541.7

中国国家版本馆 CIP 数据核字（2024）第 026862 号

临床心律失常精品病例荟萃

主　　编：昃　峰　李　鼎　李学斌
出版发行：北京大学医学出版社
地　　址：（100191）北京市海淀区学院路 38 号　北京大学医学部院内
电　　话：发行部 010-82802230；图书邮购 010-82802495
网　　址：http://www.pumpress.com.cn
E - m a i l：booksale@bjmu.edu.cn
印　　刷：北京信彩瑞禾印刷厂
经　　销：新华书店
策划编辑：高　瑾
责任编辑：梁　洁　　责任校对：靳新强　　责任印制：李　啸
开　　本：889 mm×1194 mm　1/16　印张：18　字数：548 千字
版　　次：2024 年 1 月第 1 版　2025 年 4 月第 2 次印刷
书　　号：ISBN 978-7-5659-3082-9
定　　价：158.00 元

编者名单

主 编 昃 峰 李 鼎 李学斌

副主编 王 龙 段江波 吴寸草 苑翠珍

编 者（按姓名汉语拼音排序）

白 瑾 北京大学第三医院	潘 昌 南京市第一医院
曹中南 天津市第五中心医院	盛琴慧 北京大学第一医院
陈学智 北京大学国际医院	时向民 解放军总医院心血管病医学部
褚松筠 北京大学第一医院	苏 蓝 温州医科大学附属第一医院
段江波 北京大学人民医院	孙源君 大连医科大学附属第一医院
樊少博 天津市胸科医院	王蹒蹒 天津市第五中心医院
高 明 吉林大学第一医院	王 龙 北京大学人民医院
何金山 北京大学人民医院	王 婷 陕西省人民医院
何 乐 天津市胸科医院	王月刚 南方医科大学南方医院
胡继强 北京中医药大学东方医院	王云龙 北京安贞医院
胡淼阳 西京医院	隗 祎 北京大学人民医院
胡 苏 陕西省人民医院	吴寸草 北京大学人民医院
胡作英 南京市第一医院	吴智鸿 中南大学湘雅二医院
蒋 英 成都上锦南府医院	杨丹丹 北京大学人民医院
郎 勇 成都上锦南府医院	易 甫 西京医院
黎健勇 南方医科大学南方医院	易 忠 航天中心医院
李 冰 南京市第一医院	尹晓盟 大连医科大学附属第一医院
李博涛 陕西省人民医院	苑翠珍 北京大学人民医院
李 鼎 北京大学人民医院	昃 峰 北京大学人民医院
李京波 上海交通大学医学院 附属第六人民医院	张 航 南京市第一医院
	张明惠 天津市第五中心医院
李 康 北京大学第一医院	张文琼 漯河市中心医院
李向楠 航天中心医院	张志国 吉林大学第一医院
李学斌 北京大学人民医院	赵 娜 陕西省人民医院
刘元伟 北京清华长庚医院	周 希 温州医科大学附属第一医院
刘振江 中南大学湘雅二医院	周 旭 北京大学人民医院
马 薇 天津市胸科医院	

序

弹指之间，"北京大学人民医院心律失常讲堂"开播已经整3年的时间了。"北京大学人民心律失常讲堂"采用网络直播的形式，每月一期，每期分为两个单元：起搏领域病例分享和电生理射频病例分享。通过实战病例解读心电图、分析心律失常机制、临床决策及指南应用，并由国内知名电生理专家进行细致的点评和讨论，开播以来最高播放量达到2600人次，受到广大临床心脏电生理医生及相关医务工作者的一致好评。因此，我们将北京大学人民医院心律失常讲堂的往期病例收集成册，方便大家查阅及学习。

起搏电生理是一门至关重要且复杂精深的学科，尽管科学技术持续进步，医学研究不断深入，临床医生仍面临着一系列疑难病例的挑战。

本书将带领读者深入探讨起搏电生理的精品病例，旨在为临床医生、研究人员和医学生提供一份全面而实用的参考资料。我们精心挑选了"北京大学人民医院心律失常讲堂"中的精品病例，结合临床实际及最新的临床指南，深入剖析临床问题的根源及临床解决方案，总结病例经验及专家讨论意见，同时补充病例相关的基础知识要点，方便读者对基础知识进行巩固及学习。

通过深入分析这些病例，我们希望帮助读者系统地掌握起搏电生理的基本理论，更好地理解心脏电生理的复杂性，提升在实际工作中应对类似问题的能力。"很多疑难复杂病例，一个医生一生也只能见到一次"，而《临床心律失常精品病例荟萃》就是一本汇集疑难病例的书。我们由衷希望这本书能够成为您在起搏电生理工作中的得力伙伴，为您在面对疑难病例时提供有力支持。愿本书能够促进医学进步，造福患者，同时也为医学领域的学术研究和实践提供有益的参考。

本书的出版得益于众多专科医生和研究人员的无私奉献和辛勤努力。他们通过分享临床经验、医学观察和科研成果，使本书具备了极高的学术水平和实用性。我们还特别感谢参与病例讨论、提供宝贵意见的同仁们，他们的热情参与使本书内容更加全面深入。

在编写过程中，虽然专家们已经过多次审读和修改，但仍有尚待提高的地方，期待电生理研究领域的同道们给予批评和指导。同时，病例讨论过程中的一些问题仅代表参与讨论专家的个人观点，欢迎大家提出问题，共同提高。

祝阅读愉快，愿您在医学道路上取得更大的成就！

李学斌

2024年1月1日

前　言

为了适应高层次医学教育模式的发展需求，更好地推广心律失常诊疗的经验及规范，北京大学人民医院心律失常中心以"北京大学人民医院心律失常讲堂"为蓝本，编写了这本心律失常诊疗继续教育培训教程。临床医学重视实践及规范化的治疗，但每位患者具有不同的临床特点及合并疾病，如何参照指南正确管理极其重要。

本书挑选了"北京大学人民医院心律失常讲堂"中的部分经典病例，纳入的病例均经过本领域专家讨论，对实际临床工作及心律失常的规范化诊疗具有重要的指导作用。全书分为两大部分，第一部分为起搏器病例荟萃，汇集了起搏器植入、起搏器并发症、起搏器随访程控等病例；第二部分为射频消融病例荟萃，集合了心房颤动消融、室上性心动过速消融、复杂室性心动过速消融等病例。书中的每个病例都包含专家点评及病例启示和基础知识要点，方便读者从每个病例中学习到更多的心律失常诊疗规范及要点。

本书的编写力求定义准确、概念清楚、结构严谨、层次分明、重点突出，遵循临床指南及治疗规范，旨在培养临床医生的临床实践能力及创新思维，适合心律失常相关专业医生进行研读。

本书编委来自国内 20 多家医院，他们均为心脏电生理的一线临床医生，拥有丰富的心律失常诊疗经验，在起搏器植入及电生理射频消融方面有着独到的见解。每位编者在书稿撰写过程中付出了大量宝贵的时间和精力。在此，对本书编者及出版社编辑表示感谢。

由于编写时间仓促，加上编者水平所限，书中难免有不尽完善之处，祈盼广大读者不吝指正。

编　者
2023 年 10 月

目　录

第一篇
起搏病例荟萃

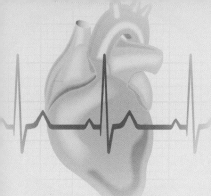

病例 1　蹒跚的 ICD 报警

【病史摘要】

患者女性，51 岁，因"反复晕厥 14 年，经静脉植入型心律转复除颤器（ICD）植入术后 6 年，ICD 电池耗竭 1 个月"入院。患者于入院前 14 年乘坐电梯时无明显诱因出现晕厥，持续数分钟，自行好转，无大小便失禁，后反复发生晕厥、黑矇，在其中一次医院就诊过程中晕厥发作，记录心电图显示心室颤动（VF），经电除颤后好转，

超声心动检查显示心脏结构正常，心电图提示 QT 间期延长，诊断为长 QT 间期综合征。患者拒绝植入 ICD，口服药物（具体不详）治疗。入院前 6 年再次发生晕厥，伴大小便失禁，持续数分钟后自行好转，于外院就诊，心电图诊断为长 QT 间期综合征（图 1-1），植入双腔 ICD（双线圈 ICD 电极导线），口服药物治疗［酒石酸美托洛尔（倍他乐克）］。ICD 植入术后半年，患者反复出现无症状放电，程控资料显示心室噪音（图 1-2），考

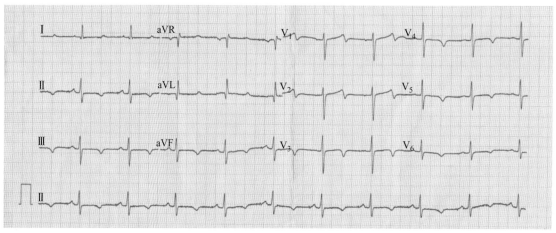

图 1-1　患者入院前 6 年心电图。QTc 间期 532 ms，诊断为长 QT 间期综合征。

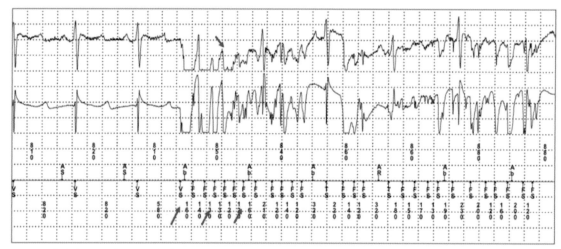

图 1-2　程控资料（更换电极导线前）。心腔内标记通道显示出现明确的噪音，导致 ICD 误感知为 VT、VF 事件。

虑 ICD 电极导线产生噪音导致 ICD 误感知为 VF 事件而误治疗，再次手术将原 ICD 电极导线拔除，更换新的 ICD 电极导线（单线圈 ICD 电极导线），脉冲发生器未更换。患者术后口服药物治疗，未再出现明显的晕厥及放电，但其间记录到多次室性心动过速（VT）事件并给予抗心动过速起搏（ATP）治疗，后证实为 T 波过感知事件（图 1-3）。入院前 1 个月患者发现肾上腺腺瘤，拟行手术治疗，程控 ICD 提示电池耗竭，但发现 ICD 线圈阻抗报警，转入我院（北京大学人民医院）行进一步治疗。

患者既往体健，父亲 56 岁死于心肌梗死。患者弟弟同样诊断为长 QT 间期综合征，反复晕厥，植入 ICD 治疗。

【诊疗过程】

入院后完善相关检查，入院心电图提示 QT 间期延长（QTc 间期 504 ms），胸部 X 线检查显示单线圈 ICD 主动固定导线，心房为被动电极导线，入院程控提示 ICD 电池耗竭，同时上腔静脉线圈阻抗报警（图 1-4）。患者面临 ICD 电池更换，首先应明确上腔静脉线圈阻抗报警的原因、ICD 电极导线是否磨损和正常工作、是否需要更换 ICD 电极导线。患者存在的问题是 ICD 脉冲发生器为双线圈接口，而首次植入的 ICD 电极导线为双线圈 ICD 电极导线，植入后半年更换为单线圈 ICD 电极导线，因此需要进一步明确上腔静脉线圈阻抗报警的原因，如接口没有放置堵头、电极损坏等。

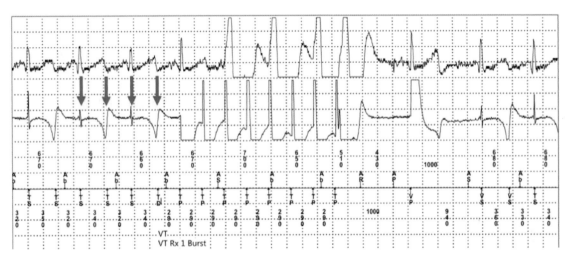

图 1-3 程控资料（更换电极导线后）。心腔内标记通道可见 VT 事件，但红色箭头所示为 T 波过感知后双计数，导致 ICD 误认为是 VT 事件，给予 ATP 治疗。

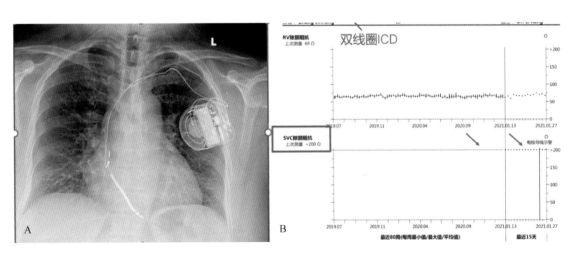

图 1-4 患者入院时胸部 X 线正侧位片（**A**）和 ICD 除颤线圈阻抗趋势图（**B**）。右心室（RV）线圈阻抗监测均在正常范围内，但上腔静脉（SVC）线圈多次监测显示阻抗＞ 200 Ω。

经过完善检查及讨论，术前方案为更换ICD脉冲发生器。术中测试ICD电极导线的功能，进行除颤测试（DFT）（图1-5）；同时行肘正中静脉造影，显示左锁骨下静脉及上腔静脉通畅，做好更换ICD电极导线的准备。

术中诱发VF成功，ICD可以正确识别VF并及时放电治疗，使患者转复窦性心律。DFT明确了ICD右心室线圈工作良好，ICD可以正常工作。进行脉冲发生器更换时，可见上腔静脉线圈接口处放置了既往更换电极时当地医生自制的电极堵头（图1-6），未使用专用的接口堵头，因此导致上腔静脉线圈的反复阻抗报警，给予更换标准堵头后，患者ICD上腔静脉线圈阻抗报警消失。因此，未更换ICD电极导线，仅更换脉冲发生器及标准上腔静脉堵头。患者长QT间期综合征诊断明确，更换口服药物为普萘洛尔，出院随访治疗。

【讨论】

本例患者为中年女性，反复晕厥14年，遗传性长QT间期综合征诊断明确，有明确的家族史。患者接受药物治疗后仍反复出现心室颤动晕厥，ICD植入指征明确，入院前6年于外院植入ICD，术后半年发现电极导线噪音，给予电极更换，此次因电池耗竭及ICD上腔静脉线圈阻抗报警入院。患者ICD上腔静脉线圈反复阻抗报警，提示阻抗升高，但ICD脉冲发生器为双线圈接口，ICD电极导线更换后为单线圈ICD电极，仅有右心室线圈，无上腔静脉线圈，故该报警存疑，但也应当重视该报警情况。

为保证患者安全，术前制订详细的手术备用方案：首先，明确左锁骨下静脉及上腔静脉是否存在狭窄或闭塞，术前肘正中静脉造影可明确相关血管情况，若术中测试电极导线存在故障，更换电极导线时应考虑血管通畅情况。其次，如果

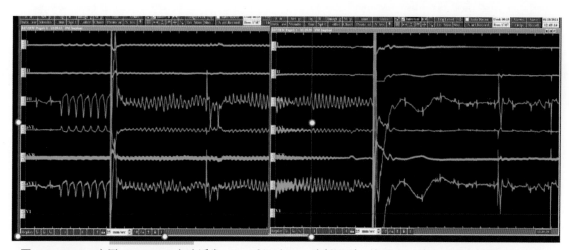

图1-5 DFT。应用shock on T方法诱发VF，后经过ICD诊断识别，给予35 J放电后患者转复窦性心律。

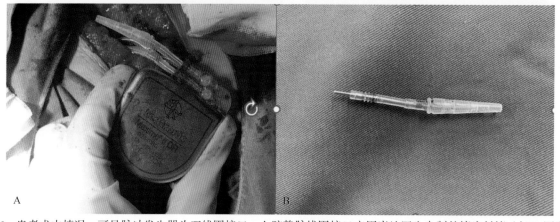

A　　　　　　　　　　　　　　　　B

图1-6 患者术中情况。可见脉冲发生器为双线圈接口，上腔静脉线圈接口应用当地医生自制的堵头封堵（如B图所示，原废弃ICD电极导线尾端剪断后加了一个硅胶的套管）。在更换新的脉冲发生器后，应用标准堵头封堵上腔静脉线圈接口后，ICD报警消失。

静脉血管闭塞或狭窄,则应考虑对侧锁骨下植入。最后,患者为遗传性心律失常,若存在血管闭塞或电极故障,也可以考虑皮下植入 ICD。

术中应重点检测该电极的完整性及工作是否正常,这对于后续的治疗十分关键。因此,术中进行 DFT 非常重要,术中诱发 VF,ICD 仍能正确识别及治疗,ICD 电极导线各项参数良好。同时,术中发现脉冲发生器上腔静脉除颤接口为自制的堵头,不是标准堵头,因此被机器识别为故障,反复进行报警。在更换标准堵头后该上腔静脉线圈阻抗报警消失,所以给予该患者仅更换脉冲发生器后出院。此外,该患者为长 QT 间期综合征,口服药物可应用非选择性 β 受体阻滞剂,推荐普萘洛尔口服治疗,不建议应用选择性 β 受体阻滞剂(如酒石酸美托洛尔)。

【专家点评及病例启示】

- 患者为遗传性长 QT 间期综合征,呈家族聚集性,反复出现晕厥,ICD 植入为 Ⅰa 类推荐。如果无起搏及心脏再同步化治疗(CRT)起搏器植入指征,目前应首选皮下植入 ICD。
- 患者在 ICD 植入术后半年出现心室电极导线噪音,导致 ICD 误感知及误治疗,应首先考虑接口问题产生的噪音,由于植入时间短,ICD 电极导线磨损和 ICD 电极导线本身存在故障的概率均比较低。
- 对于起搏器更换及升级治疗,术前评估电极导线完整性十分重要,同时评估锁骨下静脉及上腔静脉是否存在狭窄或闭塞有利于制订手术方案。
- 术中 DFT 十分重要,可明确患者 ICD 工作有效,避免了电极导线的再次更换或拔除。如果将双线圈 ICD 电极导线更换为单线圈 ICD 电极导线,脉冲发生器上腔静脉线圈接口建议使用标准堵头封堵,避免类似报警情况出现。

【基础知识要点】

1. 遗传性长 QT 间期综合征的临床表现及诊断

遗传性长 QT 间期综合征是一种心脏结构正常但心肌复极延迟的常染色体单基因遗传性心脏病,表现为 QTc 间期延长,易发生尖端扭转型室性心动过速,导致晕厥甚至发生心脏性猝死。遗传性长 QT 间期综合征的患病率约为 1/2500,平均发病年龄为 14 岁。未经治疗的长 QT 间期综合征患者猝死的年发生率为 0.03% ~ 0.90%。92% 的长 QT 间期综合征患者携带 KCNQ1(LQTS1)、KCNH2(LQTS2)和 SCN5A(LQTS3)致病基因。长 QT 间期综合征的临床及心电图特点包括:①1 型长 QT 间期综合征:在剧烈运动、情绪应激状态下发作,心电图 T 波宽大。②2 型长 QT 间期综合征:在突然的声音刺激(如闹铃惊醒)下发作,心电图 T 波低平、有切迹。③3 型长 QT 间期综合征:于休息和心率慢时发作,心电图 ST 段延长。

遗传性长 QT 间期综合征的诊断标准如下:①长 QT 间期综合征风险评分≥3.5 分(表 1-1),排除继发原因。②发现常见长 QT 间期基因突变。③标准 12 导联心电图显示 QTc 间期≥500 ms。④标

表 1-1　长 QT 间期综合征风险评分

指标	分值
心电图	
A. 静息心电图 QTc 间期	
≥480 ms	3
460 ~ 479 ms	2
450 ~ 459 ms(男性)	1
B. 运动试验恢复 4 min 后 QTc 间期＞480 ms	1
C. 尖端扭转型室性心动过速	2
D. T 波电交替	1
E. T 波切迹出现于 3 个心电图导联	1
F. 与年龄不符的心率减慢	0.5
临床病史	
A. 晕厥	
紧张时出现	2
静息时出现	1
B. 遗传性缺陷	0.5
家族史	
A. 家族成员诊断为长 QT 间期综合征	1
B. 一级亲属出现不明原因的心脏性猝死(＜30 岁)	0.5

评分≤1 分,长 QT 间期综合征的可能性低;1.5 ~ 3 分,有可能为长 QT 间期综合征;≥3.5 分,高度怀疑为长 QT 间期综合征。

准 12 导联心电图显示 QTc 间期为 480～499 ms，无明确基因突变，反复晕厥。

2. DFT 的方法及应用

DFT 诱发 VF 的常规方法有两种（均需要应用程控仪完成）：① 50 Hz 交流电诱发 VF，交流电释放持续 3～5 s。② Shock on T（图 1-5），心电图 T 波顶峰前 40 ms 为心室易损期，应用易损期内低能量放电诱发 VF。常规用 400 ms 的 R-R 间期起搏，手动测量 T 波位置（280～300 ms），用 1.1 J 的能量放电诱发 VF。

扫码见本病例授课视频（视频 1）。

视频 1

（昃峰　北京大学人民医院）

参考文献

［1］Priori S G，Wilde A A，Horie M，et al. HRS/EHRA/APHRS expert consensus statement on the diagnosis and management of patients with inherited primary arrhythmia syndromes：document endorsed by HRS，EHRA，and APHRS in May 2013 and by ACCF，AHA，PACES，and AEPC in June 2013. Heart Rhythm，2013，10（12）：1932-1963.

［2］Schwartz P J，Crotti L. QTc behavior during exercise and genetic testing for the long-QT syndrome. Circulation，2011，124（20）：2181-2184.

［3］Brignole M，Occhetta E，Bongiorni M G，et al. Clinical evaluation of defibrillation testing in an unselected population of 2120 consecutive patients undergoing first implantable cardioverter-defibrillator implant. J Am Coll Cardiol，2012，60（11）：981-987.

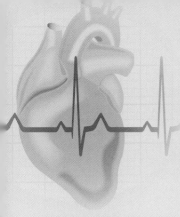

病例 2 致心律失常型右心室心肌病合并持续室性心动过速——射频还是 ICD？

【病史摘要】

患者男性，56 岁，主因"胸闷伴活动耐量下降 10 年，加重 1 个月"入院。患者于入院前 10 年因胸闷就诊，发作时心电图提示室性心动过速（VT），心室率 260 次／分，予电复律后恢复正常，超声心动图提示右心明显扩大，右心功能降低，三尖瓣中度反流，考虑致心律失常型右心室心肌病（ARVC），给予血管紧张素转化酶抑制剂（ACEI）、利尿剂等药物治疗，口服药物治疗期间，患者活动耐量逐渐降低，并曾发生心房扑动、心房颤动，故在原治疗方案基础上加用华法林抗凝治疗。入院前 1 个月于外院就诊，超声心动图显示右心室病变呈进展趋势，右心室进一步扩大，右心室心尖部出现 2 个瘤样扩张（大小分别为 14 mm×9 mm 和 11 mm×9.8 mm）。后患者再次发作 VT（图 2-1），药物疗效不佳，多次电复律后反复发作，呈无休止性，合并心功能、肾功能恶化。患者既往有高血压、睡眠呼吸暂停、高尿酸血症病史，右侧股骨头置换术后。

【诊疗过程】

入院查体：患者呈半卧位，血压 90/60 mmHg，心率 110 次／分，呼吸 20 次／分，体温 36.0 ℃，神志清楚，精神差，颈静脉怒张，双肺呼吸音清，全心浊音界扩大，心律齐，三尖瓣听诊区可闻及收缩期吹风样杂音。腹部膨隆，移动性浊音（＋），双下肢明显凹陷性水肿。

入院后予以口服血管紧张素受体-脑啡肽酶抑制剂（ARNI）、美托洛尔、螺内酯等药物，间断静脉推注利尿剂治疗后，症状略有减轻，可高枕卧位休息。入院后第 3 天行 VT 心内电生理检查＋射频消融术：术中在 VT 发作下应用 HD-grid 标测导管同步进行电激动标测（图 2-2）和基质标测，证实患者为右心室近心尖部膈面病变心肌参与的折

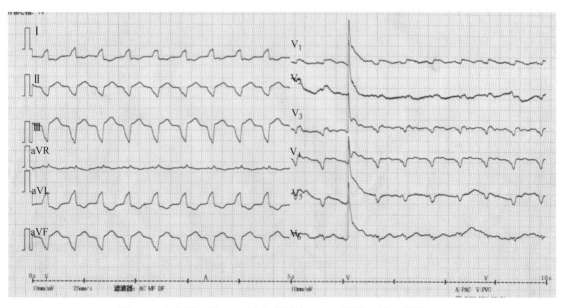

图 2-1 心电图。宽 QRS 波心动过速。aVR 导联 R 波，提示 VT。

返性 VT（图 2-3），随后对折返关键峡部的低电压区进行均质化消融，VT 终止（图 2-4），并以反复刺激右心室不能诱发 VT 作为手术终点（图 2-5）。

术后患者症状明显缓解，可平卧位休息，颈静脉怒张、腹部膨隆和双下肢水肿均明显减轻，5 天内体重下降 13 kg。VT 消融后，考虑患者为 ARVC，心肌病变呈进展性，VT 的复发概率高；患者的 VT 发作呈无休止性，伴有心功能、肾功能的急剧恶化；VT 为折返机制，超速起搏可终止，因此建议患者植入双腔 ICD，后续 VT 复发时可使用 ICD 的 ATP 及时终止，避免病情恶化。后于消融术后 1 周植入双腔 ICD（图 2-6）。

患者出院后继续口服药物随访，1 年后随诊程控 ICD 提示患者有 8 次 VT 发作，ICD 识别诊断，发放 ATP 治疗终止 VT。

【讨论】

本例患者为中年男性，ARVC 诊断明确，多家医院的历史影像学资料提示右心室病变呈逐渐进展过程。此次入院因 VT 无休止发作，导致心功能、肾功能急剧恶化。入院后因心功能较差，不能平卧，在强化药物治疗、改善患者心功能后，应用 HD-grid 高密度标测工具，在持续 VT 发作

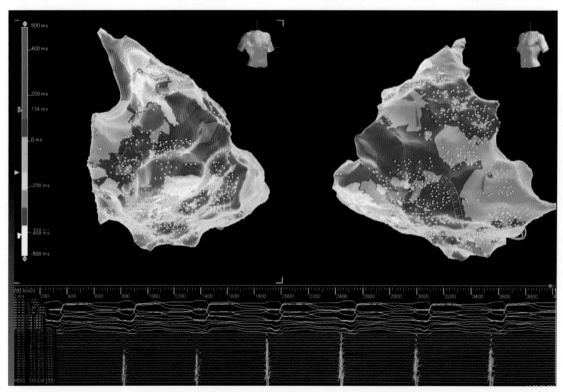

图 2-2 VT 下应用 HD-grid 进行右心室电激动标测图。

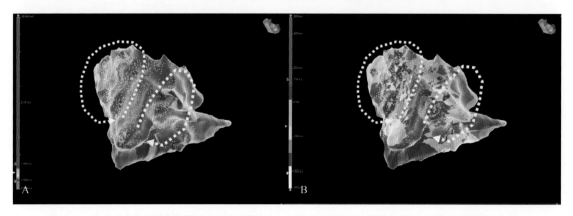

图 2-3 右心室折返关键峡部的电压标测图（**A**）和右心室折返关键峡部的电激动标测图（**B**）。

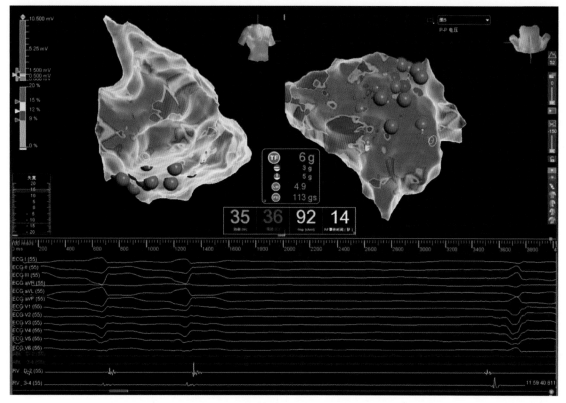

图 2-4 对折返关键峡部的低电压区进行均质化消融，VT 终止。

下，对患者右心室进行电激动、电压基质标测，证实为右心室近心尖部膈面病变心肌参与的折返性 VT，进行了 VT 消融，术后患者恢复良好，心功能、肾功能均较前明显改善。在患者一般情况相对稳定的情况下，于消融术后 1 周植入双腔 ICD。

对于合并心功能不全的 VT 患者，按照当前的指南，应首选植入 ICD 以降低猝死风险。但是，本例患者 VT 持续发作、心功能较差，如果首先植入 ICD，ICD 可能存在频繁治疗（ATP 或电击），进一步恶化患者的心功能和肾功能，同时也可能造成 ICD 提前电池耗竭；此外，患者在心、肾功能较差的情况下植入 ICD，将增加 ICD 术后感染的风险。因此，本例患者先行 VT 消融，待心功能、肾功能明显改善后，择期植入 ICD。

本例患者右心室病变逐渐进展，右心室扩大、右心室近心尖部有 2 个室壁瘤，同时体表心电图提示 VT 起源于右心室心尖部附近，术前考虑 VT 起源于近心尖部室壁瘤可能性大。为解决术中患者右心室导管到位困难及病变心肌电信息难以识别的情况，术中使用可调弯鞘管简化导管到位、

HD-grid 高密度标测导管强化对心电信息的识别，术中快速标测出了 VT 的关键峡部，且与术前推测一致。

【专家点评及病例启示】

- 患者为 ARVC 所致的器质性 VT，多为病变右心室心肌参与的折返性 VT，射频消融术的即刻成功率高，但由于 ARVC 心肌病变呈进展性，因此 ARVC VT 射频消融后，VT 的再发率高。

- 对于器质性 VT，在药物治疗疗效不佳的情况下，应植入 ICD 降低患者的猝死风险。

- 本例患者入院时 VT 无休止发作，且心力衰竭严重、不能平卧，经药物优化治疗后心功能改善，可平卧位休息，但 VT 仍持续发作，为避免植入 ICD 后 ICD 频繁治疗，选择先行射频消融 VT，待 VT 终止且患者心功能进一步改善后再行 ICD 植入。术后 1 年的随访也证实了患者仍有 VT 发作，ICD 发放 ATP 治疗可及时终止 VT。

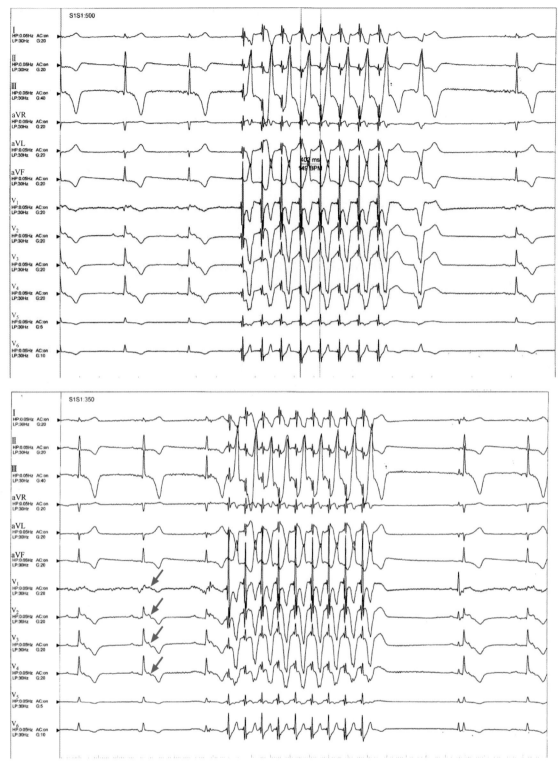

图 2-5 低电压区均质化消融后，反复刺激右心室不能诱发 VT，窦性心律下，心电图 $V_1 \sim V_3$ 导联 T 波倒置，可见 Epsilon 波（红色箭头），支持 ARVC 诊断。

【基础知识要点】

ARVC 又称致心律失常型右心室发育不良，其特征为右心室心肌被进行性纤维脂肪组织所替代，病变心肌常累及右心室发育不良三角（右心室流入道、右心室流出道和右心室心尖部），临床常表现为右心室扩大、心律失常和猝死。

ARVC 的临床表现可分为：①亚临床期：常

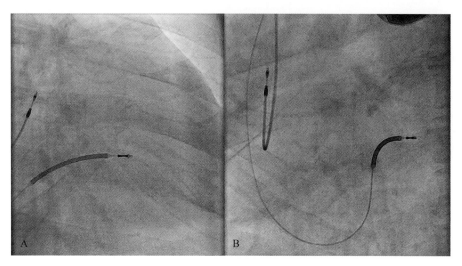

图 2-6 患者植入 ICD 的 X 线图像。**A.** 右前斜位；**B.** 左前斜位。

以猝死为首发表现。②心电异常期：心悸、晕厥、室性早搏 /VT/VF。③右心衰竭期：右心严重扩张、收缩功能不全。④全心衰竭期：累及左心室附壁血栓所致体循环、肺循环栓塞。

ARVC 的预防措施包括定期体检，限制体力活动。治疗主要包括以下方面：

（1）心律失常治疗：①血流动力学稳定的 VT：Ⅱ类 /Ⅲ类抗心律失常药物。②猝死生还 /晕厥 /血流动力学不稳定的 VT：植入 ICD。③电生理检查诱发的临床意义有限，射频消融成功率为 60%～90%，3 年复发率＞ 90%。

（2）心力衰竭治疗：抗心力衰竭药物治疗、心脏移植。

ICD 的治疗分为：① ATP：适用于折返机制的 VT。②低能量转复：对于单形性 VT，ICD 可释放 5～15 J 的能量进行复律。③高能量除颤：对于多形性 VT 和 VF，ICD 通过释放 35～40 J 的高能量电除颤进行复律。前两者患者基本感觉不到痛苦，通常被称为 ICD 无痛治疗。

扫码见本病例授课视频（视频 2）。

视频 2

（段江波　北京大学人民医院）

参考文献

[1] Marcus F I, Fontaine G H, Guirdaudon G, et al. Right ventricular dysplasia: a report of 24 adult cases. Circulation, 1982, 65（2）: 384-398.

[2] Fontaine G, Frank R, Guiraudon G, et al. Significance of intraventricular conduction disorders observed in arrhythmogenic right ventricular dysplasia. Arc Mal Coeur, 1984, 77（8）: 872-879.

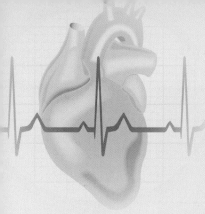

病例 3　左心室心肌致密化不全行左束支起搏

【病史摘要】

患者女性，54 岁，因"反复气促伴咳嗽 7 年，加重 1 个月"入院。患者于入院前 7 年开始出现气促、咳嗽，咳黄色脓痰，伴双下肢水肿，症状反复，多于秋冬季节天气转凉时出现，就诊于当地诊所诊断"肺炎"，予"头孢"治疗后气促、咳嗽症状在秋季时缓解。2019 年 11 月天气转凉时气促程度加重，平地行走 300 m 时即可出现，有咳嗽、无痰，伴四肢乏力，无双下肢水肿，就诊于当地医院行冠状动脉造影未见冠状动脉狭窄，胸部 X 线检查及超声心动图提示心脏扩大，诊断为扩张型心肌病、慢性心力衰竭，予沙库巴曲缬沙坦钠（诺欣妥）、螺内酯、酒石酸美托洛尔（倍他乐克）、呋塞米及止咳治疗，因患者服用沙库巴曲缬沙坦钠后出现心前区烧灼感，遂将其调整为硝苯地平，经上述治疗后症状缓解，出院。2020 年 11 月受凉后再次出现气促，平地行走 100 m 时即出现，伴胸闷、咳嗽，咳黄色痰，夜间咳嗽加重且不能平卧，平卧时自觉无法呼吸，伴有濒死感，双下肢水肿，无发热、胸痛、咽痛、肌肉酸痛，为求进一步诊治来我院（南方医科大学南方医院）。

患者既往高血压病史 10 年，最高血压 150/90 mmHg，目前服用酒石酸美托洛尔控制血压，未监测血压；糖尿病病史 10 年，目前服用二甲双胍控制血糖，未监测血糖。

【诊疗过程】

入院查体：体温 36.0℃，脉搏 79 次 / 分，呼吸 18 次 / 分，血压 95/65 mmHg。神志清楚，精神差，口唇及甲床无发绀，无颈静脉怒张。双肺呼吸音粗，双下肺可闻及少量湿啰音，心浊音界向左侧扩大，心率 79 次 / 分，律齐，二尖瓣听诊区可闻及收缩期杂音，余各瓣膜听诊区未闻及杂音。腹部查体未见异常，双下肢轻度凹陷性水肿。完善相关检查，N- 末端脑钠肽前体（NT-proBNP）3010 pg/ml，心电图提示 QRS 波时限 174 ms，完全性左束支传导阻滞（图 3-1A）。胸部 X 线检查可见双肺炎症和少量胸腔积液（图 3-1B ～ C）。超声心动图提示左心室射血分数（LVEF）38%，左心室、左心房增大，以左心室腔增大为主。M 型超声显示左心室舒张末期内径（LVEDD）76 mm，左心室收缩末期内径（LVESD）62 mm，左心房内径 50 mm。二维超声检查（B 超）：左心室内径 72 mm，左心房内径 48 mm，左心室心尖部及侧壁心肌肌小梁丰富，内膜面可见呈网状结构的小梁肌束及深陷的小梁隐窝，二尖瓣中度反流（反流面积为 7.49 cm^2），提示左心室心肌致密化不全（NVM）（图 3-1D ～ F）。心腔超声造影显示左心室腔造影剂充盈好，左心室室壁运动欠协调且普遍减弱，左心室室壁心肌造影剂灌注减慢，左心室侧后下壁及左心室心尖部心内膜面可见呈网状结构的小梁肌束回声及深陷的小梁隐窝，左心室腔造影剂可填充至小梁肌束间，左心室侧后下壁室壁非致密层心肌与致密层心肌的比值为 2.53（12.9：5.1），左心室心尖部室壁非致密层心肌与致密层心肌的比值为 2.53（8.6：3.4），考虑左心室 NVM（图 3-1G ～ I）。

经药物治疗后，患者胸闷、气促症状较前缓解，但稍活动后仍有气促，双肺呼吸音清，双下肢无水肿，复查 NT-proBNP 1297 pg/ml。住院期间行心脏再同步化治疗除颤器（CRT-D）植入术，因侧静脉开口夹角不能常规植入左心室电极，改为左束支区域 3830 电极起搏，心房电极放置在右心耳，右心室除颤电极放置在中低位间隔（图

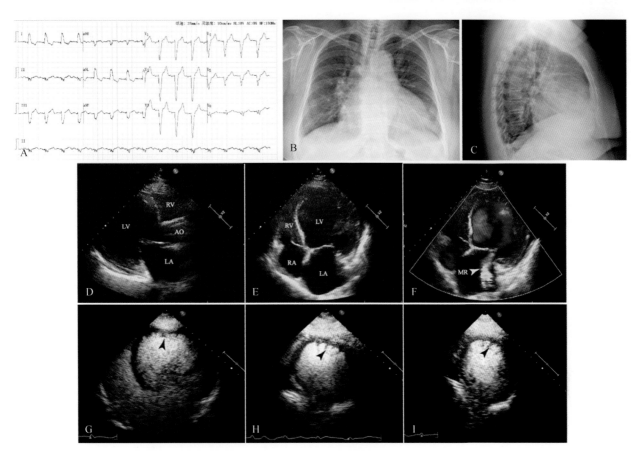

图 3-1　入院检查。**A.** 心电图；**B-C.** 胸部 X 线检查；**D-F.** 经胸超声心动图；**G-I.** 左心室超声造影。AO，主动脉；LV，左心室；LA，左心房；RV，右心室；RA，右心房；MR，二尖瓣反流。

3-2A～C）。术后当天心电图显示 QRS 波时限 120 ms（图 3-2D）。

术后第 3 天复查胸部 X 线检查显示双肺渗出较前明显吸收，未见双侧胸腔积液（图 3-3 A～B）。超声心动图提示 LVEF 较前明显升高（50%），左心室腔较前缩小（M 型超声：LVEDD 62 mm，LVESD 52 mm；B 超：LV 66 mm），二尖瓣反流较前减少（反流面积 4.43 cm²）（图 3-3 C～E），NT-proBNP 明显降低（305 pg/ml）。患者出院时血压 127/80 mmHg，心率 66 次 / 分，胸闷、气促症状明显减轻，活动耐量较前提高。

术后 3 个月复查心电图显示 QRS 波时限 98 ms（图 3-4A）。超声心动图提示心功能进一步改善，LVEF 继续升高（55%），左心室腔较前进一步缩小（M 型超声：LVEDD 59 mm，LVESD 36 mm；B 超：LV 52 mm），二尖瓣未见反流（图 3-4 B～C）。患者在我院行超声心动图的结果汇总见表 3-1。患者出院后至今 2 年，规律药物治疗，未再因心力衰竭住院。

【讨论】

本例患者为中年女性，反复胸闷、气促、咳嗽 7 年，诊断为慢性心力衰竭（NYHA 心功能分级 Ⅱ～Ⅳ 级），多次就诊于当地医院心内科和呼吸科，药物治疗后症状虽缓解，但受凉后症状仍反复出现。本次因上述症状加重 1 个月入院，NT-proBNP 升高，心电图显示 QRS 波时限延长、完全性左束支传导阻滞，超声心动图提示左心室 NVM、LVEF 低、左心室腔明显增大，行心室超声造影进一步明确诊断左心室 NVM、左心室室壁运动欠协调且普遍减弱。

值得思考的是，该患者是孤立性左心室 NVM 还是扩张型心肌病合并 NVM？无论哪种类型，目前均无针对 NVM 的特定治疗方法，与扩张型心肌病类似，以对症治疗为主。积极予以抗心力衰竭药物治疗后，虽然 NT-proBNP 水平较入院时下降，胸闷、气促、咳嗽症状缓解，但稍活动后可再次出现胸闷、气促，结合既往反复心力衰竭住

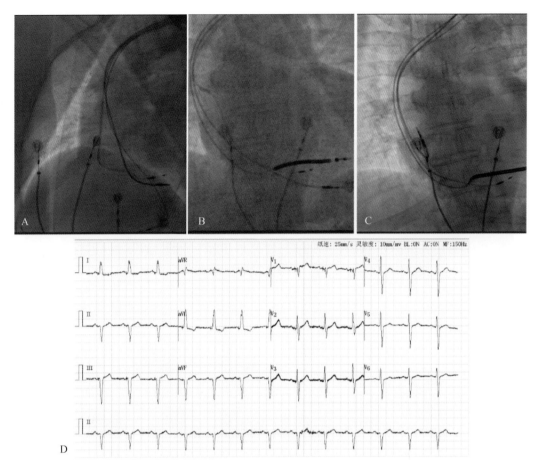

图 3-2 术中情况及术后复查。**A-C.** 植入 CRT-D；**D.** 术后复查心电图。

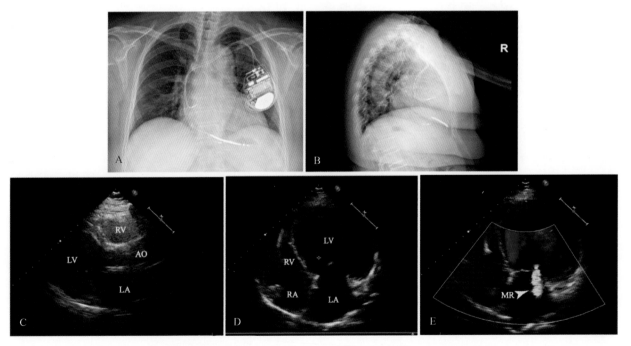

图 3-3 术后 3 天复查。**A-B.** 胸部 X 线片；**C-E.** 经胸超声心动图。AO，主动脉；LV，左心室；LA，左心房；RV，右心室；RA，右心房；MR，二尖瓣反流。

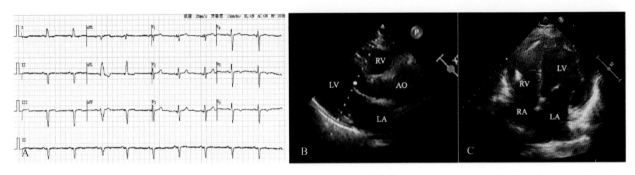

图3-4 术后3个月复查。**A.**心电图；**B-C.**经胸超声心动图。AO，主动脉；LV，左心室；LA，左心房；RV，右心室；RA，右心房。

表3-1 经胸超声心动图结果汇总

指标	术前	术后3天	术后3个月
M型超声			
LVEDD（mm）	76	62	59
LVESD（mm）	62	52	36
LA（mm）	50	36	38
B超			
LV（mm）	72	66	52
LA（mm）	48	51	54
RV（mm）	33	35	34
RA（mm）	34	37	40
LVEF（%）	38	50	55
二尖瓣反流面积（cm²）	7.29	4.43	—

LVEF，左心室射血分数；LVEDD，左心室舒张末期内径；LVESD，左心室收缩末期内径；LV，左心室；LA，左心房；RV，右心室；RA，右心房。

院病史，有CRT-D植入指征。因此，在优化抗心力衰竭药物治疗的基础上拟行CRT-D植入术，术中改为左束支区域起搏。术后患者症状明显缓解，复查NT-proBNP及超声心动图指标明显好转。

【专家点评及病例启示】

- 心力衰竭的常见病因很多，包括心律失常、心室充盈受限、心脏容量负荷过重、心脏压力负荷过重、继发性心肌病变（如代谢性疾病、抗肿瘤药物、肿瘤浸润及淀粉样变性等）和原发性心肌病变（如缺血性心肌病、免疫性心肌损害、病毒性心肌炎及遗传性心肌病等）。随着人们对心力衰竭认识的不断深入，遗传性心肌病也被逐渐重视，常见的遗传性心肌病包括扩张型心肌病、肥厚型心肌病、右心室心肌病、心室致密化不全、法布里病和线粒体心肌病。超声心动图可有效协助临床医生判断心肌病类型，对于心肌病的诊断及鉴别诊断十分关键。

- 超声对于NVM的诊断非常重要，当超声心动图高度怀疑NVM时，可进一步完善超声造影以明确诊断。

- 心力衰竭是NVM患者就诊的主要原因，目前暂无NVM的对因治疗，主要为抗心力衰竭、延缓心室重构的药物治疗。在药物治疗的基础上，结合超声心动图及心电图结果评估起搏器植入类型及时机。

【基础知识要点】

1. NVM 的基础知识

NVM 又称海绵状心肌病，是由遗传性基因或染色体异常使胚胎时期心肌致密化过程中断，导致心腔内异常增大的肌小梁和交错的深陷小梁隐窝持续存在的一种遗传性心肌病。该病主要累及左心室，可伴或不伴右心室受累。NVM 曾被认为是一种罕见的先天性心脏病，但随着人们对其认识的不断深入，发现该病并不少见，仅次于肥厚型心肌病和扩张型心肌病，其可独立存在，也可伴随其他类型心肌病或先天性心脏病出现。

NVM 患者的主要临床表现为慢性心功能不全、心律失常和血栓栓塞，其中心力衰竭是就诊的主要原因，心律失常以室性心律失常、束支传导阻滞、心房颤动最多见，血栓栓塞包括心内膜血栓或体循环栓塞。超声心动图是诊断的首选方法。

2. NVM 的超声表现

（1）超声心动图：①心室腔内可探及多发突起的肌小梁，突向心腔内，其间可见深陷的小梁隐窝；心肌病病变心腔多增大，运动明显减弱。②病变区心肌心室壁会分为两层，即心腔内侧厚而疏松的非致密层心肌和外侧薄而致密的致密层心肌；成人非致密层心肌最大厚度 / 致密层心肌（胸骨旁短轴切面收缩末期）最大厚度＞2，儿童＞1.4。③NVM 主要累及左心室，以心尖部、侧壁和下壁多见；受累心室可增大，室壁运动减弱。④彩色多普勒血流显像可见小梁隐窝与心室腔相通，其内充满心室腔血液。⑤排除其他先天性或获得性心脏病。

（2）心腔超声造影：静脉注射声学造影剂后能够清晰显示心室腔心内膜及小梁隐窝，有助于进一步明确诊断。NVM 超声造影的主要表现为粗大增多的小梁和深陷其间被造影剂填充的小梁隐窝。

3. NVM 的治疗及预后

NVM 的治疗与扩张型心肌病类似，治疗主要针对临床症状及并发症。存在心房颤动、心力衰竭及高血栓形成风险时，需要长期抗凝治疗。此外，心律失常是导致该患者人群猝死的主要原因，因此在抗心力衰竭改善心功能治疗的药物基础上，

定期进行超声心动图及动态心电图（Holter）检查，评估 ICD、CRT 或具有双心室起搏兼 ICD 功能的 CRT-D 的指征和时机；对终末期患者，也需要考虑心脏移植。

4. NVM 的鉴别诊断

（1）肥厚型心肌病：原发性肥厚型心肌病多为局限性心肌肥厚，常累及室间隔基底段，为非对称性肥厚，肥厚心肌向心腔内隆突，呈类似 NVM 的肌小梁改变，但心肌层均匀增厚，不能分为致密层和非致密层，无深陷的小梁隐窝。肥厚型心肌病的心腔不扩大，NVM 中受累的心室扩大。

（2）扩张型心肌病：超声心动图表现为左心室增大，左心室室壁运动普遍减弱，可有较多突起的肌小梁，但数量不及 NVM，无深陷的小梁隐窝；室壁厚度均匀变薄，而 NVM 的室壁厚薄不均。

（3）左心室血栓：左心室心尖部多发血栓可被误诊为 NVM，血栓回声密度不均有助于鉴别。

扫码见本病例授课视频（视频 3）。

视频 3

（黎健勇　南方医科大学南方医院）

参考文献

［1］Heidenreich P A, Bozkurt B, Aguilar D, et al. 2022 AHA/ACC/HFSA guideline for the management of heart failure：executive summary：a report of the American College of Cardiology/American Heart Association Joint Committee on Clinical Practice Guidelines. J Am Coll Cardiol, 2022, 79（17）：1757-1780.

［2］Glikson M, Nielsen J C, Kronborg M B, et al. 2021 ESC Guidelines on cardiac pacing and cardiac resynchronization therapy. Eur Heart J, 2021, 42（35）：3427-3520.

［3］中华医学会心血管病学分会，《中华心血管病杂志》编辑委员会 . 超声心动图诊断心肌病临床应用指南 . 中华超声影像学杂志, 2020, 29（10）：829-845.

［4］中华医学会心血管病学分会，《中华心血管病杂志》编辑委员会，中国心肌病诊断与治疗建议工作组 . 心肌病治疗与诊断建议 . 中华心血管病杂志, 2007, 35（1）：5-16.

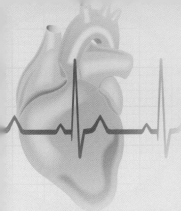

病例4 八旬老人起搏器综合征，升级希氏束起搏获新生

【病史摘要】

患者男性，84岁，因"头晕、乏力、发作性晕厥9年，双腔起搏器植入术后8年，更换术后1年，胸闷、喘憋1年，加重3个月"入院。患者于入院前9年无明显诱因出现头晕、乏力，正常速度行走中发生晕厥，数秒后恢复。外院就诊行Holter提示心动缓慢（具体不详）。上述症状间断发作数次，入院前8年于我院（北京大学第一医院）就诊行心电图示二度房室传导阻滞、完全性右束支传导阻滞。完善术前检查后行双腔起搏器植入术，术后患者症状消失，规律程控随访。入院前1年因起搏器电池电量用时＜1年，遵患者意愿提前行双腔起搏器更换术，术中测试原心房心室电极参数满意。更换术前患者一般情况好，活动耐量正常。术后患者逐渐出现胸闷、心悸，活动时略明显，多次行起搏器程控及Holter未见异常。患者症状逐渐加重，伴食欲减退、腹胀，夜间腹胀明显难以平卧，遂就诊于我院消化科，行肿瘤标志物检测发现癌胚抗原（CEA）显著升高，进一步检查发现结肠肿瘤，拟行手术。因麻醉评估要求，于我科门诊完善心脏检查：NT-proBNP 2664 pg/ml，超声心动图提示左心室扩大、LVEF明显下降，遂再次入院治疗。

患者既往高血压病史10余年，规律服用苯磺酸氨氯地平（络活喜）、酒石酸美托洛尔（倍他乐克）缓释片、厄贝沙坦氢氯噻嗪（安博诺）、阿司匹林治疗，血压控制良好。

【诊疗过程】

患者高龄，症状及心功能恶化迅速，既往有多年高血压病史，需首先排除心肌缺血的可能，入院后行冠状动脉CT检查：冠状动脉左主干（LM）可见钙化斑块，管腔轻度狭窄（1%～24%）；左前降支（LAD）、左回旋支（LCX）、右冠状动脉（RCA）各段管壁未见异常密度灶，管腔均未见狭窄。因此，排除冠心病，患者起搏器更换术后迅速出现心功能恶化的原因不明。回顾患者更换术前超声心动图结果：LVEDD 54 mm，LVEF 50.1%。进一步追查8年前首次植入起搏器前的超声心动图：LVEDD 52 mm，LVEF 64%，并比较患者在起搏器植入前、更换前及近期的心脏结构和功能改变（表4-1）。

排除其他病因后，考虑患者心功能恶化的原因是起搏诱导的心功能不全（PICM），治疗的关键是将非生理性右心室起搏升级为生理性双心室同步化起搏或传导系统起搏。患者高龄且合并消化系统恶性肿瘤，一般情况极差，呈恶病质状态，起搏器更换后仅1年，故选择操作相对简便的左束支起搏升级术，替代传统的CRT升级（图4-1和图4-2）。

术后患者LVEDD缩小至51 mm，LVEF迅速回升至48%，心力衰竭症状及一般情况显著改善，于全身麻醉下行右半结肠癌、乙状结肠癌根治术

表4-1 患者首次植入起搏器前后的心功能及超声心动图变化

指标	首次植入前	首次植入后7年（更换前）	首次植入后8年（更换后）
NYHA心功能分级	Ⅰ级	Ⅰ级	Ⅲ级
LVEDD（mm）	52	54	59
LVEF（%）	64	50	32

NYHA，纽约心脏病协会；LVEDD，左心室舒张末期内径；LVEF，左心室射血分数。

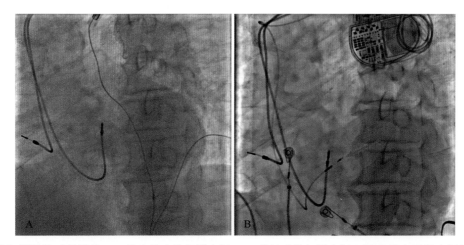

图 4-1 患者升级器械前后的影像。**A.** 首次植入的起搏电极；**B.** 升级后的起搏电极，图中箭头所指为新植入的左束支起搏电极。

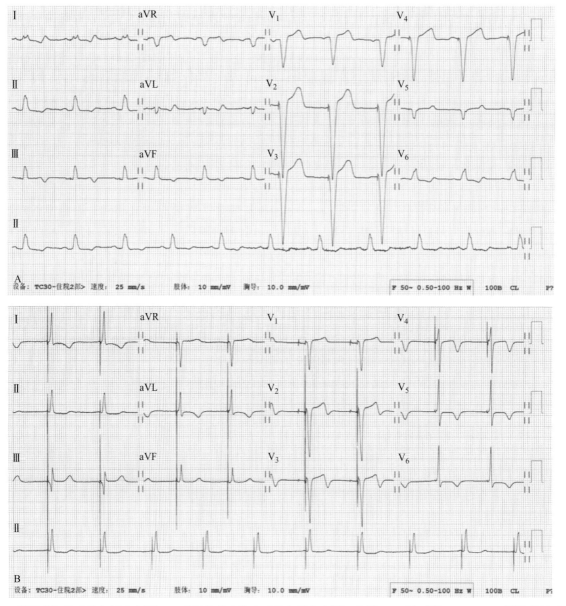

图 4-2 器械升级前后的起搏心电图。**A.** 升级前首次植入后的起搏心电图，起搏 QRS 波时限 170 ms；**B.** 器械升级后的起搏心电图，起搏 QRS 波时限 102 ms。

及腹膜后淋巴结清扫术，术后恢复良好。左束支起搏升级术后 3 个月复查超声心动图：LVEDD 51 mm，LVEF 48%，已基本恢复至更换术前状况。

【讨论】

本例患者为老年男性，入院前 9 年出现头晕、乏力、发作性晕厥，诊断为二度房室传导阻滞，植入双腔起搏器后，心室起搏依赖，在持续右心室起搏后逐渐出现左心室扩大和 LVEF 下降，直至出现失代偿性心力衰竭的表现。尤其是入院前 1 年在常规更换起搏器时，虽然已有明显的左心室重构和 LVEF 下降，但由于无临床症状而被忽视，随后心功能失代偿，造成短时间内再次手术。纵向比较患者植入起搏器前后的变化，排除了其他可能导致心肌病变的原因，明确诊断为 PICM，如果继续保持右心室起搏将导致心功能进一步恶化。在更换为左束支起搏后，接近正常传导的生理性起搏逐渐实现了心脏逆重构，纠正了 PICM。

对于起搏器植入后出现心功能恶化而需要升级器械的患者，目前指南推荐双心室起搏（传统 CRT），建议植入器械后恶化为症状性心力衰竭、LVEF ≤ 35% 且存在右心室高比例起搏的患者可接受 CRT 升级治疗。参照指南重新评估更换策略，该患者无临床心力衰竭症状，LVEF > 50%，不符合升级 CRT 的指征。慢性心力衰竭呈渐进性过程，在不同的发展时期可表现为无症状心功能不全、射血分数正常/保留/中度下降/下降型心力衰竭、失代偿性急性心力衰竭、终末期心力衰竭等。充分的药物及其他有效干预措施可预防心力衰竭的进展和恶化，反之，持续的不良诱因会加剧心力衰竭的恶化进程。因此，简单的症状定义和绝对的射血分数阈值难以覆盖临床情况持续变化的患者。最新的有关生理性起搏预防和减轻心力衰竭的指南提出，对此类患者的及时升级处理具有临床意义。

综上所述，慢性心力衰竭的发生和发展是一个渐进性过程，高比例的右心室起搏可能导致不同程度的心室重构和心功能下降，并随时间的延长而进行性加重，直至出现严重的失代偿性心力衰竭表现。在此过程中，左心室内径逐渐扩大和 LVEF 逐渐下降的变化趋势往往早于临床心力衰竭

的表现，较临床心功能恶化和 LVEF ≤ 35% 的绝对标准更为敏感。此病例告诫我们，在每一次手术之前，需要更全面细致地了解器械植入患者的基础情况和变化，以制订最适宜患者的手术方案。

【专家点评及病例启示】

- 该患者因二度房室传导阻滞植入传统双腔起搏器，植入后乏力、晕厥等症状消失。起搏器更换术前一般情况好，故忽略了对患者术前检查的全面评估。
- 对于传统右心室内膜面起搏，无论起搏电极位于右心室心尖部还是右心室间隔部，均会造成左束支传导阻滞样电传导及双心室的不同步运动。
- 超声心动图是评估心脏结构及功能的重要检查，不能一刀切地参照正常值标准而出具报告结论，阅读报告更不能只关注结论是否有异常。检查者及术者均应养成前后对比、系统评估的好习惯，避免遗漏重要的变化。
- 起搏器植入术后的程控随访不能仅局限于评估起搏参数、电池寿命和心电图是否正常，应结合患者的临床症状进行全面评估。该患者在起搏器更换术后逐渐出现心功能不全的症状，因反复程控及 Holter 未发现异常，直到发现肿瘤进行术前麻醉评估时才发现，此时已出现非常明显的临床心力衰竭表现。

【基础知识要点】

起搏是治疗症状性心动过缓的有效手段。对于常规右心室起搏治疗，尤其是右心室高比例起搏或心室起搏依赖的患者，持续的右心室起搏会诱发双心室室间和室内不同步，并出现心功能不全，即 PICM。

目前 PICM 的诊断标准为：基线 LVEF ≥ 50%，随访时 LVEF ≤ 40%，或基线 LVEF < 50%，随访时 LVEF 绝对值降低 ≥ 5% 或 10%，或不考虑基线 LVEF，LVEF 绝对值降低 ≥ 10%，排除其他可能导致心功能下降的疾病或原因。根据植入前 LVEF

值可分为纯 PICM（基线 LVEF ≥ 50%）和不纯 PICM（基线 LVEF ＜ 50%）。

PICM 临床发生率并不低，起搏器植入 1 年内 PICM 的发生率为 9%，植入 3 ～ 5 年可达到约 20%。PICM 在基线 LVEF ＜ 50% 及预期起搏比例为 40% 的患者中发生率更高。

扫码见本病例授课视频（视频 4）。

视频 4

（盛琴慧　北京大学第一医院）

参考文献

［1］Glikson M，Nielsen J C，Kronborg M B，et al. 2021 ESC Guidelines on cardiac pacing and cardiac resynchronization therapy. Eur Heart J，2021，42（35）：3427-3520.

［2］Chung M K，Patton K K，Lau C P，et al. 2023 HRS/APHRS/LAHRS guideline on cardiac physiologic pacing for the avoidance and mitigation of heart failure. Heart Rhythm. 2023，15（23）S：1547-5271.

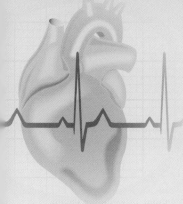

病例 5 VF 时 ICD 为何不治疗?

【病史摘要】

患者女性，12 岁，因"意识丧失 10 个月余，ICD 植入 8 个月，再发晕厥 1 h"入院。患者于入院前 10 个月上台阶时突发意识丧失跌倒，呼之不应，伴口吐白沫、小便失禁，家属给予心肺复苏抢救，并急诊送至医院，途中约 20 min，心搏及呼吸恢复，入院治疗（具体不详）3 天后意识恢复，超声心动图提示非梗阻性 HCM，住院期间心电监测未发现心律失常事件。患者于入院前 8 个月在床上爬行取手机时突感心悸后意识丧失，小便失禁，家属给予胸外按压并送医院，给予肾上腺素静脉推注 5 min 后意识恢复。为进一步治疗转入我院就诊。患者的哥哥于 1 年前在跑步过程中猝死。入院复查超声心动图提示非梗阻性 HCM，考虑患者有猝死生还病史及家族史，HCM诊断明确，晕厥的原因推测为恶性室性心律失常，植入单腔 ICD。术后常规复查，ICD 功能正常，有 4 次室上性心动过速，频率均为 170 次 / 分，持续数秒，患者无感觉。3 个月前患者爬楼梯时再发意识丧失，家属立即给予心肺复苏，约 5 min 后意识恢复。住院后程控提示 ICD 功能正常，患者意识丧失期间 ICD 共记录到 5 次 VT 事件，初始事件为快 VT，并进行了 2 次 ATP 治疗后频率减慢转为慢 VT，因慢 VT 区治疗关闭，未进行治疗，频率继续减慢进入非 VT 区，记录终止（图 5-1A）。其后的 3 min 内 ICD 又记录了 4 次 VT 事件，包括 2 次非持续性慢 VT，2 次慢 VT 加速至快 VT，给予 2 次 ATP 治疗后频率减慢转为慢 VT 并自行终止（5-1），2 次非持续性慢 VT 图形发作和终止均相似（图 5-1B）。会诊后考虑慢 VT 引起的血流动力学障碍，将慢 VT 区治疗打开，并嘱患者定期随访。入院前 1 h 家属发现患者在夜间睡眠中呼吸异常，小便失禁，呼之不应，给予胸外按压，1 min 后患者抽动一下，3 min 后恢复意识。马上再次入院寻求治疗。

【诊疗过程】

入院后完善相关检查，行 ICD 程控及 Holter 检查。程控资料显示本次晕厥 ICD 记录到的腔内心电图初始事件为 VF（图 5-1 和图 5-2），除颤后近场电图显示频率减慢进入快 VT 区，因频率不齐导致 ICD 鉴别诊断为室上性心动过速，未治疗，持续 1 min 后达到室上性心动过速超时治疗条件，给予电复律治疗，但在充电的过程中近场电图频率再次减慢落入非 VT 区，电复律流产。随后频率加快又进入慢 VT 区，再次因为频率不齐导致 ICD 诊断为室上性心动过速，1 min 后才给予电复律治疗（图 5-3）。仔细分析图 5-3 慢 VT 时的腔内心电图：近场电图是频率不齐的慢 VT，有高大的 R 波，大 R 波之间频繁出现振幅极低的小碎裂波；同步的远场电图是 VF 图形。近场电图与远场电图诊断不一致时，远场电图的诊断更准确，因为远场电图类似于体表心电图，记录的是整个心室的电活动，而近场电图记录的是电极局部的电活动。近场电图中的小碎裂波在窦性心律时从未被发现，该患者其他室上性心动过速中也未发现，嘱患者行仰卧起坐时记录腔内心电图也未发现，仅在 2 次晕厥时的腔内心电图中可观察到。因此，考虑这些小碎裂波不是杂波或干扰信号，而是极低振幅的 R 波。回顾患者术后第 1 次晕厥时慢 VT 的腔内心电图（图 5-1 和图 5-2），与本次晕厥时慢 VT 的腔内心电图极为相似，都是近场电图高 R 波之间有许多小碎裂波，同步远场电图为 VF。患者 2 次意识丧失，反复出现极其相似

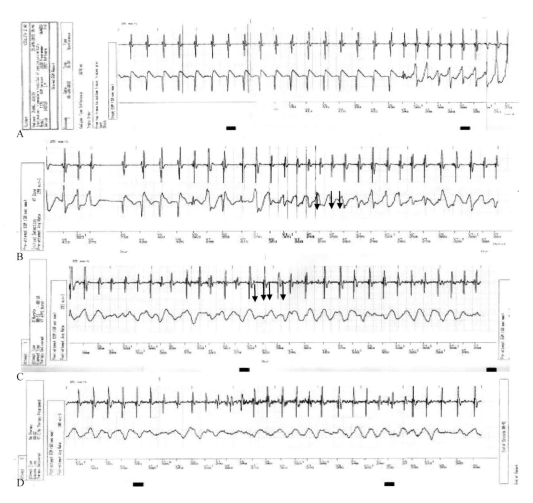

图 5-1 腔内心电图。每张图由上至下分别显示近场电图（RV 双极通道）、远场电图（Can-RV Coil 通道）及 RV 标记和 VV 间期。A-D 图记录了患者第 1 次意识丧失时的初始事件。事件起始为多形性 VT（**A**），自行终止后很快复发仍为多形性 VT（**B**），经过 2 次 ATP 治疗后，转变为 VF，远场电图为 VF 图形，近场电图 R 波振幅高低变化剧烈，高 R 波之间有振幅极低的碎裂波（**C** 和 **D**）。因近场通道低振幅的 R 波未被 ICD 识别，ICD 感知不良进入 VT 区，事件终止（**D**）。

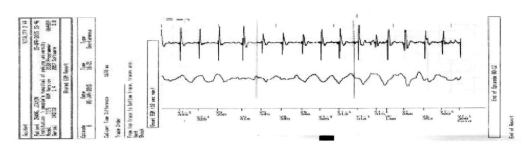

图 5-2 腔内心电图。由上至下分别显示近场电图（RV 双极通道）、远场电图（Can-RV Coil 通道）及 RV 标记和 VV 间期。紧随图 5-1 之后记录到的非持续 VT 事件，起始没有突发性，类似于图 5-1C 和图 5-1D 图形。推测 VF 事件一直在持续，只是因为 VF 时 RV 通道 R 波振幅的剧烈变化导致 ICD 未能检测到。

的腔内心电图证实了小碎裂波是极低振幅的 R 波，其导致 VF 时 ICD 出现间歇感知不良。

那么，这种感知不良是 ICD 参数设置的原因？起搏感知电极故障？还是其他原因？为明确诊断，

首先，确定了 ICD 在窦性心律时感知良好，感知灵敏度已经设置为最灵敏（0.3 mV），电极阻抗及阈值良好，排除了 ICD 及电极故障；其次，查阅类似病例报道，以确定是否存在窦性心律时感知

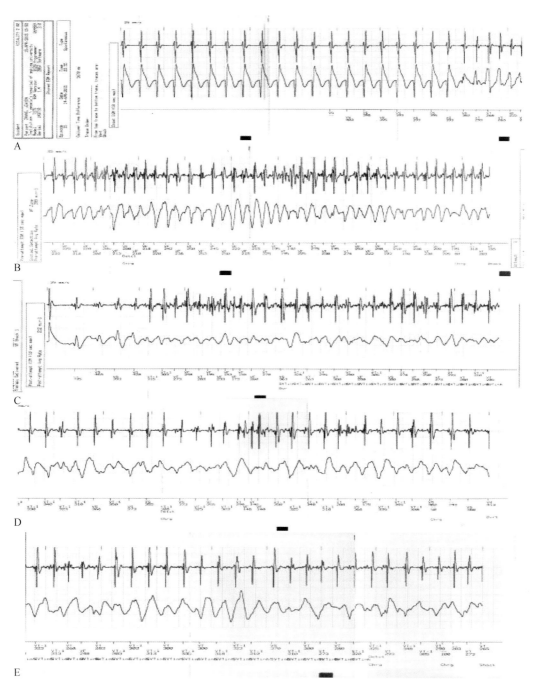

图 5-3　患者第 2 次意识丧失时记录的腔内心电图。由上到下为连续记录的图形。初始发作为多形性 VT（**A**）很快蜕变为 VF，ICD 正确识别 VF 并电击治疗 1 次（**B**），此后 VF 数跳后复发，同样因为 VF 时 RV 通道 R 波振幅的急剧变化导致 ICD 感知不良，R 波频率在 VT 区和快 VT 区之间变动，未达到 ICD 的 VT/VF 检测标准而延迟治疗。

良好而 VF 时 ICD 感知不良的个案，并寻求解决方案；最后，为保证患者安全，再次调整了慢 VT 的诊断及治疗频率（由 170 次 / 分下调至 150 次 / 分），为防止患者发生室上性心动过速而导致 ICD 的不恰当治疗，增加酒石酸美托洛尔（倍他乐克）的剂量以控制心室率。

　　本例患者住院期间多次 Holter 检查及程控随访未发现感知不良事件，进一步排除了 ICD 及电极故障。查阅文献发现近 20 年有 8 篇相关的案例报道，综合分析讨论后认为该患者 VF 时感知不良的原因与 ICD 及电极导线无关，是由 VF 时电极局部存在室内或室间传导阻滞导致的，即左心室 VF 而右心室 VT，或心室 VF 而电极局部 VT。可能的解决方案是在右心室其他位置再植入 1 根新的电极导线或在左心室植入 1 根起搏感知电极，但不能确保 100% 解决问题。经过与患者家属沟通，家属拒绝该方案。再次下调 ICD 的 VT 治疗频率至 145 次 / 分，关闭室上性心动过速鉴别诊断，确保其在患者真实发作 VF 时能及时识别和治疗。嘱咐患者及家属出院后定期复查。

【讨论】

本例患者为青少年女性，术前猝死生还 2 次，在 ICD 植入术中、术后及多次随访中测试窦性心律下 R 波振幅均大于 11 mV，电极导线的阈值和阻抗均正常。此外，患者术中 50 Hz 诱发 VF，ICD 1.2 s 识别，1.8 s 充电，14 J 复律成功，说明患者 VF 的识别及除颤阈值均正常。但患者术后又发生了 2 次意识丧失伴小便失禁。根据 2 次发作的腔内心电图，确定患者意识丧失的原因是恶性室性心律失常，ICD 诊断的慢 VT 其实是 VF。这种误判断是由于 ICD 在 VF 时电极局部感知不良。根据文献报道综合分析，认为该患者 VF 时存在室内或室间传导阻滞，导致部分 VF 波未能传导至电极局部的心肌。

本例患者再次证明了在窦性心律下测试良好的 R 波感知并不能确保患者自发 VF 时 R 波的感知良好，也证明了除颤阈值测试时 VF 的正确识别不能确保患者自发 VF 时的正确识别。实验数据已经显示了诱导 VF 和自发 VF 的不同特征。然而，这些数据由于缺乏与临床终点的关系而受到限制。那么，出现这种情况时，应如何保证患者的安全？可考虑更换电极导线和 ICD，但是仍无法保证更换后的电极导线和 ICD 能 100% 识别 VF，因为无法确认新植入部位的心室肌在自发 VF 时不存在传导阻滞。本例患者家属拒绝了更换电极导线和 ICD 的建议，为保证患者安全，将 VT 的治疗频率调低至 145 次 / 分，关闭了无效的 ATP，直接为电复律。同时，本例患者每次室性心律失常发作前均有窦性心动过速 / 室上性心动过速，考虑 VF 的发作可能与交感神经张力过高相关，故增加酒石酸美托洛尔的剂量，患者多次 24 h

动态心电监测显示平均心室率为 64 ～ 73 次 / 分，最快心率 94 ～ 105 次 / 分。

【专家点评及病例启示】

- 本例患者诊断为 HCM 伴 VF 晕厥，ICD 诊断患者曾发生过节律规整的室上性心动过速，结合病史，该室上性心动过速是窦性心动过速的可能性大，而非 VT，因为 HCM 发生持续单形性 VT 的可能性低，其通常是交感神经张力过高激活相关的多形性 VT。

- 在 ICD 诊断的 VT 中，存在整齐的快频率心律突然变为不整齐且形态学发生变化的情况，考虑是窦性心动过速引发了多形性 VT，并很快恶化为 VF。该患者后续未发生 VT 与酒石酸美托洛尔的足量使用有关，因交感神经张力过高状态和自身心率被抑制，以起搏心律为主。

- 正如心房颤动时可以观察到冠状窦内的 A 波数明显少于左心房内的 A 波数，说明冠状窦与左心房之间存在传导阻滞。同理，VF 时也可以存在局部传导阻滞。可能左心室 VF，而右心室是 VT。

- 本例患者非常少见，仅有少量文献报道。针对这种少见的病例，皮下 ICD 具有优势，因为皮下 ICD 是根据远场电图进行诊断，正确率非常高。更多依据远场电图进行诊断是 ICD 发展的趋势。

- ICD 存在不完善的地方。一方面，诱发的 VF 与临床 VF 不一致，导致除颤阈值测试意义不大；另一方面，ICD 感知自动调整有一定斜率，针对这种振幅波动剧烈的 VF 会导致很多高 R 波后低振幅的 R 波不感知。

- 本例患者更换电极位置和 ICD 品牌均可能无效，因为所有的 ICD 感知自动调整均存在一定斜率，所以调整参数更重要，即降低治疗频率。此外，更换为皮下 ICD 的意义更大。

【基础知识要点】

1. 影响 ICD 感知的因素

ICD 感知体内或体外的电位受多种因素的影响，包括：①感知检测电极的位置和距离；②电位本身的高低、斜率及频率；③感知系统中的阻抗；④ ICD 的感知灵敏度；⑤ ICD 的空白期和不应期等。

2. HCM 的风险分层和 ICD 植入的建议

HCM 患者初始评估时均应进行综合心脏性猝死（SCD）风险分层，根据 2020 年 AHA/ACC 肥厚型心肌病诊断及治疗指南，具备以下任意一项或以上危险因素的患者，ICD 植入指证为 Ⅱa 类：① LVEF ≤ 50%；② SCD 家族史，包括室性快速心律失常的 ICD 治疗史；③不明原因的晕厥；④心尖部室壁瘤；⑤左心室壁最大厚度 ≥ 30 mm。

扫码见本病例授课视频（视频 5）。

视频 5

（苑翠珍　北京大学人民医院）

参考文献

［1］Lever N A，Newall E G，Larsen P D. Differences in the characteristics of induced and spontaneous episodes of ventricular fibrillation. Europace，2007，9（11）：1054-1058.

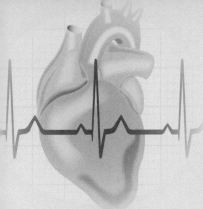

病例 6 ICD 植入后的烦恼

【病史摘要】

患者男性，68 岁，因"反复心悸 8 年，ICD 植入术后 4 年，间断胸痛 1 年，发作性意识丧失 1 周"入院。患者于入院前 8 年开始反复出现心悸，心电图提示为宽 QRS 波心动过速，室性心动过速可能性大，于外院行 3 次射频消融术，效果不佳，心动过速发作同前，诊断为"扩张型心肌病伴室性心动过速"。行改善心室重构、利尿等药物治疗。入院前 4 年于外院拟行 CRT-D 植入术，术中左心室电极植入失败，改为植入双腔 ICD。术后 ICD 间断放电，患者长期服用抗心律失常及抗心力衰竭药物治疗。入院前 1 年患者间断出现胸痛，深呼吸时加重，与活动无明显关系，无夜间睡眠憋醒，无下肢水肿。入院前 1 周患者无明显诱因出现意识丧失，持续数十秒，意识丧失无前驱症状，不伴有大小便失禁、口舌咬伤、言语不利和肢体活动障碍等。

患者 30 年前曾被诊断为结核性心包炎，出现心包粘连，行外科心包剥离术。高血压 5 年，否认糖尿病及冠心病史。

【诊疗经过】

入院后完善心电图，提示心室失夺获，交界区逸搏（图 6-1），程控显示心室电极阈值明显升高（5.0 V/1.0 ms），立即行临时起搏器植入，术后患者心室率恢复正常（图 6-2），未再出现意识丧失。植入临时起搏器后第 3 天，患者诉心悸，立即完善心电图检查，提示为室性心动过速（图 6-3），伴头晕，未出现意识丧失，持续 10 余分钟后自行缓解。完善超声心动图提示 LVEDD 74 mm，LVEF 29.4%（Simpson 法）。考虑患者 ICD 术后出现胸痛症状，伴有心室电极阈值升高，并发生意识丧失，ICD 电极穿孔可能性大，为排除手术禁忌证，行双侧肘正中静脉造影，显示左侧锁骨下静脉闭塞，右侧锁骨下静脉通畅，利用下腔静脉装置行心房电极和 ICD 电极拔除。由于患者因非感染原因行电极导线拔除，同台于右侧植入

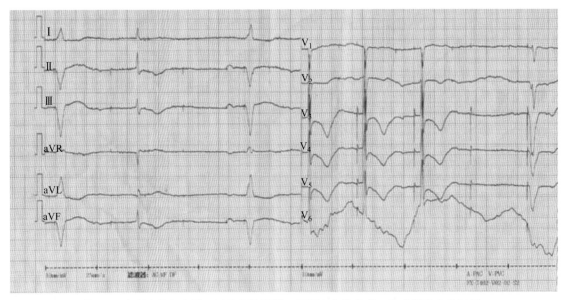

图 6-1　患者入院心电图。可见室性逸搏，间断心室失夺获，造成严重心动过缓。

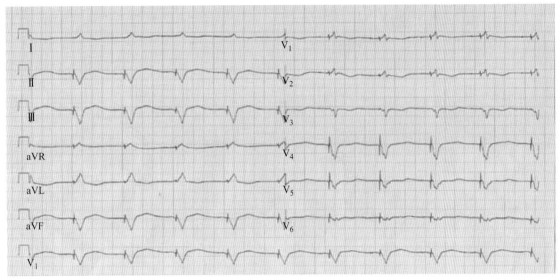

图 6-2　植入临时起搏器后心电图。患者心率恢复正常。

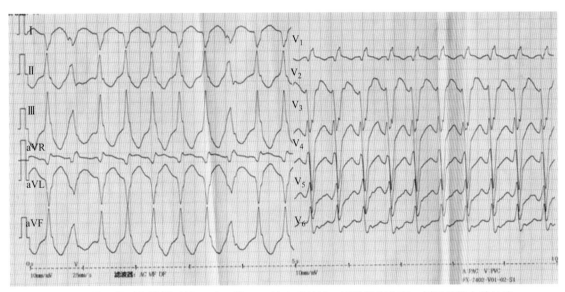

图 6-3　植入临时起搏器后第 3 天。宽 QRS 波心动过速，可见房室分离，提示室性心动过速。

CRT-D（图 6-4）。

术后患者规律服用沙库巴曲缬沙坦、酒石酸美托洛尔（倍他乐克）、胺碘酮、螺内酯和呋塞米等药物治疗，未再出现胸痛及意识丧失。至今随访 18 个月，可见室性心动过速发作 6 阵，均被 ATP 终止。

【讨论】

患者为老年男性，既往因反复室性心动过速多次尝试射频消融术失败，考虑为扩张型心肌病伴室性心动过速，植入 ICD。患者在植入 ICD 后出现胸痛症状，伴有心室起搏器阈值升高和意识丧失，心电图发现交界区逸搏和心室失夺获，考虑本次意识丧失为 ICD 电极穿孔造成心室失夺获

而出现心室停搏所致。

对于 ICD 电极穿孔，明确诊断后，应进一步行电极导线拔除。拔除过程中存在心脏破裂和心脏压塞等风险，因而需心外科医生保驾护航，做好随时开胸抢救的准备。

该患者顺利完成 ICD 电极拔除后，面临治疗抉择的问题。患者左心室扩大，LVEF < 35%，起搏器高度依赖，植入 CRT-D 更为合适，当前室性心动过速间断发作，暂不行射频消融治疗。若后续反复发作，引起 ICD 频繁放电，造成患者生活质量降低，可考虑射频消融治疗。在李氏导管辅助下，顺利完成冠状窦造影，找到了左心室电极植入的靶静脉，成功植入了 CRT-D，配合抗心力衰竭和抗心律失常药物治疗，预期患者预后较好。

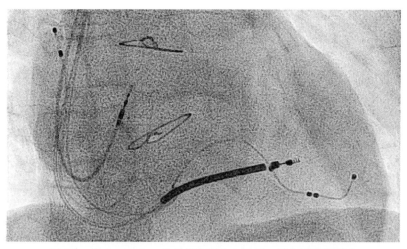

图 6-4　植入 CRT-D。患者拔除穿孔电极后，经右侧重新植入 CRT-D。

【专家点评及病例启示】

- ICD 植入术后出现胸痛伴有起搏阈值升高，需考虑电极穿孔的可能；对于非感染原因导致的电极问题（如电极穿孔），也需要进行电极拔除，这类患者为临床高危，需要联合心外科医生，做好随时开胸准备，才能启动治疗。
- 对于扩张型心肌病伴有室性心动过速、左心室扩大、LVEF 降低且起搏器依赖的患者，应尽量植入 CRT-D，既能治疗心力衰竭，又能预防猝死，而不是单纯植入 ICD。
- 植入 CRT-D 后，室性心动过速反复发作导致放电或频繁单形性室性期前收缩（室性早搏）引起双心室起搏比例下降者，可考虑射频消融。

【基础知识要点】

　　晕厥是指可恢复的短暂意识丧失，晕厥的意识丧失持续时间通常较短。心血管疾病是晕厥的重要原因之一，需考虑心肌病、心脏瓣膜疾病、冠心病和心律失常等多种原因。可导致晕厥的心律失常包括缓慢性心律失常和快速性心律失常，前者包括心脏停搏、高度或三度房室传导阻滞等，后者包括室性心动过速和心室颤动。

　　高比例的右心室起搏可能进一步加重左心室扩大和心功能不全。起搏器依赖患者的 CRT 植入指征如下：对于高度房室传导阻滞等起搏器依赖的患者，预期心室起搏比例＞ 40%，同时伴有左心室扩大，LVEF ＜ 40%，应植入 CRT，而非普通起搏器。

　　扫码见本病例授课视频（视频 6）。

视频 6

何金山（北京大学人民医院）

参考文献

[1] Wilkoff B L, Love C J, Byrd C L, et al. Transvenous lead extraction：Heart Rhythm Society expert consensus on facilities, training, indications, and patient management：this document was endorsed by the American Heart Association（AHA）, Heart Rhythm, 2009, 6（7）：1085-1104.

[2] Dickstein K, Vardas P E, Auricchio A, et al. ESC Committee for Practice Guidelines（CPG）. 2010 Focused Update of ESC Guidelines on device therapy in heart failure：an update of the 2008 ESC Guidelines for the diagnosis and treatment of acute and chronic heart failure and the 2007 ESC guidelines for cardiac and resynchronization therapy. Developed with the special contribution of the Heart Failure Association and the European Heart Rhythm Association. Eur Heart J, 2010, 31（21）：2677-2687.

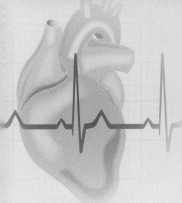

病例 7 难治性心力衰竭伴持续心房颤动

【病史摘要】

患者女性，62 岁，因"反复心悸、胸闷 4 年，加重伴呼吸困难 7 天"入院。患者于入院前 4 年因反复心悸、胸闷就诊于外院，诊断为心房颤动，曾在外院两次行"心房颤动、心房扑动射频消融术"，术后持续口服华法林抗凝及普罗帕酮（心律平）控制心室率。患者于入院前 7 天出现心悸、胸闷，伴呼吸困难、乏力及出汗。心电图提示心动过速，心房扑动可能。本次入院当天下午出现心悸，呼吸困难症状加重，伴有大汗淋漓，小便减少，测血压 92/60 mmHg，血气分析提示代谢性酸中毒，考虑诊断："心源性休克？低容量性休克？心房颤动、心房扑动伴快心室率？"于 2012 年 4 月 30 日收住我院（温州医科大学附属第一医院）。

【诊疗过程】

入院后完善相关检查。心电图如图 7-1。血肌酐 105 μmol/L，丙氨酸转氨酶（谷丙转氨酶）464 U/L，天冬氨酸转氨酶（谷草转氨酶）459 U/L，总胆红素 29 μmo/L，直接胆红素 13 μmol/L，间接胆红素 16 μmol/L。入院超声心动图显示 LVEDD 50 mm，左心房内径 42 mm，室间隔厚度 10 mm，LVEF 25.8%，左心室整体收缩活动呈弥漫性减弱，中重度三尖瓣反流，右心房和右心室增大。诊断考虑心功能不全，心源性休克合并急性肝肾功能损伤；心房扑动。

给予多巴胺、多巴酚丁胺强心治疗，利尿、护肝等对症支持治疗后，患者呼吸困难症状好转，但心悸、胸闷症状仍明显，心电监护提示仍为心

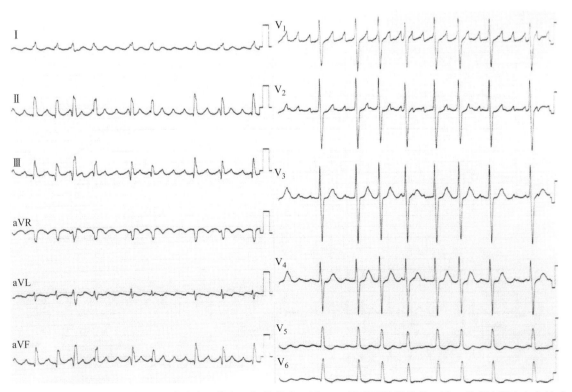

图 7-1 患者入院心电图。提示 P 波消失，代之以规律的大 F 波，V₁ 导联可见规律的 F 波，考虑诊断为心房扑动。

房扑动伴快速心室率，为控制心室率，先后使用西地兰、地尔硫䓬、普罗帕酮、艾司洛尔及口服盐酸胺碘酮（可达龙），效果欠佳，患者仍反复出现快速性心律失常、呼吸困难，血压降低。

为进一步明确心房扑动的来源，予电生理检查，提示：心房扑动为非三尖瓣峡部依赖。术中未诱发室性心动过速和心室颤动。遂于2012年8月在局部麻醉下行房室结消融联合植入三腔心脏

再同步化起搏器（CRT-P），希氏束起搏。术后即刻停用抗心律失常药物，自身节律齐（希氏束以上阻滞），起搏QRS波宽度与自身QRS波一致（图7-2）。

术后患者心悸症状好转，心功能得到明显改善。连续随访4年，患者LVEDD明显减小，LVEF明显升高（> 50%）（表7-1）。胸部X线显示心影缩小，心胸比例下降（图7-3）。

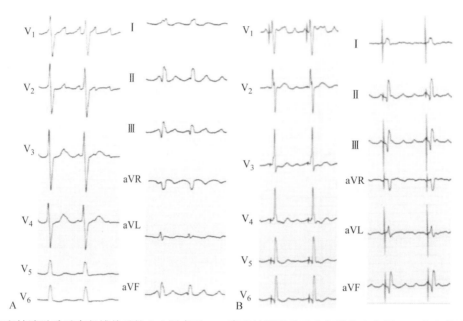

图 7-2 患者房室结消融希氏束起搏前后的心电图表现。**A.** 房室结消融希氏束起搏前心电图。**B.** 房室结消融希氏束起搏后心电图。

表 7-1 患者房室结消融希氏束起搏前后的超声心动图指标变化

指标	术前	术后 1 个月	术后 6 个月	术后 1 年	术后 2 年	术后 3 年
LVEF（%）	31	38	52	54	49	
LVEDD（mm）	53	46	48	48	47	49
左心房内径（mm）	42	40	41	40	43	44

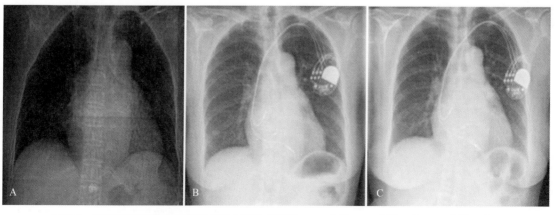

图 7-3 房室结消融希氏束起搏前后心胸比例变化。**A.** 术前；**B.** 术后 2 年；**C.** 术后 4 年。

【讨论】

本例患者为老年女性，曾因心房颤动、心房扑动两次行射频消融术，本次再次发作伴药物难以控制的快下传心率，心功能急剧恶化，出现心源性休克伴多脏器功能衰竭。入院后，前期的治疗（强心、利尿及对症支持治疗）使患者心源性休克和脏器功能好转，但儿茶酚胺类药物（如多巴胺、多巴酚丁胺）增加了控制心率的难度，升高心力衰竭患者的远期死亡率，故解决患者此次心源性休克的关键因素——快速性心律失常尤为重要。

心率和节律控制对该患者尤为重要，患者入院后接受了各类型抗心律失常药物治疗，但效果不佳。那么，是否再次行射频消融术？电生理检查发现本次心房扑动为非经典三尖瓣环依赖，且伴有室内传导阻滞，考虑到患者整体状况难以耐受再次手术及复发的风险，房室结消融成为该患者控制心室率的最佳选择。尽管房室结消融可以改善症状，但长期右心室心尖部起搏会导致左心室不同步和血流动力学损伤。希氏束起搏可提供生理性心室激活顺序，从而避免心室同步不良，并保留心室功能。起搏器植入术中希氏束夺获阈值为 1.25 V/0.5 ms，感知阻抗均符合要求，同时备用了右心室起搏电极并保留了心房电极，植入CRT-P。

术后随访希氏束夺获阈值稳定，根据指南给予患者标准抗心力衰竭药物治疗后 LVEF 显著提升，LVEDD 缩小，胸部 X 线检查心胸比例减小，心力衰竭症状明显好转，未再由于反复心力衰竭发作而住院。

【专家点评及病例启示】

- 本例患者心房扑动、心房颤动明确，既往曾两次尝试射频消融失败，长期服用抗心律失常药物控制心室率，属于射频消融失败的复发性心房扑动。
- 本次为心房扑动再发导致严重的心力衰竭、心源性休克，评估此次快速性心律失常的发作导致患者病情恶化，故需要优化抗心力衰竭治疗的决策，制订针对心房扑动的

抗心力衰竭策略，如药物转复、再次射频消融或房室结消融。
- 短期使用多巴胺、多巴酚丁胺等强心药物有助于增加心输出量，增加脏器灌注，改善患者的症状，维持血流动力学稳定。但儿茶酚胺类药物可增加患者出现快速性心律失常的风险，升高心力衰竭患者的远期死亡率。本例患者本身患有由快心律失常导致的心力衰竭，故需要慎用及更短期地使用致心律失常药物。其他抗心律失常药物均会影响心肌收缩力，加重心力衰竭，心电图表现为室内传导延迟和自身 QRS 波增宽。
- 患者行电生理检查提示心房扑动为非经典三尖瓣环依赖，故再次射频消融可能需要更长的手术时间，且机制更为复杂，患者的状态难以耐受，且存在复发的风险。因此，房室结消融联合生理性起搏是挽救生命、改善心力衰竭症状及优化治疗的最优选择。
- 房室结消融需要注意：在接受房室结消融的患者中，远端希氏束或束支的起搏为房室结消融提供了足够的空间。从心房侧消融，与起搏部位保持足够的安全距离，有助于维持稳定的希氏束起搏阈值及导线的起搏功能。

【基础知识要点】

心房颤动患者心室率和节律控制的策略：抗心律失常药物治疗、心房颤动导管消融和房室结消融后植入起搏器。这 3 种治疗的可行性和有效性已在临床上得到证实。3 种治疗策略的比较见表7-2。目前指南对房室结消融用于心房颤动心室率控制的推荐见表 7-3。

以下心房颤动患者可首选房室结消融联合希氏束起搏：足量的药物治疗仍无法控制心律且有严重症状的患者；不能耐受药物不良反应的患者；拒绝心房颤动消融的老年患者或心力衰竭患者；特殊解剖结构不适合导管消融的患者，如腔静脉异常或闭塞、放置过滤器后、经皮 Amplatzer 封堵器治疗房间隔缺损；存在心房颤动导管消融的禁

表 7-2　心房颤动合并心力衰竭的 3 种主要治疗方法的比较

项目	抗心律失常药物	导管消融	房室结消融后植入起搏器
窦性心律恢复	效果较差	有效	心房节律丧失
室性心动过速心率 / 节律控制	效果较差	有效	成功率高
对预后的影响	除 β 受体阻滞剂外，心力衰竭恶化和死亡的风险增加，尤其在 LVEF 降低的患者中	可以改善	可以改善
植入 ICD 的患者心房颤动导致不恰当放电	可能出现	减少 / 有效	从未出现
对室内传导阻滞（包括 CLBBB）的影响	无	无	希氏束起搏或 CRT 都可以达到再同步化
对心室同步化收缩的影响	无	无	有，取决于不同的心室起搏模式
缺点	药物不良反应	心房颤动的复发率高	需要连续起搏

CLBBB，完全性左束支传导阻滞；CRT，心脏再同步化治疗；LVEF，左心室射血分数；ICD，植入型心律转复除颤器

表 7-3　美国心脏协会（AHA）/ 美国心脏病学会（ACC）/ 美国心律学会（HRS）和欧洲心脏病学会（ESC）关于房室结消融用于心房颤动心室率控制的指南

指南	建议	推荐类别，证据等级
房室结消融控制心室率		
2014 AHA/ACC/HRS 心房颤动患者管理指南	当药物治疗效果不佳且无法实现心律控制时，房室结消融联合永久性心室起搏是控制心率的合理方法	Ⅱa，B
2016 年 ESC 与欧洲心胸外科协会合作制定的心房颤动治疗指南	对强化心率和节律控制治疗无反应或不耐受的患者，应考虑房室结消融来控制心率，并接受这些患者将成为起搏器依赖	Ⅱa，B
房室结消融对心力衰竭和心房颤动患者心室率控制的影响		
2014 AHA/ACC/HRS 心房颤动患者管理指南	当药物治疗效果不佳或不能耐受时，采用房室结消融联合心室起搏来控制心率是合理的	Ⅱa，B
	当心率无法控制和怀疑有心动过速心肌病时，可考虑房室结消融	Ⅱb，C

忌证，如左心耳血栓、抗凝药物禁忌证；导管消融失败的患者；严重心房疾病，如心房显著扩大、弥漫性心房纤维化；心房颤动不适当电击的患者；有其他起搏器植入适应证的患者。

　　扫码见本病例授课视频（视频 7）。

视频 7

（周希　苏蓝　温州医科大学附属第一医院）

参考文献

［1］Huang W，Su L，Wu S. Pacing treatment of atrial fibrillation patients with heart failure：His bundle pacing combined with atrioventricular node ablation. Card Electrophysiol Clin，2018，10（3）：519-535.

［2］January C T，Wann L S，Alpert J S，et al. 2014 AHA/ACC/HRS guideline for the management of patients with atrial fibrillation：a report of the American College of Cardiology/American Heart Association Task Force on Practice Guidelines and the Heart Rhythm Society. J Am Coll Cardiol，2014，64（21）：e1-76.

［3］Kirchhof P，Benussi S，Kotecha D，et al. 2016 ESC guidelines for the management of atrial fibrillation developed in collaboration with EACTS. Eur Heart J，2016，37（38）：2893-2962.

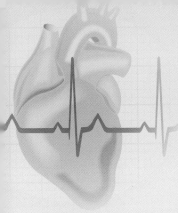

病例 8　致命的起搏器——
一波三折的电极导线穿孔

【病史摘要】

患者男性，58 岁，因"间断胸闷、心悸 5 个月，加重 3 天"入院。患者于入院前 5 个月出现心悸、胸闷、喘憋，外院就诊，心电图（图 8-1）提示：急性心肌梗死，三度房室传导阻滞。心肌酶升高明显。入院后意识丧失 1 次，心电图提示室性心动过速，给予电复律后好转，行冠状动脉造影检查提示前降支 70%～80% 弥漫狭窄，心肌梗死溶栓治疗（TIMI）血流分级 3 级，考虑血栓自溶。随后反复室性心动过速发作，给予主动脉内球囊反搏（IABP）治疗。超声心动图提示：左心房内径增大，节段性室壁运动异常（室间隔及左心室下壁），室间隔厚度 14 mm，LVEDD 48 mm，LVEF 48%。心肌梗死后 7 天外院给予起搏器植入（希氏束起搏），术后心电图显示双腔起搏器工作良好（图 8-2）。起

搏器植入术后 13 天，测试起搏器参数显示心室阈值升高（2.75 V，脉宽 0.4 ms），心电图显示房室传导恢复，窦性心律，完全性右束支传导阻滞（图 8-3）。出院后进行药物治疗，后因反复发作心悸而急诊就诊，心电图（图 8-4）提示室性心动过速，给予药物复律（胺碘酮）及电复律后好转。术后随访超声心动图（图 8-5）。从第 1 次就诊至起搏器植入术后 5 个月，可见射血分数进行性下降，室间隔厚度逐渐变薄至 3 mm。本次入院前 3 天再次出现心悸，就诊于外院，药物转复后测试起搏器参数，心室阈值测不出。为进一步诊治收入我院（北京大学人民医院）。

患者既往高血压病史 2 年，使用药物控制，血压控制在 130/80 mmHg。入院前 1 年被诊断为 1 型糖尿病，应用胰岛素控制。吸烟史 30 年，20 支/天。饮酒史 20 年，250 毫升/天。

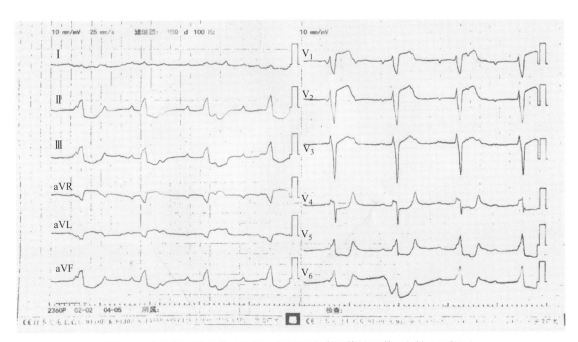

图 8-1　患者第 1 次就诊心电图。提示三度房室传导阻滞，急性心肌梗死。

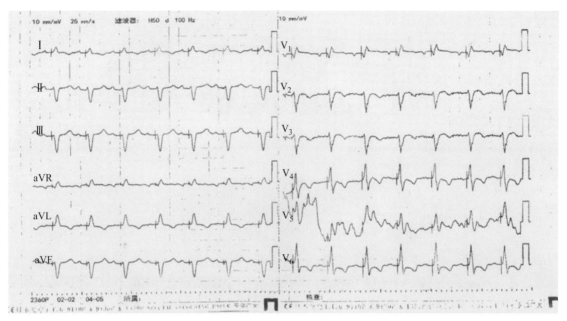

图 8-2 起搏器植入术后心电图。VAT 工作模式，心房感知心室起搏。

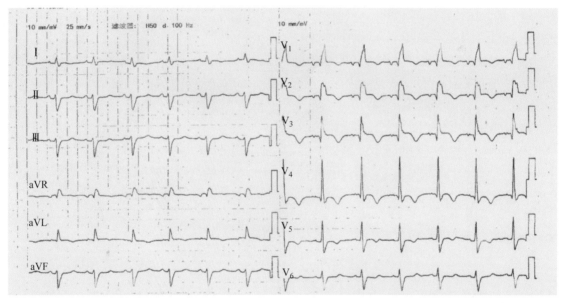

图 8-3 起搏器植入术后 13 天心电图。提示窦性心律，完全性右束支传导阻滞。测试起搏器参数显示心房起搏及感知良好，心室阈值升高（2.75 V，脉宽 0.4 ms）。

【诊疗过程】

入院后完善相关检查，患者缺血性心脏病诊断明确，心肌梗死后射血分数进行性下降，反复出现室性心律失常，同时测试起搏器显示心室阈值升高，超声心动图显示希氏束起搏电极导线穿孔至左心室腔内（图 8-6）。患者入院后给予改善心功能的药物治疗，择期行电极导线拔除及装置重置或升级。

患者于入院后第 2 天突发意识丧失、抽搐，监护导联心电图显示心室停搏。床旁紧急植入临时起搏器（经右侧颈内静脉植入），患者意识恢复。考虑到床旁漂浮临时电极导管的稳定性问题，随后在介入导管室将床旁漂浮临时起搏器更换为半永久性起搏器（图 8-7）。改善患者心功能，择期进行下一步治疗。分析患者心电图考虑可能存在双束支传导阻滞（右束支传导阻滞＋左前分支阻滞），起搏器依赖，同时合并心力衰竭，LVEF

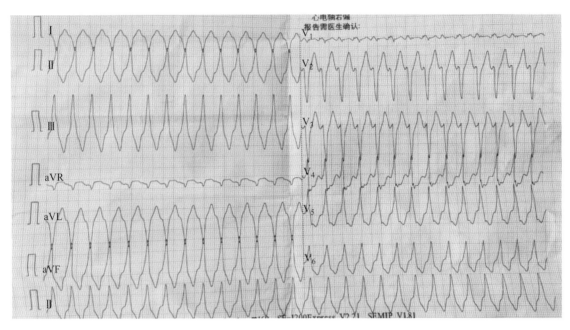

图 8-4　急诊心电图。提示室性心动过速。

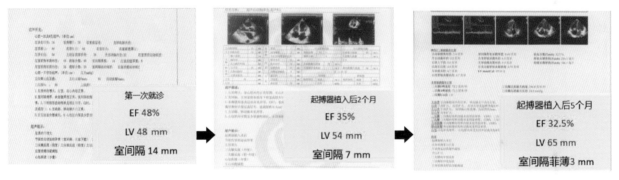

图 8-5　术后随访超声心动图。从第 1 次就诊至起搏器植入术后 5 个月，可见射血分数进行性下降，室间隔厚度逐渐变薄至 3 mm。

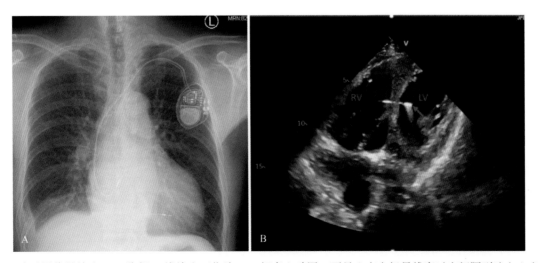

图 8-6　入院后影像学检查。**A.** 胸部 X 线检查正位片；**B.** 超声心动图。可见心室电极导线穿过室间隔到达左心室腔，红色箭头所指为心室（3830 电极）电极导线头端。RV，右心室；LV，左心室。

＜35%，此次电极导线拔除后具备装置升级的指征，符合植入 CRT-D 的 I 类适应证。

入院后第 5 天行穿孔电极导线拔除及装置升级手术。由于电极导线植入时间短（＜6 个月），故采用徒手拔除的方式，但目前关于希氏束电极导线拔除的临床经验并不多，因此也进行麻醉及外科准备。希氏束电极导线拔除采用逆时针旋转拔除的策略，患者在拔除后突发抽搐及意识障碍，心影搏动正常，床旁超声未见心包积液及心脏压塞。迅速给予麻醉插管镇静治疗，请神经内科医生会诊后直接行脑血管造影，显示右侧大脑中动脉血流减低（图 8-8），不除外小栓塞所致的痉挛。

给予抗凝治疗后患者症状缓解，意识恢复，未遗留肢体活动障碍等问题。入院后第 8 天行右侧 CRT-D 植入术（图 8-9），手术过程顺利。后患者调整药物治疗后顺利出院。

【讨论】

本例患者为中年男性，主因"间断胸闷、心悸 5 个月，加重 3 天"入院，入院心电图提示急性心肌梗死合并三度房室传导阻滞，外院行造影及药物治疗，并于心肌梗死后第 7 天植入双腔起搏器（希氏束起搏），出院前程控已经提示阈值升

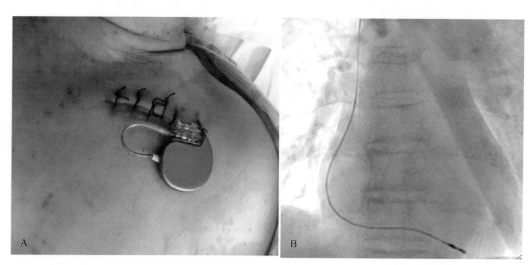

图 8-7 更换半永久性起搏器。**A.** 脉冲发生器固定在锁骨下区域；**B.** 心室电极导线植入体内。

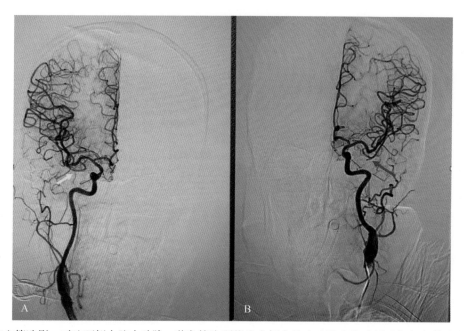

图 8-8 术中脑血管造影。对比两侧大脑中动脉，黄色箭头所指为右侧大脑中动脉血流减低（与红色箭头所指的左侧大脑中动脉血流对比），不除外小栓塞所致的痉挛。

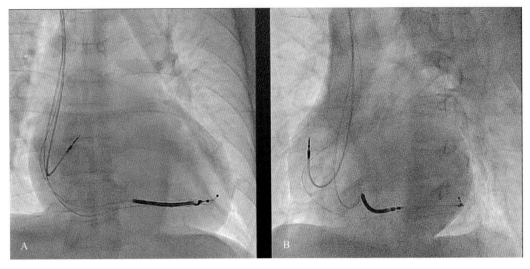

图 8-9　CRT-D 植入术后胸部 X 线片。**A.** 正位片；**B.** 左前斜 45° 片。

高，术后间断出现室性心动过速发作。入院前 3 天程控心室不起搏，超声提示希氏束电极导线穿孔，电极已经穿孔至左心室。为行电极穿孔拔除收入我院。

患者电极导线穿孔诊断明确，具备电极导线拔除重置的指征。此外，患者缺血性心脏病诊断明确，在心肌梗死后 5 个月的随访过程中，可见左心室功能逐渐下降，入院时 LVEF 降低至 32.5%，并间断有室性心动过速发作。结合指南，该患者具备 CRT-D 植入指征，因此建议患者在拔除希氏束电极导线后将装置升级为 CRT-D。

在手术前，患者心室穿孔，起搏阈值测不出，在等待手术过程中突发意识丧失、抽搐，心电监测提示心室停搏。结合心电图分析，虽然患者的三度房室传导阻滞在心肌梗死后恢复，但仍存在右束支传导阻滞及左前分支阻滞，PR 间期延长，不除外三分支阻滞的可能，因此在没有起搏保护的情况下出现心室停搏、晕厥发作。床旁给予临时起搏器植入及后续半永久性起搏器桥接治疗后，择期行电极导线拔除及升级治疗。采用徒手旋转的方式顺利拔除希氏束电极导线，但患者术中突发意识丧失及肢体抽搐，考虑脑源性意识丧失可能，术中行脑血管造影提示右侧大脑中动脉血流缓慢。经过抗凝治疗，患者意识恢复，无相关后遗症状。患者植入的希氏束电极导线明确穿孔至左心室，且未进行抗凝治疗，拔除术中发生的意识丧失及抽搐不除外由小的栓塞或希氏束电极导线头端的微小组织在拔除过程中脱落所致。患者

择期进行了右侧 CRT-D 植入术。

患者发生心肌梗死后心功能逐渐下降，复查超声心动图显示室间隔逐渐变薄。心肌梗死后室间隔变薄也可能是该希氏束电极导线穿孔的原因之一。患者在术后约 2 周时程控测试已经发现希氏束电极导线阈值升高，后续可能随着室间隔的变薄，电极逐渐出现穿孔及不能夺获的情况。

【专家点评及病例启示】

- 心肌梗死后起搏器植入的时机选择：急性下壁心肌梗死（右冠状动脉闭塞）常可导致三度房室传导阻滞，但大部分可以恢复传导，需要植入临时起搏器观察约 7 天。但是，该患者为前壁心肌梗死，自行恢复的概率低，同时心电图可见右束支传导阻滞，电轴左偏，左前分支阻滞，不除外三分支阻滞的情况，且患者后续出现意识丧失、心室停搏证实其房室传导阻滞部位在希氏束以下。

- 该患者心肌梗死后出现三度房室传导阻滞，恢复后可见右束支传导阻滞图形，但其起始波形为 Q 波，QRS 波呈 qR 型（右束支传导阻滞图形为 "M" 型或 rsR 型），因此首先考虑可能存在前壁心肌梗死，其次考虑可能存在间隔向量消失，房室传导阻滞位置在希氏束以下。

- 临床操作过程中应特别警惕希氏束电极导

线穿孔的问题，植入过程注意影像学及阻抗的变化。希氏束电极导线穿孔后，电极头端在左心室侧，极易形成血栓附着，拔除后容易导致脑栓塞的发生。

- 在拔除穿孔的电极导线时，应警惕脑栓塞，特别是希氏束电极导线穿孔。该患者术中麻醉及脑血管造影十分及时。第一，排除患者脑出血，可以进行抗凝治疗。第二，如果发现大块栓塞，可及时进行取栓治疗。该患者脑血管造影显示右侧大脑中动脉血流减低，与患者临床症状相符。
- 对于心肌梗死后室间隔变薄的患者，在植入希氏束电极导线时应警惕穿孔，术前应关注室间隔厚度，术中也应谨慎操作。

【基础知识要点】

1. 符合起搏指征患者及高起搏比例患者的 CRT 指征

根据 2021 年 ESC 急慢性心力衰竭诊疗指南，对于高度或三度房室传导阻滞患者，LVEF 降低（< 40%），无论 QRS 波宽度和心功能分级如何，CRT 均优于单右心室起搏，推荐类别 I 类。对于起搏器依赖患者或心室起搏比例 > 40% 的患者，如果面临起搏器电池耗竭，应考虑升级 CRT。

2. 半永久性起搏器的应用

传统使用的球囊漂浮导管和经股静脉临时起搏器的保留时间较短，且并发症发生率很高，尤其是电极脱位。既往研究证实，应用心室主动固定电极体外临时起搏较为安全。这种临时起搏方式于右心室植入主动固定电极，然后连接体表的脉冲发生器，并将脉冲发生器程控为双极模式作为临时起搏器的桥接治疗，目前被称为半永久性临时起搏器。这种半永久性起搏器的应用，摒弃了传统临时起搏器的缺点（如脱位、下肢静脉血栓形成），患者在植入 4 ~ 6 h 后即可正常下地活动，且能保留更长的时间，在心肌梗死后观察期及电极导线拔除后过渡期应用安全有效。

扫码见本病例授课视频（视频 8）。

视频 8

（晏峰　北京大学人民医院）

参考文献

[1] McDonagh T A，Metra M，Adamo M，et al. 2021 ESC Guidelines for the diagnosis and treatment of acute and chronic heart failure. Eur Heart J，2021，42（36）：3599-3726.

[2] 郑文成，晏峰，李学斌，等 . 心室主动电极体外临时持续起搏的安全性及有效性 . 中国循环杂志，2023，38（2）：171-175.

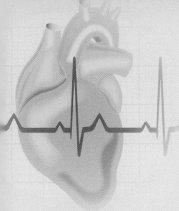

病例 9 一度房室传导阻滞合并QRS 波增宽，CRT 显何效？

【病史摘要】

患者男性，79岁，主因"间断喘憋30余年，夜间呼吸困难10余天"入院。患者于入院前30余年间断出现活动后喘憋，活动耐量逐渐下降，合并双下肢水肿，间断药物治疗。入院前11年感冒后再次发生活动后喘憋加重，行超声心动图示 LVEDD 69 mm，LVEF 30%，冠状动脉造影未见明显异常，诊断为扩张型心肌病，予规律抗心力衰竭药物治疗。后患者仍间断发作喘憋、双下肢水肿，反复因心力衰竭急性加重住院治疗，（2～3）次/年。入院前10余天患者无明显诱因反复出现夜间憋醒，坐起可稍有好转，活动后喘憋加重，步行数米即出现喘憋，外院予利尿治疗后稍好转，现为进一步诊治就诊于我院。

既往史：高血压病史30余年，药物治疗控制可；2型糖尿病病史10余年，二甲双胍0.5 g 3次/日（tid）、达格列净10 mg 1次/日（qd）口服及胰岛素皮下注射；高脂血症10余年，服用阿托伐他汀10 mg 1次/晚（qn）。无类似疾病家族史。

【诊疗过程】

入院查体：体温 36.8℃，脉搏82次/分，呼吸19次/分，血压124/59 mmHg；神志清，精神欠佳，双肺呼吸音粗，双下肺可闻及湿啰音；心率82次/分，心律齐，各瓣膜听诊区未闻及杂音；双下肢凹陷性水肿。完善各项辅助检查：肌酐154 μmol/L，尿酸525 μmol/L；BNP 3471 pg/ml；余检查结果基本正常。心电图（图9-1）为窦性心律，可见一度房室传导阻滞（PR 间期为360 ms）、室内传导阻滞（QRS 波时限为160 ms）。超声心

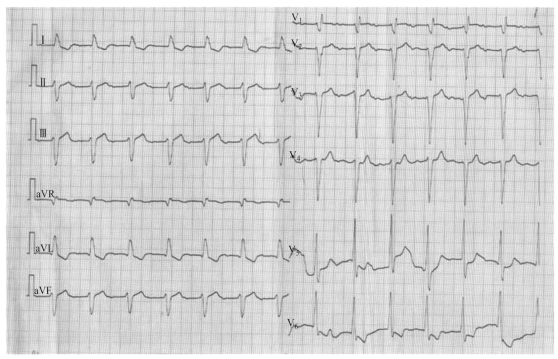

图 9-1 入院心电图。窦性心律，一度房室传导阻滞及室内传导阻滞。

动图（图 9-2）提示全心扩大，LVEDD 81 mm，左心室壁运动弥漫性减低，左心室多节段收缩活动减弱，收缩功能重度降低；左心室声学造影（图 9-3）使用双平面 Simpson 法测得 LVEF 26%（使用左心室声学造影可更清晰地显示左心室心内膜，以准确测量 LVEF）；二尖瓣轻中度反流；心室内收缩不同步。结合患者病史及辅助检查，初步诊断为扩张型心肌病，规范应用药物治疗后仍反复出现心力衰竭症状加重，目前 LVEF ≤ 35%，NYHA 心功能分级为 Ⅱ～Ⅲ 级，心电图提示窦性心律、QRS 波增宽（QRS 波时限 ≥ 150 ms）、非 LBBB，符合 CRT 的 Ⅱa 类适应证；同时，患者符合 ICD 一级预防的适应证，但因经济原因最终决定植入 CRT 治疗。

在调整心功能后，应用李氏冠状静脉造影导管辅助植入 CRT，左心室四极电极位于左心室后侧静脉，右心室电极位于中位间隔（图 9-4）。患者术后心电图（图 9-5）可见 PR 间期缩短，QRS 波变窄（140 ms）。同时，患者的症状得到明显改善，住院期间活动后胸闷症状减轻，活动耐量提

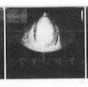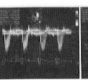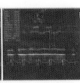

M 型/二维测量和计算
主肺动脉内径：2.4 厘米　　　室间隔舒张末期厚度：0.84 厘米　　　射血分数(Teich)：29.7 %
升主动脉内径：3.2 厘米　　　左室舒张末期内径：8.1 厘米　　　舒张末期容积(Teich)：349.5 毫升
　　　　　　　　　　　　左室收缩末期内径：6.9 厘米　　　收缩末期容积(Teich)：245.6 毫升
　　　　　　　　　　　　左室后壁舒张末期厚度：1.0 厘米　　　射血分数(Simpson-sp4)：34.2 %
　　　　　　　　　　　　LV mass(C)d：377.9 克　　　舒张末期容积(Simpson-sp4)：385.8 毫升
　　　　　　　　　　　　　　　　　　　　　　　　收缩末期容积(Simpson-sp4)：254.0 毫升
　　　　　　　　　　　　　　　　　　　　　　　　射血分数(MOD-sp2)：28.0 %
　　　　　　　　　　　　　　　　　　　　　　　　舒张末期容积(MOD-sp2)：290.8 毫升
　　　　　　　　　　　　　　　　　　　　　　　　收缩末期容积(MOD-sp2)：209.4 毫升

多普勒测量和计算
主动脉瓣上最大流速：198.2 厘米/秒　　　二尖瓣上最大流速：109.9 厘米/秒　　　肺动脉最大流速：71.8 厘米/秒
主动脉峰值压力阶差：15.7 mmHg　　　二尖瓣峰值压力阶差：4.8 mmHg　　　肺动脉峰值压力阶差：2.1 mmHg
　　　　　　　　　　　　　　　　　　　　　　　　　　　　肺动脉平均压力阶差：0.83 mmHg

大血管 主动脉根部内径正常。肺动脉主干内径正常。
心房 左房增大。右房增大。房间隔连续性完整。
左心室 左室重度增大。左室前后径约8.1cm。左室壁厚度正常。左室各室壁运动显著减低。室间隔连续性完整。LVOT-VTI=36.9cm。非造影模式下测量LVEF=20%，LVO测值LVEF=26%。LV GLS:-4.7%。PSD=84.8ms。
右心室 右室内径正常。RVpep=111ms，RVOT-VTI=16.1cm。
二尖瓣 二尖瓣结构和功能未见明显异常。MV-VTI=13.4cm，二尖瓣开放时间=474ms。CDFI：二尖瓣轻中度反流。
三尖瓣 三尖瓣结构和功能未见明显异常。三尖瓣开放时间465ms，CDFI：三尖瓣未见反流。
主动脉瓣 主动脉瓣结构和功能未见明显异常。LVpep=117ms，LVOT-VTI=36.9cm。CDFI：主动脉瓣未见反流。
肺动脉瓣 肺动脉瓣结构和功能未见明显异常。
心包 心包未见增厚，心包腔内未见无回声区或其他异常回声。

结论
全心扩大
左室壁运动弥漫性减低
左室多节段收缩活动减弱
二尖瓣轻中度反流
左室收缩功能重度降低
心室内收缩不同步

图 9-2 入院超声心动图。全心扩大，左心室收缩功能重度降低，合并心室内收缩不同步。

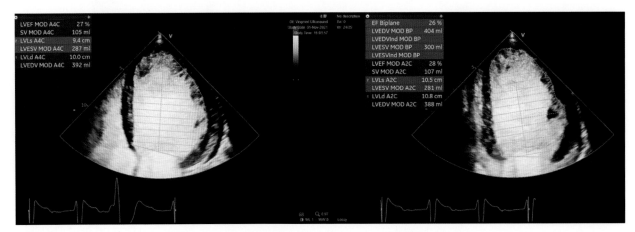

图 9-3 左心室声学造影。双平面 Simpson 法测得 LVEF 26%。

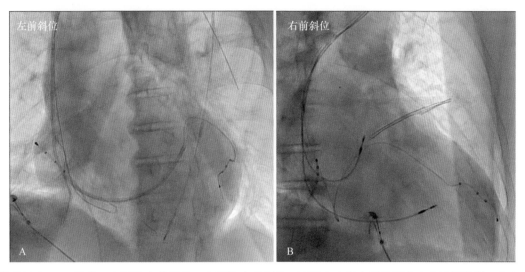

图 9-4 患者植入 CRT 影像。左图为左前斜位，右图为右前斜位，可见左心室电极位于左心室后侧静脉，右心室电极位于中位间隔部。

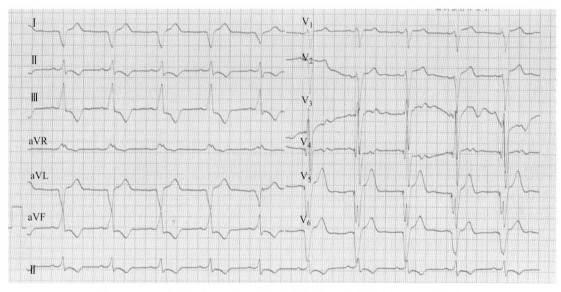

图 9-5 CRT 术后心电图。与术前心电图相比 PR 间期缩短、QRS 波变窄。

升，6 min 步行试验从术前的 260 m 增加到术后的 340 m。随访 3 个月，患者未出现心力衰竭急性加重的症状，复查超声心动图示 LVEDD 缩小（8.1 cm → 7.6 cm）、LVEF 升高（26% → 42.6%）（图 9-6），CRT 有反应。

【讨论】

根据 QRS 波宽度和形态，该患者符合 CRT 植入的 Ⅱa 类适应证，患者术后急性期症状即得到明显缓解，术后 3 个月随访时超声心动图提示 CRT 有反应。回顾并分析患者能从 CRT 中获益

的原因，发现其存在 2 个主要特点：①心电图上 QRS 波增宽为室内传导阻滞，并非经典的 LBBB，超声心动图结果也与此吻合：左心室及右心室流出道血流多普勒显示左心室和右心室的射血前时间（从 QRS 波起点至左心室或右心室流出道出现血流的时间）基本一致（图 9-7），代表左、右心室的收缩较同步；应用超声斑点追踪技术将左心室分为 17 个节段，分析各节段的收缩应变达峰时间（图 9-8），可见各节段达峰时间存在显著差异，左心室侧壁基底段收缩最延迟，存在明显的左心室内收缩不同步。本例患者左心室电极位于后侧静脉内，提前发放左心室起搏器脉冲可使收缩延

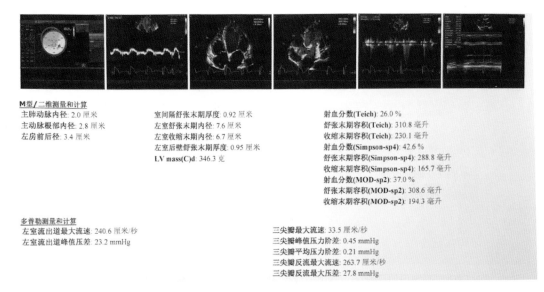

M 型 / 二维测量和计算
主肺动脉内径: 2.0 厘米
主动脉根部内径: 2.8 厘米
左房前后径: 3.4 厘米

室间隔舒张末期厚度: 0.92 厘米
左室舒张末期内径: 7.6 厘米
左室收缩末期内径: 6.7 厘米
左室后壁舒张末期厚度: 0.95 厘米
LV mass(C)d: 346.3 克

射血分数(Teich): 26.0 %
舒张末期容积(Teich): 310.8 毫升
收缩末期容积(Teich): 230.1 毫升
射血分数(Simpson-sp4): 42.6 %
舒张末期容积(Simpson-sp4): 288.8 毫升
收缩末期容积(Simpson-sp4): 165.7 毫升
射血分数(MOD-sp2): 37.0 %
舒张末期容积(MOD-sp2): 308.6 毫升
收缩末期容积(MOD-sp2): 194.3 毫升

多普勒测量和计算
左室流出道最大流速: 240.6 厘米/秒
左室流出道峰值压差: 23.2 mmHg

三尖瓣最大流速: 33.5 厘米/秒
三尖瓣峰值压力阶差: 0.45 mmHg
三尖瓣平均压力阶差: 0.21 mmHg
三尖瓣反流最大流速: 263.7 厘米/秒
三尖瓣反流最大压差: 27.8 mmHg

图 9-6 患者术后 3 个月复查超声心动图。

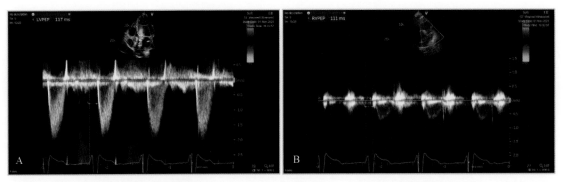

图 9-7 左心室流出道及右心室流出道测得的左、右心室射血前时间。**A.** 左心室射血前时间为 117 ms；**B.** 右心室射血前时间为 111 ms。双心室收缩机械运动基本一致。

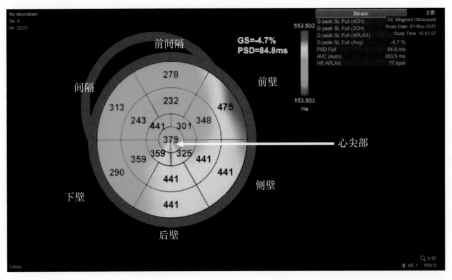

图 9-8 术前斑点追踪技术测得的左心室各节段收缩应变达峰时间。可见各节段达峰时间不一致，前壁及侧壁基底段收缩最延迟（颜色越红达峰时间越长）。

迟的局部心肌提前激动，达到改善室内收缩同步性的作用。术后复查斑点追踪技术（图 9-9），可见各节段达峰时间更趋于一致，室内收缩同步性较前改善。② PR 间期（即心房除极到心室除极的传导时间）明显延长，根据电机械偶联机制，在固定的心动周期中，心室开始收缩的时间延迟，心室的舒张充盈时间相对缩短，导致心室主动舒张尚未完成而心房收缩已经开始，因此跨二尖瓣血流呈 E 峰、A 峰融合，速度-时间积分（VTI；代表经过二尖瓣的血流量）为 13.4 cm（图 9-10），舒张期进入心室的血流量减少。在接受 CRT 后，设置较短的 PAV/SAV 间期以保证双心室起搏比例（图 9-5），缩短 PR 间期，改善心房及心室的协同收缩功能，使心室舒张时间相对延长，跨二尖瓣血流可见 E 峰、A 峰独立，VTI 增加至 19.9 cm，舒张期进入心室的血流量增加（图 9-11）。据此，患者 CRT 的获益主要来源于房室协同运动（缩短 AV 间期）和室内收缩同步性改善（左心室起搏）两方面。此外，术中测量患者 AH 间期和 HV 间期（图 9-12）均明显延长，HV 间期已接近具备起搏器适应证（无明显症状，HV 间期延长超过 100 ms 为起搏器植入适应证）。

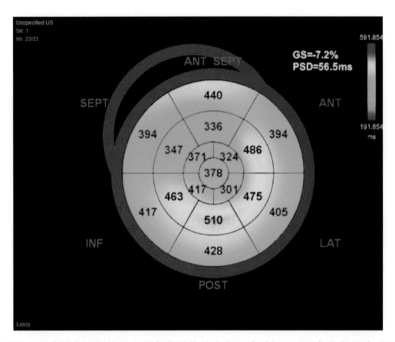

图 9-9 术后斑点追踪技术测得的左心室各节段收缩应变达峰时间。可见各节段达峰时间趋于一致。

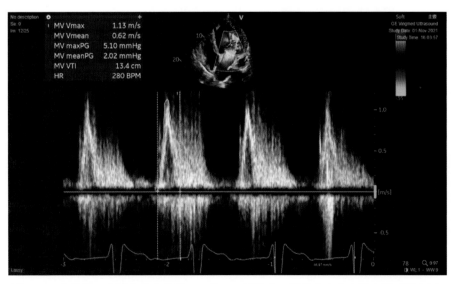

图 9-10 术前跨二尖瓣血流多普勒。E 峰、A 峰融合，导致左心室有效充盈时间变短。

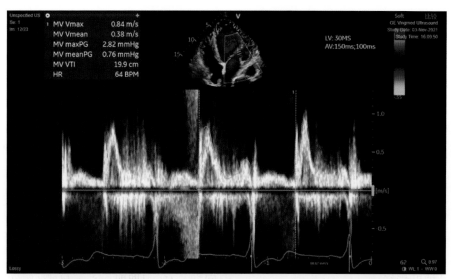

图 9-11　术后跨二尖瓣血流多普勒。E 峰、A 峰分离，VTI 增加。

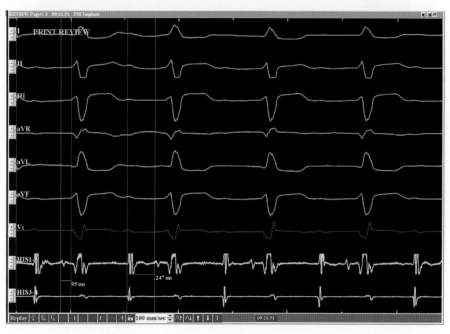

图 9-12　起搏器术中监测。AH 间期＝ 247 ms，HV 间期＝ 95 ms。

【专家点评及病例启示】

- 在心力衰竭及左心室收缩功能下降的患者中，房室不同步、心电图呈 PR 间期显著延长的患者可能高达 52%，心力衰竭患者可同时伴随房室、室间、室内机械运动不同步。在非 LBBB 的患者中，PR 间期延长可能是预测 CRT 获益的一大因素。MADIT-CRT 研究的亚组分析将非 LBBB（占所有患者 30%）患者分为 PR 间期延长组（PR ≥ 230 ms；n ＝ 96，22%）和 PR 间期正常组（PR 间期＜ 230 ms，n ＝

438，78%），PR 间期延长组患者心力衰竭 / 死亡复合风险、心力衰竭、死亡风险较 PR 间期正常组升高超过 3 倍。PR 间期延长组 CRT-D 术后的心力衰竭 / 死亡风险较植入 ICD 降低 73%［危险比（HR）＝ 0.27，P ＜ 0.001］，全因死亡风险降低 81%（HR ＝ 0.19，P ＜ 0.001）；PR 间期正常组 CRT-D 术后较植入 ICD 有增加心力衰竭 / 死亡的趋势，这提示在非 LBBB 患者中，CRT 的获益还来源于房室顺序收缩、左心室舒张功能的改善，与本例患者的情况一致。

- 本例患者虽然左、右心室收缩运动的同步性尚可，但心电图上 QRS 波增宽，存在室内传导阻滞，机械运动可见左心室内收缩运动不同步，因此能从 CRT 左心室起搏中获益。通过左心室领先起搏，可提前激动左心室收缩最延迟的部位，改善左心室内收缩的同步性，提高左心室收缩功能。

- 超声心动图通过测量时间间期、组织多普勒、斑点追踪指标等可评估机械同步性、收缩最延迟部位。目前指南并不推荐常规用超声指导电极植入部位（因采集困难、费时，结论与常规位置一致，最延迟部位起搏不能实现等），但可作为协助评估患者预后的辅助指标。

- 对于拟植入 CRT 的患者，术前通过多种手段筛选适应证、术中选择最佳靶血管、术后进行参数优化和规律随访，是提高 CRT 反应率的四大步骤。

【基础知识要点】

1. CRT 的适应证

在左心室收缩功能下降的心力衰竭患者中，常合并高度室内传导阻滞，如 25% ～ 50% 患者存在 QRS 波时限 > 120 ms，15% ～ 27% 存在 LBBB。这些电学活动异常及不同步会导致心房、心室收缩不协调、双心室间及左心室内机械运动不同步。无论是自身还是起搏诱发的 LBBB，左心室心电机械激活延迟（左心室基底部后外侧壁激活最晚）均对血流动力学有不利影响，并进一步减少病变心肌的心输出量，加重功能性二尖瓣反流，恶化不良的左心室重构（即左心室扩大）。为了纠正这种机械运动不同步，CRT 自 20 世纪 90 年代后期得到快速发展，现已成为心力衰竭治疗中重要的器械治疗手段。

CRT 是一种心脏起搏方法，除了普通起搏器的右心房与右心室电极外，此装置还增加了 1 个左心室起搏电极，一般通过冠状窦分支置于左心室心外膜，激动左心室机械运动最延迟的基底部区域。CRT 通过调整心房、心室的房室传导时间，并改变左、右心室起搏顺序，或单独起搏左心室，优先激动左心室机械运动最延迟部位，从而改善房室、左右心室间、左心室内机械运动的同步性，提高心脏射血效率，发挥治疗心力衰竭的作用。MADIT-

CRT、REVERSE、RAFT、COMPANION、CARE-HF 研究等大型试验已证实，CRT 可延缓心室重构，改善心室收缩功能，减少功能性二尖瓣反流，降低心力衰竭患者再住院率及死亡率，在国内外指南中已被列为部分患者的 I 类适应证（表 9-1）。

2. CRT 参数优化的方法

CRT 改善心功能的基础在于通过纠正电学不同步来改善心肌运动的同步性。因此，CRT 成功植入是治疗的开始，后续还需程控起搏器参数使其最优化，从而确保心房和心室协调收缩、双心室间及室内收缩运动再同步。除起搏模式外，主要影响 CRT 功能及需要设置的是 AV 间期和 VV 间期。AV 间期即从心房起搏 / 感知到心室起搏的时间间期；VV 间期为第 1 个心室起搏脉冲至第 2 个心室起搏脉冲之间的时间间期。AV 间期和 VV 间期不恰当将削弱 CRT 的疗效，而这些参数的优化可使 CRT 的再同步化作用最大化。目前，优化 AV/VV 间期的方法主要包括：① 基于 QRS 波时限优化：通过调整不同的 AV/VV 间期，调整 AV 间期同时测量心电图，当 P 波终点至 QRS 波的波峰 / 波谷时间间期为 100 ms 时为最佳 AV 间期；测量各参数下起搏心电图的 QRS 波时限，起搏 QRS 时限最短时的参数即为优化的 VV 间期。此方法简单、便捷，一般认为 QRS 波时限是电学再同步的指标，QRS 波时限最窄即达到电学最大程度同步化，从而实现心脏机械运动的同步化。这是目前临床常用的优化方法。② 超声心动图指导下优化：常规测量的超声心动图参数多基于 M 型超声、脉冲多普勒和组织多普勒（TDI）等方法，包括二尖瓣血流频谱、二尖瓣反流量、主动脉及二尖瓣前向血流速度时间积分等，可反映二尖瓣血流情况、左心室输出量变化等，帮助判断心房心室是否协同收缩。此外，通过测量实时同步监测的心电图上 QRS 波起点至肺动脉瓣 / 主动脉瓣出现血流的时间，即右心室 / 左心室射血前时间，可评估右心室 / 左心室电机械偶联的时间间期，进而反映双心室间收缩同步性。基于这些指标，可对 AV 间期和 VV 间期进行优化。超声心动图指导下优化对超声操作者的要求较高，且较耗时，需要检测不同参数下的超声指标以选择最优化的参数，目前并不推荐对所有 CRT 患者进行常规超声指导下的参数优化。然而，对于部分患者，尤其是 CRT

表 9-1　指南推荐的 CRT 适应证 *

心脏节律	QRS 波形态	QRS 波时限（ms）	心功能	LVEF	其他	推荐类别，证据等级
窦性心律	LBBB	≥ 150	症状性心力衰竭	≤ 35%		Ⅰ，A
具有常规起搏适应证			症状性心力衰竭（无论 NYHA 心功能分级）	< 40%	预计心室起搏比例 > 40%	Ⅰ，A
				≤ 35%		Ⅱa，B
				36% ~ 50%		Ⅱa，B
窦性心律	LBBB	130 ~ 149 120 ~ 149	症状性心力衰竭	≤ 35%		Ⅱa，B
窦性心律	非 LBBB	≥ 150	症状性心力衰竭	≤ 35%		Ⅱa，B
心房颤动		≥ 130	症状性心力衰竭（NYHA 心功能分级 Ⅲ 级及非卧床 Ⅳ 级）	≤ 35%	保证双心室起搏比例或选择恢复窦性心律的治疗策略	Ⅱa，B，C
心房颤动			HFrEF	≤ 40%	房室结消融	Ⅰ，B
心房颤动			HFmrEF	40% ~ 49%	房室结消融	Ⅱa，B
既往已植入传统起搏器或 ICD				≤ 35%	心室起搏比例 > 40%	Ⅱa，B
窦性心律	非 LBBB	130 ~ 149	症状性心力衰竭	≤ 35%		Ⅱb，B
窦性心律	LBBB	≥ 150	NYHA Ⅰ 级	≤ 30%		Ⅱb，B

HFmrEF，射血分数轻度下降的心力衰竭（射血分数 41% ~ 49%）；HFrEF，射血分数下降的心力衰竭（射血分数 ≤ 40%）；ICD，植入型心律转复除颤器；LVEF，左心室射血分数；LBBB，左束支传导阻滞；NYHA，纽约心脏病协会。

* 该表综合了如下 3 个指南的推荐内容：2021 年 ESC 心脏起搏及心脏再同步化治疗指南、2021 年 AHA/ACC/HFSA 心衰管理指南和心脏再同步治疗慢性心力衰竭的中国专家共识（2021 年修订版）。

无反应者、非 LBBB 植入 CRT 的人群、CRT 植入后仍存在严重二尖瓣反流者等，超声指导下的参数优化具有不可替代的意义。③自动间期优化功能：是指基于心腔内电极采集到的腔内心电图的特殊算法对 AV/VV 间期进行优化，各起搏器厂商都有类似的自动间期优化程序，如 QuickOpt™、AdaptivCRT™、SmartDelay™ 和 SyncAV™ 算法等。这些自动间期优化功能通过特殊算法使心电图时限相对较窄，且房室传导正常的 LBBB 患者可用融合起搏替代双心室起搏而实现 CRT 功能，即完整的右束支自身前向传导与 LBBB 同侧左心室起搏融合。自动算法会测量感知的心房-右心室传导间期，延迟左心室起搏刺激使其与自身右心室传导同步，从而使自身的右心室激动与起搏的左心室激动"融合"在一起，实现心室收缩同步，即为融合起搏。有研究显示，自动间期优化与超声心动图指导下优化具有良好的相关性，但前者的优势在于方便、快捷，通常可在数分钟内完成参数优化，目前已被临床广泛使用。

扫码见本病例授课视频（视频 9）。

视频 9

（吴寸草　北京大学人民医院）

参考文献

［1］ Glikson M，Nielsen J C，Kronborg M B，et al. 2021 ESC Guidelines on cardiac pacing and cardiac resynchronization therapy. Eur Heart J，2021，42（35）：3427-3520.

［2］ Heidenreich P A，Bozkurt B，Aguilar D，et al. 2022 AHA/ACC/HFSA guideline for the management of heart failure：a report of the American College of Cardiology/American Heart Association Joint Committee on Clinical Practice Guidelines. J Am Coll Cardiol，2022，79（17）：e263-e421.

［3］ 中华医学会心电生理和起搏分会，中国医师协会心律学专业委员会. 心脏再同步治疗慢性心力衰竭的中国专家共识（2021 年修订版）. 中华心律失常学杂志，2021，25（6）：465-478.

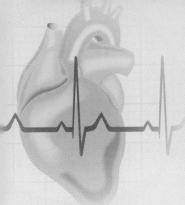

病例10 追根溯源——探寻反复心悸、晕厥的真实病因

【病史摘要】

患者女性，68岁，因"阵发性心悸3年，发作性晕厥1年，加重7天"入院。患者于入院前3年出现阵发性心悸，自觉心跳快，无突发突止，活动时明显，持续数分钟，休息后可缓解，无胸闷、胸痛，未诊治。入院前1年患者心悸后突发意识丧失，伴二便失禁、出汗，持续约1 min后意识恢复，无抽搐及舌咬伤，仍未去诊治。7天前心悸发作较前频繁，遂就诊于当地医院，住院期间再次出现意识丧失，二便失禁，伴大汗，持续2 min后自行恢复意识，当时测血压达240/110 mmHg。

既往高血压史19年，血压最高达240/110 mmHg，规律应用硝苯地平缓释片20 mg 2次/日（bid），血压控制在140/90 mmHg左右。近期无特殊用药史。否认糖尿病史，否认冠心病史，无输血史，无药物过敏史。否认吸烟、饮酒史。患者姐姐和弟弟均在50岁前患高血压。

【诊疗过程】

入院查体：体温36.5℃，脉搏85次/分，呼吸18次/分，右上肢血压145/83 mmHg，左上肢血压140/80 mmHg，颈静脉无充盈，双肺呼吸音清，未闻及干湿啰音。心界不大，心率85次/分，节律齐，各瓣膜听诊区未闻及杂音。腹部平坦，腹软，无压痛、反跳痛及肌紧张，肝、脾肋下未触及。双下肢无水肿。无周围动脉搏动及血管杂音。实验室检查：血钾4.2 mmol/L，血常规、尿常规、肝肾功能、血糖、血脂、甲状腺功能、脑钠肽（BNP）、肌钙蛋白I、D-二聚体均未见异常。超声心动图：左心房内径38 mm，右心室内径21 mm，室间隔厚度8 mm，LVEDD 47 mm，左心室后壁厚度8 mm。射血分数（EF）59%。左心室各节段搏动未见异常。各瓣膜活动、回声及结构正常。二尖瓣、三尖瓣、主动脉瓣可见少量反流。左心室舒张功能减低。颈动脉彩色多普勒超声检查、经颅多普勒超声、头颅MRI、冠状动脉计算机体层血管成像（CTA）未见异常。入院心电图：窦性心律，I、aVL、II、III、aVF导联T波低平、倒置，QT间期延长。QTc间期643 ms（图10-1）。Holter：平均心率67次/分，2阵短阵室性心动过速（部分呈尖端扭转型），65个偶发房性期前收缩，5阵短阵房性心动过速，126个

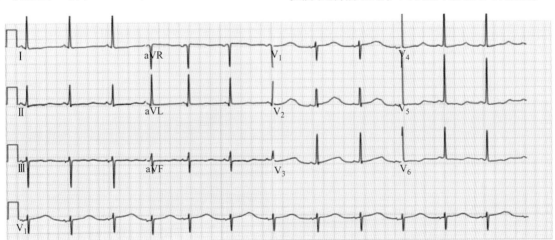

图10-1 入院心电图。

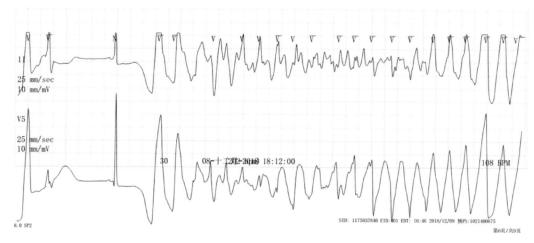

图 10-2 Holter。短阵室性心动过速（部分呈尖端扭转型）。

偶发室性期前收缩（图 10-2）。

据患者临床表现及辅助检查结果，考虑患者为长 QT 间期综合征（LQTS）所致的心律失常性晕厥。LQTS 包括获得性或先天性。获得性 LQTS 的常见病因为电解质紊乱、心肌缺血、药物因素等。先天性 LQTS 患者常有 LQTS 家族史或猝死家族史。本例患者冠状动脉 CTA 未见明显异常，入院后血钾正常，无长期用药史，无 LQTS 家族史及猝死病史。综上，未找到继发原因，考虑为先天性 LQTS，故对患者进行离子通道相关基因筛查。初步诊断为心律失常——LQTS 阵发性室性心动过速（部分呈尖端扭转型），高血压 3 级（极高危）。

根据室性心律失常和心脏性猝死防治建议和室性心律失常专家共识：① Ⅰ 类推荐：既往有心脏性猝死史，推荐在应用 β 受体阻滞剂的同时植入 ICD。② Ⅱa 类推荐：长期应用 β 受体阻滞剂仍有晕厥或室性心动过速发作，应考虑植入 ICD。③ Ⅱb 类推荐：已有高危因素时，可植入 ICD 作为心脏性猝死的一级预防。遂给予该患者琥珀酸美托洛尔缓释片 23.75 mg qd×3 天，行 ICD 植入术（图 10-3）。术后复查心电图示 QTc 间期 560 ms（图 10-4），出院前起搏器频率提升至 90 次/分，联用琥珀酸美托洛尔缓释片 47.5 mg qd。

术后 1 个月患者行心脏离子通道基因检测回报未见离子通道基因异常。已知目前有 15 种基因的突变与 LQTS 有关，大多数为钾、钠或钙电压依赖性离子通道的亚单位编码。基因筛查可发现 75% 的 LQTS 患者的致病突变。

第 2 次入院：ICD 术后 10 天，患者再次因反复晕厥 4 次入院。患者近 10 天之内反复出现突发意识丧失、呼之不应，伴抽搐、牙关紧闭及二便失禁，持续约 5 min，自行缓解。发作前后无心悸、胸痛、头晕等症状。入院查体：血压 155/80 mmHg，双肺未闻及干湿啰音，心率 89 次/分，律齐，无杂音，腹部查体（−），双下肢无水肿。心电图示 QTc 间期 518 ms（图 10-5）。程控起搏器时患者突发意识丧失、呼之不应，伴抽搐、双眼球向右侧凝视、牙关紧闭及二便失禁，持续约 5 min，自行缓解。发作期间程控仪显示此时为 DDD 模式，心房心室起搏感知功能未见异常，听诊心音正常，心率 90 次/分，节律规整，血压 150/80 mmHg。考虑不除外癫痫，行 24 h 长程脑电图检查。

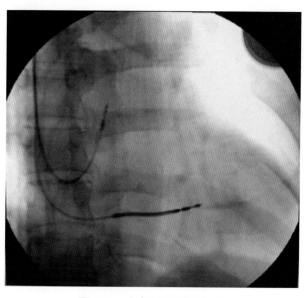

图 10-3 患者行 ICD 植入术。

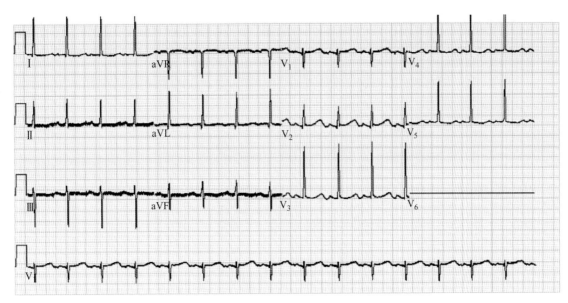

图 10-4　术后复查心电图。QTc 间期 560 ms。

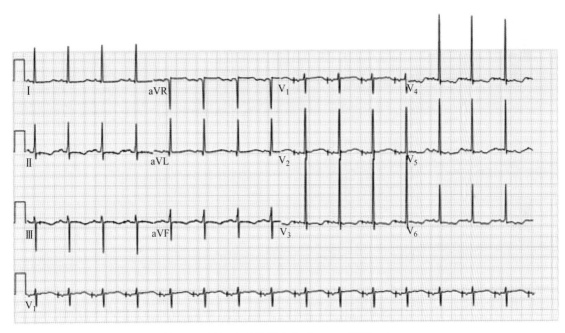

图 10-5　第 2 次入院的心电图。QTc 间期 518 ms。

24 h 长程脑电图提示异常脑电图，呈局灶性（双颞叶、双额叶）放电的脑电图特点（图 10-6）。神经内科会诊意见：考虑存在癫痫发作，再发癫痫可能性大，若发作频繁，可给予抗癫痫药物［如口服左乙拉西坦（开普兰）0.25 g bid，若无不适，1 周后加量至 0.5 g bid］。

第 3 次入院：ICD 术后 30 天，患者因心悸、ICD 频繁放电入院，放电时感胸部疼痛，伴鞭炮样声响，持续数秒。程控参数如图 10-7。24% ～ 33% 植入 ICD 的 LQTS 患者接受过放电治疗，其

中 43% ～ 55% 为正确的恰当放电，其余为不恰当放电。导致不恰当放电的主要原因是 T 波过感知导致的双计数（35%）和心房颤动、阵发性室上性心动过速导致的误放电。本例患者在起搏器调试后，住院期间仍反复出现心悸，未再次出现起搏器放电。将琥珀酸美托洛尔缓释片加量至 47.5 mg bid。

第 4 次入院：ICD 术后 2 个月，患者因阵发性心悸 10 余天，伴血压波动入院。心悸发作时伴有血压升高，于当地医院就诊，将琥珀酸美托洛

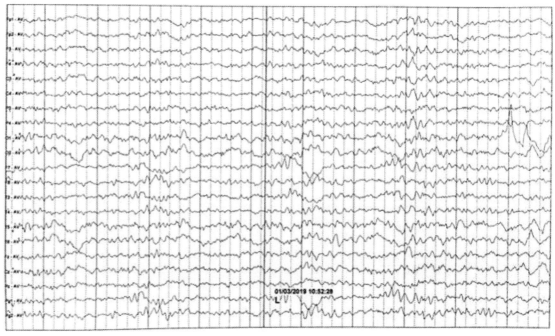

图 10-6 第 2 次入院的 24 h 长程脑电图。

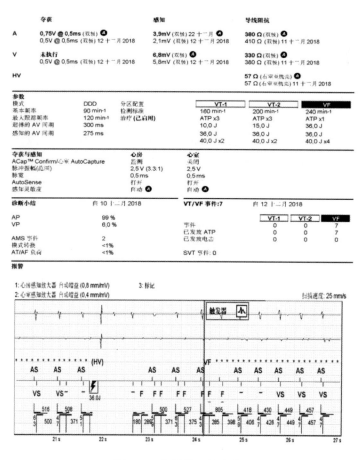

图 10-7 起搏器程控参数。

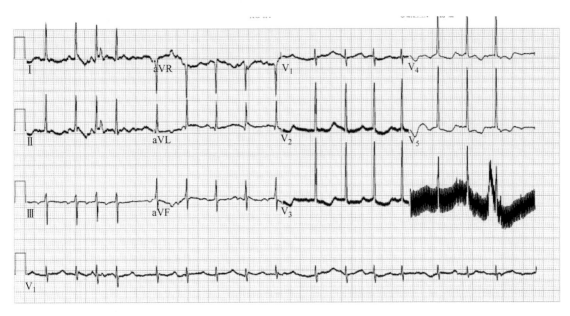

图 10-8　第 4 次入院心电图。提示心房颤动。

尔缓释片加量至 95 mg bid，仍间断发作心悸，伴血压显著升高、头痛及大汗。入院后应用缬沙坦/氨氯地平 1 片 qd，血压控制尚可，心悸发作时血压显著升高，可达 200/120 mmHg，给予硝普钠泵入控制。当地医院行心电图提示房性心动过速。入院查体：血压 135/90 mmHg，双肺呼吸音清，未闻及干湿啰音。心率 77 次 / 分，心律齐，各瓣膜听诊区未闻及额外心音及杂音。腹部平坦，腹软，全腹无压痛、反跳痛及肌紧张，肝、脾肋下未触及，腹部未闻及杂音。双下肢无水肿。复查心电图提示阵发性心房颤动（图 10-8）。

行全腹 CT 三期增强扫描提示：腰椎（L）2～3 椎体水平腹主动脉左旁见不规则团块样软组织密度影，边界清晰，大小 6.0 cm×3.8 cm×6.0 cm，增强扫描动脉期可见明显不均匀强化，间质瘤可能性大（图 10-9）。血清学检查：游离甲氧基去甲肾上腺素 2960 pg/ml（参考值：< 145 pg/ml；方法学：LC-MS/MS），游离甲氧基肾上腺素 92.6 pg/ml（参考值：< 62 pg/ml；方法学：LC-MS/MS）；游离甲氧基去甲肾上腺素＋甲氧基肾上腺素 3052.6 pg/ml（参考值：< 207 pg/ml；方法学：LC-MS/MS）。

根据定位诊断及血清学检查，支持副神经瘤的诊断。术前准备：将琥珀酸美托洛尔缓释片逐步减量至 23.75 mg bid；酚苄明 10 mg tid；左乙拉西坦 0.25 g bid。患者于外院在全身麻醉下行剖腹探查术，术中探查见左肾上极内上方有鹅

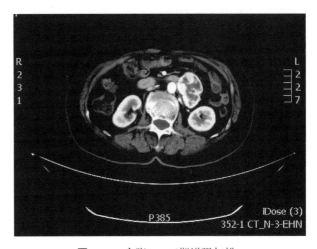

图 10-9　全腹 CT 三期增强扫描。

卵石大小的分叶状肿物，包膜完整，与周围组织器官界限清晰，完整切除肿物后患者突然出现持续性低血压，血压降至 90/60 mmHg 以下，持续应用升压药物。术后病理回报：副神经节瘤。免疫组织化学染色：CgA（＋）、Syn（＋）、CD56（＋）、NSE（＋）、CK（－）、Ki-67（1%＋）、Inhibin（－）、CR（－）。

术后随访患者无发作性晕厥、心悸症状，ICD 未再放电。逐渐减量抗癫痫药物，癫痫未再次发作。血压稳定，缬沙坦 / 苯磺酸氨氯地平 1 片 qd，血压控制在 120/80 mmHg。复查心电图显示 QT 间期恢复正常，QTc 间期 452 ms。

【专家点评及病例启示】

- 本例患者为副神经节瘤，首发表现为LQTS，并且出现类似癫痫的症状，其间服用β受体阻滞剂，未能控制心率增快等症状。
- 对于LQTS患者，如果不能明确原因，即使基因检测阴性，也建议植入ICD，同时积极进行病因筛查。
- 本例患者在植入ICD期间发生T波过感知导致ICD误放电，可以通过参数调整来避免双重计数。

【基础知识要点】

1896年，病理学家Manasse发现铬盐可使发生于肾上腺髓质的肿瘤细胞染色为深棕色，故将此类肿瘤命名为嗜铬细胞瘤（PCC）。肾上腺外发生的嗜铬细胞瘤病例于1908年由Alezais和Peyron首次报道，并命名为副神经节瘤（PGL）。PCC和PGL是起源于神经嵴的肿瘤，分别起源于肾上腺髓质和肾上腺外的交感神经链，主要合成和分泌大量儿茶酚胺，如去甲肾上腺素、肾上腺素及多巴胺，引起血压升高等一系列临床症候群，并造成心、脑、肾等器官的严重并发症。嗜铬细胞瘤/副神经节瘤（PPGL）可分为家族性和散发性，部分散发性PPGL病因不明。超过40%的恶性PPGL与SDHB基因突变有关。对于合并其他系统肿瘤且有PPGL表现的患者，应高度警惕家族性PPGL。

PPGL多为良性，10%～17%为恶性。恶性PPGL并非依据生物学指标或细胞学特征来诊断，而是以肿瘤浸润包膜、邻近组织或非嗜铬组织有转移灶作为诊断依据。PPGL的肿瘤细胞较大，呈不规则多角形，胞质中颗粒较多，细胞可被铬盐染色。

PPGL可表现为阵发性或持续性高血压，或在持续性高血压的基础上出现阵发性加重；约70%的患者合并体位性低血压；PGL可产生多种肽类激素，并引起非典型症状，如面部潮红（舒血管肠肽、P物质），面色苍白（神经肽Y），腹泻（血管活性肠肽、血清素、胃动素），便秘（鸦片肽、

生长抑素），低血压或休克（舒血管肠肽、肾上腺髓质素）。

PPGL危象可表现为严重高血压或高血压和低血压交替发作，心、脑、肾多器官功能障碍，导致休克、呼吸循环衰竭，而死亡原因包括大量儿茶酚胺突然释放、术中触碰肿瘤、血容量不足、创伤、应激、使用药物（包括糖皮质激素、β受体阻滞剂等）等。

需要筛查PPGL的患者主要包括有顽固性高血压、血压不稳定、不能解释的低血压、PPGL家族遗传背景、肾上腺腺瘤、特发性扩张型心肌病者，以及在麻醉、手术、血管造影检查和妊娠中血压升高或波动剧烈者。

本例患者以反复晕厥起病，在病程中先后发现LQTS、尖端扭转型室性心动过速、癫痫发作、室上性快速性心律失常和血压波动。所有的事件是否可以用PGL一元论解释呢？PGL释放大量儿茶酚胺可以解释最初的尖端扭转型室性心动过速，但也不能除外为儿茶酚胺敏感型室性心动过速；后期发生的快速性室上性心律失常和血压波动也由PGL所致；患者癫痫发作考虑为儿茶酚胺导致的神经系统损伤，PGL导致的血压波动及大量儿茶酚胺释放引起的脑血管痉挛可导致癫痫发作；而最初起病时心电图的长QT间期也可以用PGL解释，大量儿茶酚胺释放会导致心肌损伤，引起长QT间期改变，机制同应激性心肌病。那么，该患者为什么会在短时间内接连出现儿茶酚胺大量释放导致的各种事件呢？这可能与β受体阻滞剂的应用和增加剂量有关，最初使用β受体阻滞剂美托洛尔是为了控制QT间期和减少恶性室性心律失常，后期因快速性室上性心律失常和血压升高而将美托洛尔的剂量逐渐增加至190 mg/d，大剂量β受体阻滞剂阻断了β受体，反而增加了α受体（儿茶酚胺的主要受体）的作用，使该患者的PGL不断出现儿茶酚胺相关事件。该病例使我们更深刻地理解了PPGL药物治疗为什么要在应用α受体阻滞剂的基础上应用β受体阻滞剂。

综上，PGL可有多种危及生命的心血管疾病表现，如高血压、心律失常（包括获得性LQTS）、心肌梗死、心力衰竭、心源性休克和心肌病。高

血压伴反复癫痫发作应警惕 PGL。一旦疑诊 PGL，应及时进行筛查，避免致命性并发症的发生。

扫码见本病例授课视频（视频 10）。

视频 10

（张志国　高明　吉林大学第一医院）

参考文献

［1］Stiles M K，Wilde A A M，Abrams D J，et al. 2020 APHRS/HRS expert consensus statement on the investigation of decedents with sudden unexplained death and patients with sudden cardiac arrest，and of their families. J Arrhythm，2021，37（3）：481-534.

［2］Cronin E M，Bogun F M，Maury P，et al. 2019 HRS/EHRA/APHRS/LAHRS expert consensus statement on catheter ablation of ventricular arrhythmias. J Arrhythm，2019，35（3）：323-484.

［3］中华医学会内分泌学分会，中国医学科学院北京协和医学院 . 嗜铬细胞瘤和副神经节瘤诊断治疗专家共识（2020 版）. 中华内分泌代谢杂志，2020，36（09）：737-750.

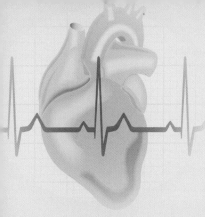

病例11 右旋心合并室上性心动过速射频消融术后房室传导阻滞

【病史摘要】

患者男性，29岁，因"发作性心悸2年，1个月前行射频消融术，术后出现胸闷、气短"入院。患者于入院前2年无明显诱因出现心悸，呈突发突止，持续时间为1～5 h。入院前1个月就诊于当地医院。胸部X线检查提示右旋心，结合患者病史特点，考虑阵发性室上性心动过速，行心腔内电生理检查，术中诊断为房室结折返性心动过速，行慢径区域改良术未能终止心动过速，射频消融术中出现三度房室传导阻滞，持续不恢复，伴随活动后胸闷、气短，心电图检查提示窦性心动过缓，三度房室传导阻滞伴交界区逸搏；Ⅰ和aVL导联呈rS型；V₁～V₆导联R/S比值逐渐变小。仔细观察可见V₂及V₆导联QRS波终末规律出现顿挫波（图11-1），现为求进一步诊治入院。既往史无特殊。本次入院腹部超声检查未见内脏转位。

【诊疗过程】

入院心电图与外院心电图表现类似（图11-2）。结合患者阵发性室上性心动过速病史及慢径改良术不能终止心动过速，考虑顿挫波为心室激动沿旁路逆传心房形成可能性大，并且干扰窦性心律，形成窦性心动过缓的假象。患者目前存在三度房室传导阻滞，且合并胸闷、气短等心动过缓症状，具备起搏器植入指征。在旁路存在的情况下，心室激动将通过旁路逆传心房，干扰心房节律，当患者活动量增加时心率不能相应提升，从而影响活动耐量。因此，制订的治疗策略为先行心脏电生理检查＋射频消融术阻断室房旁路逆传，后行永久性人工心脏起搏器植入术。电生理检查术前双侧肘正中静脉造影（后前位；图11-3）可见患

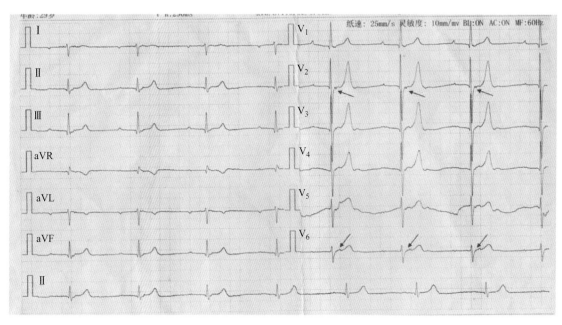

图11-1 外院心电图。V₂及V₆导联QRS波终末规律出现顿挫波（红色箭头）。

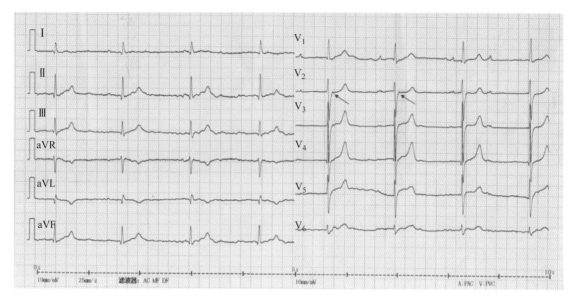

图 11-2　入院心电图。

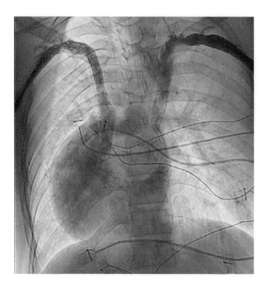

图 11-3　双侧静脉造影。

者心影大部分位于脊柱右侧，心尖部指向右下，合并永存左上腔静脉畸形，右心房和左心房位置相对正常。

置入冠状窦（CS）电极和右心室电极（反复尝试希氏束电极不能到位），腔内心电图见图 11-4。见 VA 间期固定的逆传 P 波，同时窦性节律被重整（图 11-5），与体表心电图相符。心室分级递增刺激未见室房逆传文氏现象。在心室 S_1S_1 800 ms 起搏下，弹丸式推注三磷酸腺苷，观察到持续室房 1∶1 逆传，考虑存在旁路（图 11-6）。心室起搏下于右心房标测最早 A 波，CS 内局部心房激动领先，考虑旁路位于左侧可能性大，拟行二尖瓣环标测（图 11-7）。

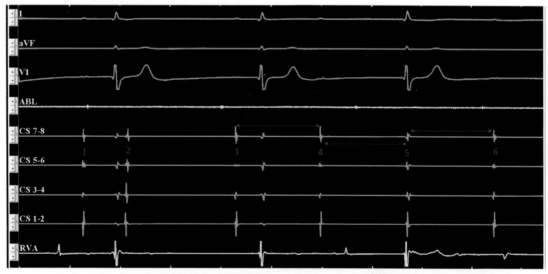

图 11-4　基线状态下腔内电图。1、3、4、5、6 为窦性激动，2 为心室逆传心房激动。

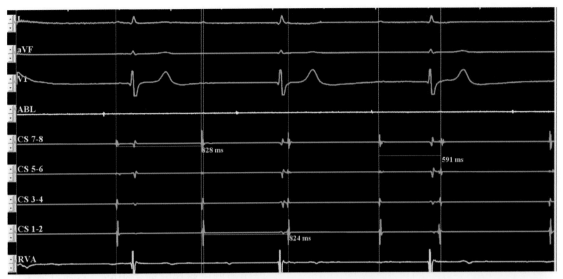

图 11-5 心室激动逆传心房，重整窦性激动。

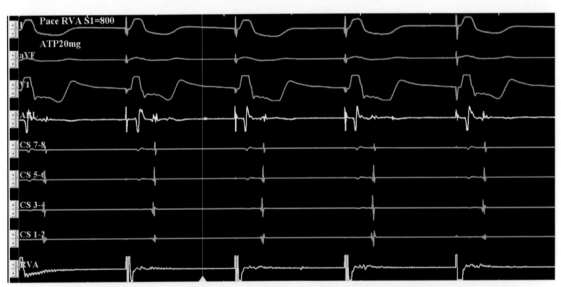

图 11-6 静脉推注三磷酸腺苷下心室起搏。室房 1∶1 逆传。

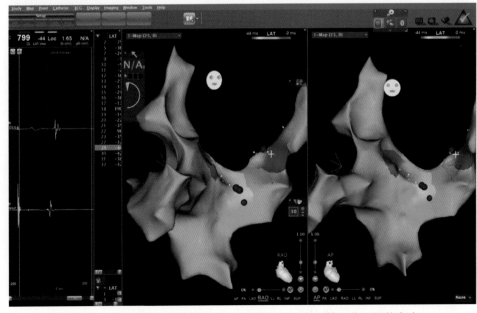

图 11-7 心室起搏下标测右心房。最早激动（红色区域）位于冠状窦内。

选择逆行主动脉途径，标测到二尖瓣环侧壁局部心房激动最早，局部 VA 融合。心室起搏下于此处以 40 W 试放电，局部 VA 分离，室房分离，隐匿性旁路消融成功（图 11-8）。术后心电图可见三度房室传导阻滞，QRS 波终末部未见顿挫波（图 11-9）。

射频消融术后第 2 天行起搏器植入术。穿刺右侧腋静脉，将泥鳅导丝送入右心室流出道，将 C315 鞘管沿泥鳅导丝送入右心室流出道，下拉鞘管，选择合适位置将 3830 电极导线旋入室间隔，借助鞘管进行造影，观察旋入间隔深度（图 11-10）。采用常规主动固定心房电极进行心房起搏，最终影像如图 11-11 所示。术后心电图提示起搏器工作良好，患者活动时气短症状明显改善（图 11-12）。

【讨论】

本例患者存在心脏解剖变异（右旋心合并永存左上腔静脉），外院行心腔内电生理检查时未予仔细鉴别诊断，将左侧房室旁路误诊为典型双径路，因在射频消融过程中对心脏解剖变异的复杂性认识不足，造成永久性房室传导阻滞。这提示我们射频消融术前进行详细的电生理检查对于提高手术成功率、降低并发症发生率十分重要。

该患者为行永久性人工心脏起搏器植入就诊于我院。详细回顾患者病历资料后，初步判断患者为房室旁路介导的心动过速可能性大，虽外院射频消融已将房室前传阻断，心动过速不能再发，

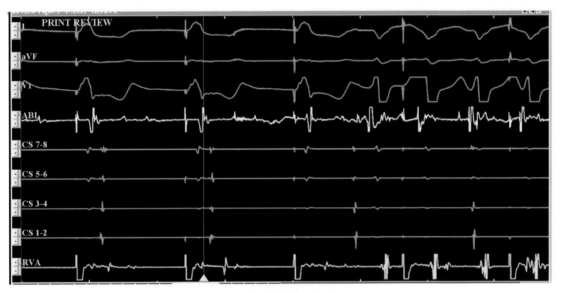

图 11-8 心室起搏下旁道被阻断。

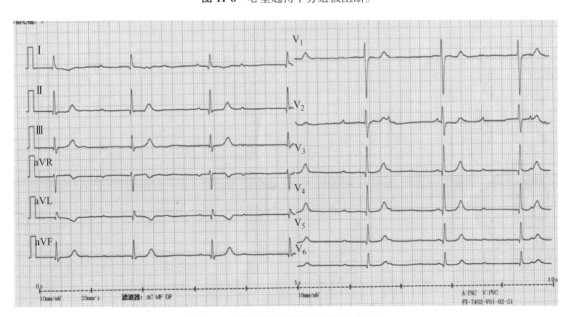

图 11-9 第 2 次射频消融术后心电图。

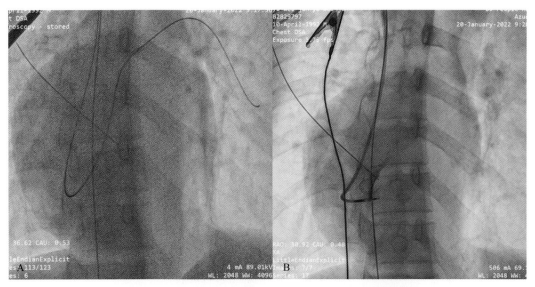

图 11-10 借助 C315 鞘管将 3830 电极植入右心室间隔部。

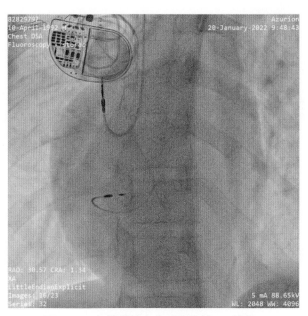

图 11-11 起搏器植入术后右前斜 30° 影像。

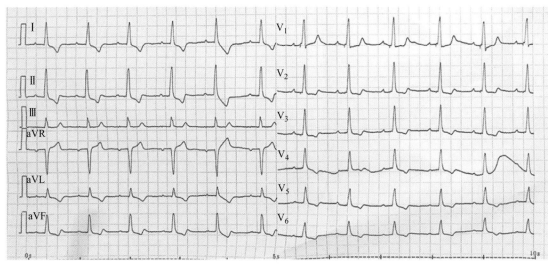

图 11-12 起搏器植入术后心电图。

但室房逆传会干扰心房节律，影响起搏器正常工作，因此制订了先行射频消融术阻断房室旁路，再行起搏器植入的治疗策略。

在电生理检查过程中，通过观察基线状态下、心室分级递增起搏及静脉推注三磷酸腺苷阻断房室结逆传前提下的室房逆传，证实房室旁路存在，通过标测证实旁路位于二尖瓣环。选择逆行主动脉途径进行，避免了解剖变异下经房间隔途径带来的风险和额外花费。

对于右旋心合并永存左上腔静脉，植入起搏器存在一定挑战。在静脉入路方面，本例患者为双上腔静脉，因此采用右侧锁骨下静脉穿刺进行植入。心脏右旋会对 X 线透视下定位心室电极导线造成影响。考虑到患者为青年男性，且起搏完全依赖，相对于其他部位起搏，间隔部起搏将更有利于患者的心功能保护，这对术者提出了更高的要求。本例巧妙地借助 C315 鞘管和 3830 电极克服了解剖变异带来的影响，成功地进行了右心室间隔部位起搏，术后 QRS 波宽度适当，达到了预期的手术效果。

【专家点评及病例启示】

- 射频消融术前详细的电生理检查及鉴别诊断十分重要，对于合并心脏解剖变异的病例尤其如此。
- 三磷酸腺苷静脉推注下心室起搏有助于发现常见的房室旁路。
- 对于合并心脏解剖变异的左侧房室旁路消融，房间隔穿刺途径和经主动脉逆行途径均需掌握。
- 巧妙利用特殊鞘管等工具可降低合并解剖变异患者的起搏器植入难度。

【基础知识要点】

1. 心脏异位的分类

原始心脏在胚胎初期呈管状，随着心脏的发育，心管发生扭曲，正常时先向右前方扭曲，随后再向左逆时针旋转和移位，成为正常的左位心。因此，原始心管扭曲和（或）心脏旋转移位过程发生变化会造成心脏位置异常。根据胸内心脏与脊柱及其他内脏的关系，可将心脏异位分为 3 种：

①镜面右位心：心脏大部分位于脊柱中线右侧，心长轴线指向右前下方，合并内脏转位，发病率约为 1/10 000，此时心脏左右关系完全反转，但房室互相连接关系和前后关系不变，此类患者合并心内畸形者少见。②右旋心：整个心脏向右后旋转 180°，心尖部指向右侧，右心房、右心室仍在左心的右侧，只是旋转至心脏的后面位置。右旋心患者不合并内脏转位，又称"假性右位心"，主要形成原因是心脏在发育过程中下降和向左旋转不良。③右移心：只有心脏的位置偏移至右侧，而左、右心室的相互位置不改变，血液循环的生理关系正常，其心电图波形除电轴改变外，无其他特征性变化。

2. 右旋心的心电图特征

（1）由于左心房、右心房的位置基本正常，所以窦房结的位置正常，心房除极向量仍然是自右上向左下，故窦性心律时 Ⅰ、aVL 导联 P 波直立，aVR 导联 P 波倒置。

（2）因心脏沿长轴在横面上向右旋转至右胸，心尖部转向右下，使整个心脏偏于胸腔右侧，因此右胸导联 QRS 波振幅增大，多呈 Rs 型，左胸导联 QRS 波振幅减小，多呈 rS 型。胸导联 $V_1 \sim V_6$ 的 R 波递减，不同于正常胸导联 R 波递增的规律。

扫码见本病例授课视频（视频 11）。

视频 11

（周旭　北京大学人民医院）

参考文献

[1] Chetaille P，Walsh E P，Triedman J K. Outcomes of radiofrequency catheter ablation of atrioventricular reciprocating tachycardia in patients with congenital heart disease. Heart Rhythm，2004，1（2）：168-173.

[2] Sherwin E D，Triedman J K，Walsh E P. Update on interventional electrophysiology in congenital heart disease：evolving solutions for complex hearts. Circ Arrhythm Electrophysiol，2013，6（5）：1032-1040.

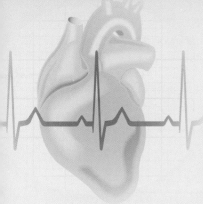

病例 12　电极导线拔除后低血压

【病史摘要】

患者男性，66 岁，主因"起搏器术后 2 个月，囊袋感染 1 个月余"于 2021-8-27 入院。患者入院前 2 个月反复发作黑矇、意识丧失，就诊于当地医院，三度房室传导阻滞诊断明确，行双腔永久起搏器植入术，起搏器囊袋位于左侧锁骨下部位，术后未再发作上述不适。入院前 1 个月余患者左侧起搏器囊袋伤口出现红肿、破溃（图 12-1），有淡黄色液体渗出，伴局部皮温升高，就诊于当地医院，考虑起搏器囊袋感染，予以伤口反复换药、静脉滴注抗生素等保守治疗，未见好转，伤口持续红肿、破溃，并于入院前数天出现起搏器外露，考虑起搏器囊袋感染诊断明确，为求进一步诊治收入我科。患者自发病以来，无发热、寒战等不适。患者否认高血压、糖尿病、冠心病、脑血管疾病等慢性病史，无传染病、药物过敏史，无家族遗传病史，预防接种史按计划进行。

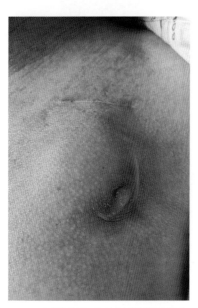

图 12-1　左侧锁骨下区域起搏器囊袋伤口。

【诊疗过程】

入院查体完善相关检查，患者生命体征平稳，神清，倦怠；左侧胸壁囊袋伤口可见红肿、破溃，起搏器外露，余无特殊。心电图（图 12-2）示心率为 60 次/分，心房、心室均可见起搏脉冲信号，考虑起搏器依赖。胸部 X 线检查（图 12-3）可见双腔起搏器从左侧锁骨下囊袋置入，心房电极置入右心耳，心室电极置于右心室中位间隔，心房、心室均为主动电极，电极完整性良好。电解质：血钠 135.1 mmol/L，血钙 2.12 mmol/L。甲状腺功能：促甲状腺素（TSH）10.43 μIU/ml，三碘甲状腺原氨酸（T_3）和甲状腺素（T_4）均正常；余血尿便常规、生化、凝血等未见明显异常。入院后血培养阴性。

根据上述病史，总结病例特点：①老年男性，一般状况可，入院化验未见明显异常；②起搏器囊袋感染诊断明确，细菌局限于囊袋，未继发血行感染及感染性心内膜炎；③起搏电极植入时间短，仅为 2 个月，考虑与心肌及沿途组织粘连不重，拔除难度不大；④电极类型为主动电极，拔除时可旋回主动螺旋，提高拔除成功率及安全性；⑤手术难点为患者起搏器依赖，拔除时有心脏停搏风险。

基于上述病例特点，制订手术方案如下：①完整的起搏器装置移除术＋囊袋清创术；②因电极植入时间短，应在充分游离电极导线后先尝试徒手拔除，若拔除难度高，可借助锁定钢丝牵引拔除；③术前行肘静脉造影判断双侧锁骨下静脉是否通畅，评估后续桥接起搏器及永久起搏器再植入的血管条件；④术中先放临时起搏器，拔除电极后行桥接起搏器过渡，以保证起搏器依赖患者的安全；⑤根据术后体温及血培养结果决定双腔

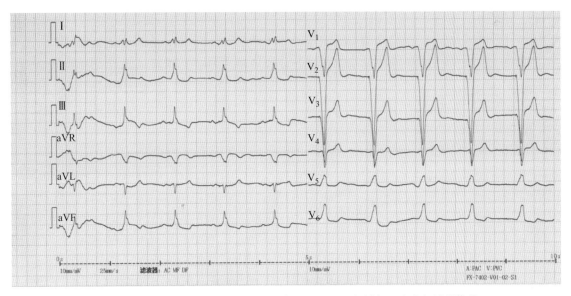

图 12-2　入院心电图。DDD 模式，心房、心室可见起搏钉，考虑起搏器依赖。

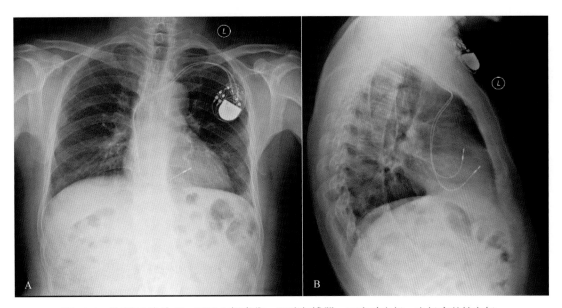

图 12-3　胸部 X 线检查。可见左侧囊袋，双腔起搏器，双主动电极，电极完整性良好。

永久起搏器的再植入时机。

1. 起搏器电极拔除

患者于 2021-8-31 在导管室行电极拔除术＋囊袋清创术。术前肘静脉造影示双侧锁骨下静脉血管通畅，遂先穿刺左侧腋静脉，送入钢丝，为桥接起搏器做好准备；随后穿刺右侧股静脉，行临时起搏器植入，测试各项参数良好，以 60 次 / 分起搏心室；切开起搏器囊袋，游离电极导线，送入硬钢丝至最远端，旋回主动螺旋，并尝试徒手拔除心房、心室电极成功；最后经左侧腋静脉入路植入右心室电极，至右心室中低位间隔，测试各项参数良好，固定电极，连接桥接起搏器，清

创并缝合囊袋，拔除临时起搏器，包扎伤口，手术成功，总用时 1 h。患者于 20:37 安返病房。

2. 术后顽固性低血压

手术当日（2021-8-31）22:00，患者突发烦躁，伴头晕、乏力，家属及医生反复安抚无效。立即行床旁查体，患者神清、躁动状态，体温 37.2℃，呼吸 19 次 / 分，心率 60 次 / 分，血压（90 ～ 110）/（50 ～ 70）mmHg；时间、空间定位正常，神经系统查体无异常，囊袋伤口无异常。考虑可能的病因包括：①迟发性心脏压塞；②血容量不足继发低血压；③桥接起搏器起搏不良；④穿刺并发症（气胸、血胸）；⑤其他原因。立即完善床旁心

电图和床旁胸部 X 线检查（图 12-4）。床旁超声心动图可见心房扩大，余心脏结构功能未见异常，未见心包积液，心电图可见起搏及感知功能良好。因此，排除心脏压塞、桥接起搏器脱位、穿刺并发症等介入操作常见并发症，考虑手术当天禁食水导致血容量不足可能性大，遂予以静脉补液支持，手术当晚患者正常入睡。

2021-9-1 夜班接班后，患者再次出现躁动状态，伴明显头晕、乏力、食欲减退，体温 36.8℃，呼吸 19 次 / 分，心率 60 次 / 分，血压（70 ～ 80）/（45 ～ 60）mmHg，神清，烦躁，神经系统查体无异常，床旁心电图结果大致同前。急查实验室检查，血气分析示低氧血症（氧分压 78 mmHg，余无特殊），血常规无异常，血钠 123.2 mmol/L，血氯 91.5 mmol/L，血钙 2.04 mmol/L，估算血浆渗透压 263 mmol/L，凝血功能正常，BNP 492 pg/ml。复查床旁胸部 X 线检查、超声心动图大致同前。患者出现顽固性低血压状态，伴低氧血症及严重电解质紊乱（低钠、低氯、低钙），夜班迅速予以多巴胺泵入升压，补充电解质，积极补液扩容。静脉滴注多巴胺后，患者血压回升至（90 ～ 100）/（50 ～ 70）mmHg，可见自身心律。患者夜间平稳。

患者术后出现顽固性低血压，已排除介入手术常见的严重并发症，考虑可能的原因包括：①低血容量性休克？患者无明显失血和失血诱因，且低血容量继发休克应表现为血液浓缩，而该患者为低钠血症，故排除；②抗利尿激素分泌失调综合征？该患者在限制水的摄入量后血钠升高，不符合抗利尿激素分泌失调综合征的特点；③甲状腺功能减退？患者入院时甲状腺功能提示亚临床甲状腺功能减退，但 T_3、T_4 正常，不应出现顽固性电解质紊乱；④肾上腺皮质功能减退症？结合病史及临床表现，患者平素精神倦怠，反应迟缓，接受起搏器拔除手术后出现顽固性低血压，伴极度烦躁、头晕、乏力，药物升压效果差，且出现排尿增多，低渗性低钠血症，应注意鉴别肾上腺皮质功能减退症。遂请内分泌会诊，继续完善相关检查，尿常规（-），尿钾、尿钠、尿氯大致正常，醛固酮试验（-），生长激素（-），性激素（-），08:00、16:00 和 00:00 血促肾上腺皮质激素（ACTH）均为 < 1.0 pg/ml，08:00、16:00 和 00:00 血皮质醇分别为 3.0 μg/dl、4.0 μg/dl 和 3.0 μg/dl，提示血 ACTH 及皮质醇节律紊乱。垂体 MRI 示垂体柄稍粗，考虑继发性肾上腺皮质功能减退症诊断明确。明确诊断后，予氢化可的松 100 mg q12 h 激素替代治疗，同时予质子泵抑制剂（PPI）保护胃黏膜，维生素 D、钙片预防骨质疏松，并继续治疗基础疾病。激素替代治疗后，患者精神状态明显恢复，头晕、乏力症状消失，血压维持在（110 ～ 160）/（70 ～ 90）mmHg。

3. 突发心动过速

2021-9-3 患者突然心悸，心电监护示心率为 120 ～ 140 次 / 分，深呼吸可终止心悸，但反复发作。发作特点为突发突止，发作心动过速时及恢复窦性心律后的心电图见图 12-5。患者静脉滴注多巴胺后出现自身窦性心律，对比发作心动过速时的心电图，可见窄 QRS 波心动过速（心率 119 次 / 分），QRS 波末尾似有很小的 p′ 波，不清

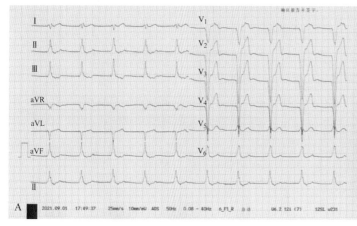
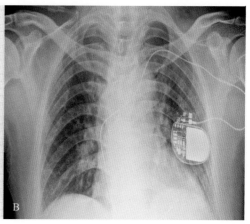

图 12-4 床旁心电图和床旁胸部 X 线检查。**A.** 心电图示心率 60 次 / 分，VVI 模式，可见心室起搏钉，起搏器工作良好；**B.** 床旁胸部 X 线检查未见心脏压塞、气胸、血胸，起搏器电极位置良好。

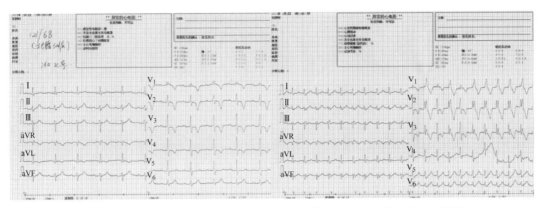

图 12-5 心电图（2021-9-3）。室上性心动过速发作心电图及窦性心律心电图对比。

晰，心动过速频率增加（心率 124 次 / 分）时可见 QRS 波宽窄交替，考虑差异性传导。综上，考虑患者存在阵发性室上性心动过速，房室结双径路不除外。

4. 永久起搏器再植及室上性心动过速根治

患者一般状况明显好转，且起搏器拔除术后当天行双侧血培养阴性。根据指南，血培养阴性后 72 h 可再植入永久起搏器。因此，拟于 2021-9-7 行对侧双腔永久起搏器植入术，同台行室上性心动过速电生理检查，若成功诱发则行射频消融术。术中房性早搏成功诱发室上性心动过速（图12-6A），行 CS9-10 S_1S_1 500 ms 刺激，心房跳跃传导后诱发心动过速（图 12-6B），VA 间期 < 70 ms，诊断房室结双径路，遂行下位法 30 W 55℃消融慢径，结区反应良好，共放电 200 s，术后反复原

条件刺激不能诱发室上性心动过速（图 12-7），手术成功。同台于右侧腋静脉入路植入双腔永久起搏器，脉冲发生器置于右侧胸壁囊袋，手术成功。患者安返病房。

患者术后伤口愈合好转出院（图 12-8），出院后继续激素替代治疗（泼尼松龙口服）。

5. 再次起搏器囊袋感染

2022-2 患者再次入院，诉起搏器伤口先出现暗红色血泡，然后破溃、渗液，最后电极外露，入院前规律口服醋酸泼尼松龙激素替代治疗。病程中无发热、寒战等不适，入院血培养阴性，右侧起搏器囊袋感染诊断明确。本次入院时可见明显激素体貌，表现为满月脸、面部潮红（图 12-9）。

患者在右侧起搏器植入后 5 个月再发囊袋感染，总结其诱因是皮质醇功能减退症长期激素替

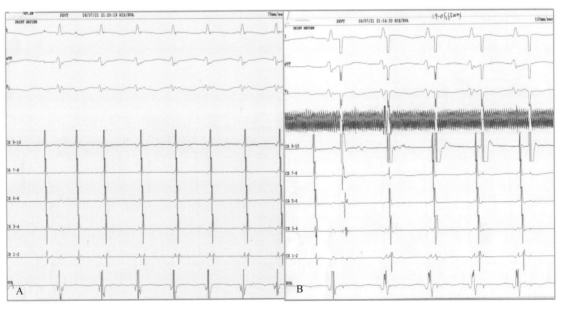

图 12-6 电生理检查。**A.** 房性早搏诱发室上性心动过速；**B.** 心房 S_1S_1 程序刺激诱发室上性心动过速。

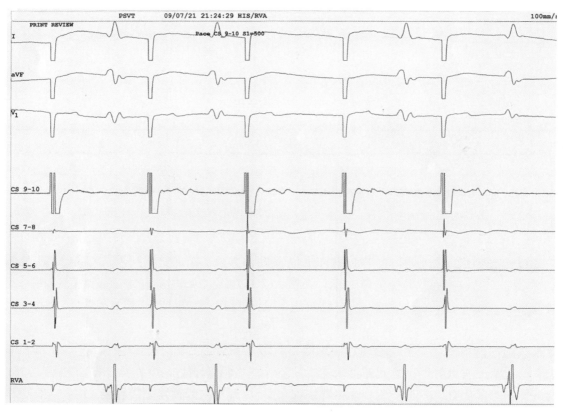

图 12-7 原诱发条件可见房室文氏传导现象，未再见跳跃传导，室上性心动过速不能诱发。

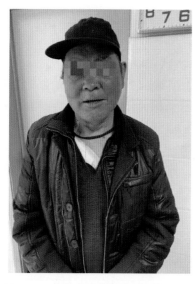

图 12-8 患者术后伤口愈合好转出院。

代治疗导致免疫力低下，同样需行完整的起搏器及导线装置拔除术才能根治囊袋感染。患者起搏器导线植入时间短，拔除相对容易，手术难点在于双侧胸壁均发生过囊袋感染，传统起搏器没有再植入条件。因此，制订手术策略：完整的起搏器装置移除术＋同台无导线起搏器植入术。在拔

除工具方面，先尝试徒手拔除。完善相关检查排除禁忌证后，于导管室行起搏器拔除术，术中徒手拔除心房、心室电极成功，同台植入无导线起搏器，手术顺利。

【讨论及基础知识要点】

1. 介入术后常见并发症的处理

该患者为老年男性，在接受起搏器电极拔除手术后约 2 h 出现低血压，伴烦躁、头晕、乏力等不适。不同于一般患者，该患者在术后短时间内出现低血压，且接受的手术为危险系数较高的电极拔除手术，当班医生应警惕介入术后凶险的常见并发症，避免延误病情：①心脏压塞：若拔除电极时撕脱心肌组织，破口持续缓慢渗血，可表现为迟发性心脏压塞，起病隐匿，患者出现低血压时通常已有中量心包积液，需立即心包穿刺抽液，十分凶险。心脏压塞也可见于射频消融术后，若上述患者出现低血压，应尽快床旁超声明确有无心包积液。②三尖瓣撕裂：若电极植入年限长，与三尖瓣环及周围组织粘连严重，拔除过

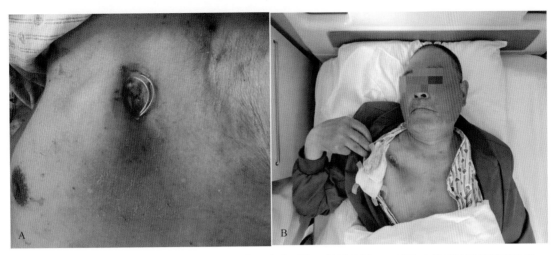

图 12-9　患者再次入院照片。**A.** 右侧起搏器伤口囊袋感染，导线外露；**B.** 再次入院可见明显激素体貌。

程中可能造成三尖瓣撕裂，导致三尖瓣中-大量反流，表现为术后低血压或全身渐进性水肿。若患者术后出现低血压，应尽快行床旁超声明确三尖瓣情况。③桥接起搏器脱位：桥接起搏器是在拔除感染起搏装置后，为保证患者安全而临时植入的过渡起搏器，电极植入步骤同永久起搏器，固定电极后在体外连接脉冲发生器。对于起搏器依赖患者，更应注意起搏器是否正常工作。若上述患者术后出现低血压，应想到起搏器脱位导致起搏不良，立即行床旁心电图或床旁起搏器程控可迅速明确病情。起搏器脱位也可见于永久起搏器植入术后患者。④穿刺并发症：起搏器植入及拔除术需行锁骨下静脉/腋静脉穿刺术，可能出现穿刺并发症，常见并发症包括气胸和血胸。若接受起搏器相关手术患者术后出现低血压，立即行床旁胸部 X 线检查可明确。射频消融术后患者应注意股静脉伤口，术后低血压应考虑伤口持续渗血、假性动脉瘤等，严重低血压还应考虑腹膜后血肿。⑤血容量不足继发低血压：围术期患者常因紧张、食欲减退、禁食水等因素而出现血容量不足，血容量不足导致的术后低血压是最常见的，排除严重并发症后应考虑此病因，可充分补液、鼓励进食等。

2. 起搏器装置感染的处理

随着起搏器植入量逐年递增，全球心脏植入式电子装置（CIED）感染发生率在首次植入后为0.48%，而起搏器更换术后升至 1.21%。CIED 感染又分为表皮感染、囊袋感染、菌血症、和感染性心内膜炎，除表皮感染可通过定期换药愈合以

外，其他几种类型的感染，伤口换药、静脉应用抗生素等保守治疗往往治标不治本，患者会反复发生囊袋破溃、愈合，迁延不愈，甚至细菌入血导致严重并发症，增加再住院率和死亡率。因此，2020 年欧洲心律学会关于 CIED 感染的专家共识强调：对于已经明确的 CIED 感染，首选治疗为完整的 CIED 移除术（包括脉冲发生器及所有导线）。该患者起搏器囊袋感染诊断明确，根除办法为完整的起搏器＋电极装置去除术。

3. 拔除后起搏器再植时机及再植部位选择

关于感染起搏器装置拔除后再植时机的选择，应明确患者起搏器感染的类型。对于起搏器囊袋感染，2020 年指南推荐拔除后 72 h 可行永久起搏器再植术。对于菌血症患者，应在血培养阴性后72 h 行起搏器再植术。感染性心内膜炎患者，若表现为导线赘生物，需规律抗感染治疗 2 周，若有心腔内赘生物，需规律抗感染治疗约 4 周。

起搏器再植部位的选择方面，若患者为一侧起搏器囊袋感染，优先推荐于对侧胸壁再植。本例患者较为特殊，由于长期服用激素导致免疫力低下，患者先后出现双侧起搏器感染，失去经静脉再植入的条件，对于这类患者，推荐无导线起搏器，从根源解决起搏器感染的问题。国外已有研究报道了同台植入无导线起搏器的可行性，本中心也有一定经验。

4. 肾上腺皮质功能减退症

肾上腺皮质功能减退症分为原发性和继发性。原发性肾上腺皮质功能减退症又称艾迪生病，主要由肾上腺皮质结构或功能缺陷致肾上腺皮质激

素分泌不足，多伴血浆 ACTH 水平升高；继发性肾上腺皮质功能减退症主要由下丘脑或垂体病变致 ACTH 分泌降低，引起肾上腺皮质激素分泌不足。该患者皮质醇节律可见 ACTH 分泌严重不足，继发肾上腺皮质激素减少，且垂体 MRI 提示垂体柄增粗，符合继发性肾上腺皮质功能减退症表现。

慢性肾上腺皮质功能减退症起病隐匿，缓慢加重，主要表现为虚弱、疲乏、厌食、恶心、体位性眩晕等；急性肾上腺皮质功能减退症和肾上腺危象病情危急，常有发热、恶心、呕吐、脱水、血压下降、虚弱无力，也可表现为烦躁不安、谵妄、惊厥，其诱发因素包括感染、手术打击、过劳、大量出汗等。本例患者来诊时神志稍淡漠，符合慢性皮质功能减退症，接受起搏器拔除手术后诱发肾上腺危象，病情危重。该病例虽属于少见病，但提示我们临床症状千变万化，切勿只关注专科疾病，应综合诊治，必要时及时请相关科室协助诊治。

【专家点评及病例启示】

- 长期使用激素的患者肌筋膜组织非常疏松，甚至没有筋膜组织，囊袋很薄，缝合后容易脂肪液化，因此对于这类患者，需考虑是否应深埋脉冲发生器来预防囊袋感染。
- 该患者原发病为三度房室传导阻滞，应优选双腔起搏器植入以恢复房室传导顺序，这有利于长期心功能预后。由于双侧感染，本例患者最终只能选择无导线起搏器植入。对于三度房室传导阻滞或高起搏比例患者，若无起搏器感染等特殊情况，应首选房室顺序起搏。
- 无导线起搏器能够彻底解决失去经静脉起搏器植入条件患者的临床难题。

扫码见本病例授课视频（视频 12）。

视频 12

（隗祎　北京大学人民医院）

参考文献

［1］Blomström-Lundqvist C，Traykov V，Erba P A，et al. European Heart Rhythm Association（EHRA）international consensus document on how to prevent，diagnose，and treat cardiac implantable electronic device infections-endorsed by the Heart Rhythm Society（HRS），the Asia Pacific Heart Rhythm Society（APHRS），the Latin American Heart Rhythm Society（LAHRS），International Society for Cardiovascular Infectious Diseases（ISCVID）and the European Society of Clinical Microbiology and Infectious Diseases（ESCMID）in collaboration with the European Association for Cardio-Thoracic Surgery（EACTS）. Europace，2020，22（4）：515-549.

［2］昃峰，李鼎，周旭. 经静脉电极导线拔除后无导线起搏器植入单中心经验. 中国循环杂志，2022，37（12）：1238-1244.

［3］Johansen J B，Jørgensen O D，Møller M，et al. Infection after pacemaker implantation：infection rates and risk factors associated with infection in a population-based cohort study of 46299 consecutive patients. Eur Heart J，2011，32（8）：991-998.

［4］El-Chami M F，Johansen J B，Zaidi A，et al. Leadless pacemaker implant in patients with pre-existing infections：results from the Micra postapproval registry. J Cardiovasc Electrophysiol，2019，30（4）：569-574.

［5］Kahaly G J，Frommer L. Polyglandular autoimmune syndromes. J Endocrinol Invest，2018，41（1）：91-98.

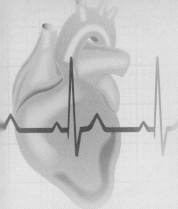

病例 13　一波三折的 Micra VR 植入

【病史摘要】

患者女性，79 岁，因"头晕、黑矇 2 个月"入院。患者于入院前 2 个月无明显诱因出现头晕，偶有黑矇，无晕厥及意识障碍，伴有胸闷、心悸、乏力，每次发作持续数分钟，与活动、进食、情绪等无关，可自行缓解。患者曾至我院行 Holter，结果显示：①窦性心律；②间歇性一度房室传导阻滞、间歇性二度 Ⅱ 型房室传导阻滞；③房性期前收缩（房性早搏）；④交界性早搏；⑤ ST-T 改变；⑥平均心率 74 次 / 分，最快 95 次 / 分，最慢 58 次 / 分；⑦最长 R-R 间期 1604 ms。当时建议患者行永久起搏器植入术，患者未同意。现患者头晕、黑矇症状反复发作，为求进一步治疗收治入院。

患者既往有高血压及 2 型糖尿病病史 10 余年，均口服药物治疗。入院前 2 个月曾于我科行经皮冠状动脉造影（CAG），结果显示：左主干正常，前降支弥漫病变，回旋支远端 80% 狭窄，右冠状动脉中段 90% 狭窄，遂予经皮冠状动脉介入治疗（PCI）于回旋支及右冠状动脉各置入 1 枚支架。

【诊疗过程】

入院后完善相关术前检查。入院心电图（图 13-1）示患者为窦性心律。经胸超声心动图（图 13-2）可见患者左心室收缩功能正常，虽然室间隔稍增厚，但未见室壁运动减弱、节段性运动异常，基本排除了心肌梗死、心肌病等需要植入 ICD 或 CRT-D 的情况。血清肌钙蛋白 I、肌酸激酶、肌酸激酶同工酶均在正常范围，排除了急性心肌梗死、心肌炎等继发性因素。患者为老年女性，有高血压、2 型糖尿病、冠心病等多种基础疾病，且近期有 PCI 手术史，需服用双联抗血小板药物，因此出现起搏器并发症（如囊袋感染及囊袋血肿）的风险较大。同时，患者为间歇性二度 Ⅱ 型房室传导阻滞，结合其 Holter 检查结果，考虑其预期起搏比例 < 5%，与患者及家属沟通后最终决定植入经导管植入式无导线起搏器（Micra VR）。

术中反复释放 Micra VR 寻找理想位置，前 4 次放置后的测试参数均不符合要求，最终在第 5 次成功释放起搏器（图 13-3A），术后即刻的测试结果相对满意，植入 Micra VR 后术中测试显示：阈值 0.38 V@0.24 ms，R 波振幅 7.2 mV，阻抗 910 Ω。

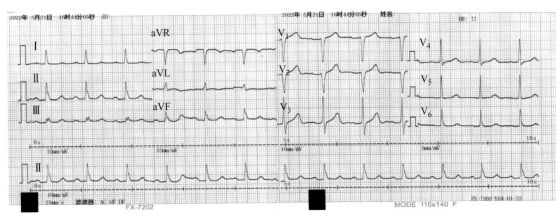

图 13-1　入院即刻心电图。窦性心律，未见显著 ST-T 改变及异常 Q 波形成。

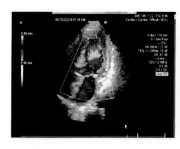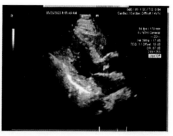

AOD	33mm (20-37)	LAD	44mm (19-40)	IVSD	10-12mm (6-11)
LVDd	50mm (35-50)	LVPWD	9mm (6-11)	LVDs	32mm (23-35)
FS	36% (≥26)	SV	77ml	EF(Teich)	65% (≥55)
PeakE	85cm/s	PeakA	119cm/s	E/A	0.71
PeakE'	6cm/s	PeakA'	10cm/s	E'/A'	0.60

检查描述：

　　左房内径增大，左室内径正常高值，余房、室腔内径正常，主动脉窦部内径正常。室间隔基底段增厚，余左室壁厚度正常，静息状态下左室壁收缩运动幅度未见明显异常。主动脉瓣及二尖瓣回声增强、增厚，开放活动未见明显异常，余瓣膜形态、回声及开放活动未见明显异常。房间隔及室间隔回声未见中断。心包及心包腔未见明显异常。

　　CDFI：二、三尖瓣房侧及主动脉瓣下可见返流束，测TV返流速度2.3m/s。二尖瓣口舒张期血流频谱E峰<A峰。组织多普勒显像（TDI）：二尖瓣环E'/A'<1。

检查诊断：

左房增大
室间隔基底段增厚
主动脉瓣退行性变并关闭不全（轻度）
二尖瓣退行性变并关闭不全（轻度）
三尖瓣关闭不全（轻度）
左室舒张功能异常
左室收缩功能正常

图 13-2　入院后经胸超声心动图。

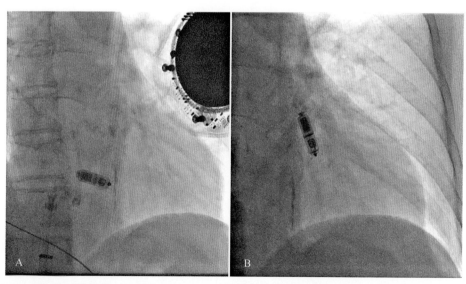

图 13-3　植入 Micra VR 的透视图像。**A.** 植入 Micra VR 时释放起搏器前的透视图像。**B.** 植入 Micra VR 术后第 3 天透视图像，可见起搏器明显移位。

植入术后第 2 天程控显示：阈值 0.5 V@0.24 ms，R 波振幅 4.2 mV，阻抗 580 Ω。植入术后第 3 天程控参数变化明显：阈值 2.13 V@0.24 ms，R 波振幅 2.8 mV，阻抗 440 Ω，考虑起搏器发生移位。在 X 线透视下确定 Micra VR 已经明显移位（图 13-3B），遂应用治疗先天性心脏病的封堵器的抓捕器进行无导线起搏器取出。首先经股静脉放置 Micra VR 穿刺鞘，在 Micra VR 穿刺鞘中放置 1 个多功能导管，再于多功能导管中置入抓捕器。选择在左侧位实施抓捕（图 13-4），在抓捕

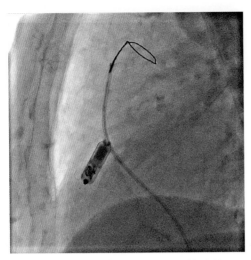

图 13-4　抓捕器回收 Micra VR 的过程。

器捕获 Micra VR 后于不同体位下透视确定抓捕器已将 Micra VR 固定，最后成功将 Micra VR 回收。同台再次植入新的 Micra VR，放置后测试参数仍

不理想，起搏阈值偏高（3.75 V@0.24 ms），但阻抗（810 Ω）和感知（9 mV）相对满意，考虑可能是急性损伤导致阈值偏高。等待 10 min 后，起搏阈值明显下降至 1.13 V@0.24 ms，程控参数满意，经过 2 次牵拉试验确定起搏器固定良好，故决定在该位置释放起搏器。术后第 2 天、第 3 天对重新植入的 Micra VR 进行程控（图 13-5 和图 13-6），所有参数均正常且稳定，患者平安出院。

【讨论】

本例患者为老年女性，反复头晕、黑矇，Holter 可见间歇性二度 Ⅱ 型房室传导阻滞，诊断明确，根据 2018 ACC/AHA/HRS 指南：心动过缓和心脏传导延迟患者的评估和管理（以下简称指南），该患者有明确的永久起搏器植入指征。对于房室传导阻滞的患者，首先应排除急性心肌梗死、急

Device Status (Implanted: 25-May-2022)		
Battery Voltage (RRT=2.56V)	3.12 V	(26-May-2022)
Remaining Longevity	>8.0 years　(>7.0 - >9.0 years)	
	RV	
Electrode Impedance	710 ohms	
Capture Threshold	0.88 V @ 0.24 ms	
Measured On	26-May-2022	
Programmed Amplitude/Pulse Width	2.63 V / 0.24 ms	
Measured R-Wave	8.0 mV	
Programmed Sensitivity	2.00 mV	
Parameter Summary		
Mode　　　VVI	Lower Rate	50 bpm

图 13-5　第 2 次植入 Micra VR 术后第 2 天程控结果。

Device Status (Implanted: 25-May-2022)		
Battery Voltage (RRT=2.56V)	3.13 V	(27-May-2022)
Remaining Longevity	>8.0 years　(>7.0 - >9.0 years)	
	RV	
Electrode Impedance	690 ohms	
Capture Threshold	1.13 V @ 0.24 ms	
Measured On	27-May-2022	
Programmed Amplitude/Pulse Width	2.63 V / 0.24 ms	
Measured R-Wave	9.1 mV	
Programmed Sensitivity	2.00 mV	
Parameter Summary		
Mode　　　VVI	Lower Rate	50 bpm

图 13-6　第 2 次植入 Micra VR 术后第 3 天程控结果。

性心肌炎等可逆的继发性疾病。明确诊断及手术指征后，应考虑起搏器类型的选择。本例患者为窦性心律，无持续的心房颤动、心房扑动等房性心律失常，因此双腔起搏是最优选，但患者高龄，有高血压、2 型糖尿病、冠心病等多种基础疾病，且近期有 PCI 手术史，无法停用双联抗血小板药物，并发症的风险远大于没有基础疾病的患者，因此也可选择无导线起搏器。根据指南，如果预计起搏比例低，病态窦房结综合征（如窦性停搏）和房室传导阻滞的患者可以考虑使用 VVIR 型起搏器。患者 Holter 检查结果提示其预期起搏比例 ＜ 5%，故决定植入 Micra VR。在第 1 次手术过程中，4 次放置 Micra VR 均不能获得良好的测试参数，此时应耐心等待，因为心肌的急性损伤可能影响起搏参数，有时等待比立即回收起搏器并重新寻找合适位置安放更加重要，也更节约时间。第 1 次植入术后常规对起搏器进行程控，发现起搏阈值进行性升高，并出现阻抗及感知的明显下降，此时应首先明确起搏器是否发生了移位。明确起搏器已经移位后，立即取出起搏器防止其脱入心腔是最佳治疗方案，一旦起搏器完全脱离心室壁进入心腔内则可能造成无法挽回的后果。在没有 Micra VR 递送系统的情况下，如何回收 Micra VR 是一个挑战，国内文献尚无使用抓捕器回收 Micra VR 的报道，但有文献报道使用抓捕器捕获脱位的冠状动脉支架及导丝，于是对该病例尝试用抓捕器回收 Micra VR。虽然该患者的手术过程一波三折，但最终结果良好，患者平安出院。

【专家点评及病例启示】

- 指南推荐 VVIR 型起搏器（如无导线起搏器）用于房室传导阻滞＋起搏比例低（Ⅰ类适应证），或病态窦房结综合征＋起搏比例低（Ⅱa 类适应证），该患者高龄、基础疾病多、预计起搏比例低，安装无导线起搏器符合指南要求。目前 Micra AV 已在国内上市，在经济条件允许的情况下，Micra AV 是更优的选择。Micra AV 也为起搏依赖的患者提供了更多选择。
- 在没有 Micra VR 递送系统的情况下，可尝试在 Micra VR 穿刺鞘中植入多功能导管或可调弯鞘，并于鞘中置入抓捕器尝试回收脱位的 Micra VR。
- 在放置完 Micra VR 后，如果测试起搏阈值高而阻抗及感知都满意时，考虑可能由心肌急性损伤所致，可稍作等待。

【基础知识要点】

起搏器植入术需把握好手术指征。指南指出，对于二度Ⅱ型房室传导阻滞、高度房室传导阻滞、非可逆性或生理性原因引起的三度房室传导阻滞患者，无论是否有症状，均建议植入永久起搏器。对于所有其他类型的房室传导阻滞，在没有进行性房室传导检测的情况下，只有在出现与房室传导阻滞相关的症状时，才应考虑植入永久起搏器。对于窦房结功能障碍，确定患者的症状与心动过缓之间的时间关系对于明确永久起搏器的植入指征非常重要。

扫码见本病例授课视频（视频 13）。

视频 13

（李冰　潘昌　胡作英　张航　南京市第一医院）

参考文献

［1］Kusumoto F M, Schoenfeld M H, Barrett C, et al. 2018 ACC/AHA/HRS Guideline on the evaluation and management of patients with bradycardia and cardiac conduction delay: a report of the American College of Cardiology/American Heart Association Task Force on Clinical Practice Guidelines and the Heart Rhythm Society. Circulation, 2019, 140（8）：e483-e503.

［2］李双斌，窦悦，张弘宇，等. 支架嵌顿于右冠状动脉及升主动脉内抓捕成功 1 例. 中国临床医生，2011，39（12）：72-73.

［3］罗建方，刘媛，黄文晖，等. 自制抓捕器套取冠状动脉内断裂导丝 1 例. 中国介入心脏病学杂志，2015，23（10）：589-590.

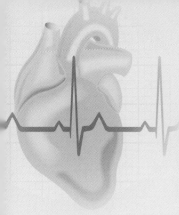

病例 14 闭环刺激治疗血管迷走性晕厥

【病史摘要】

患者男性，66岁，入院前2年因反复晕厥于当地医院诊断为病态窦房结综合征。后于当地医院行双腔起搏器植入术。入院前10余天因出现起搏器囊袋感染，于当地医院转诊至我院。既往高血压病史10年，陈旧性脑梗死病史10年。

【诊疗过程】

入院查体：血压130/80 mmHg，脉搏60次/分，呼吸12次/分，体温36.0℃，神志清楚，左前胸可见起搏器囊袋局部破溃（图14-1），心肺查体未见明显异常。起搏器囊袋感染诊断明确，完善胸部X线检查（图14-2）、超声心动图（未见异常）等术前检查。

患者于2022-3-29行起搏器电极导线拔除术＋囊袋局部清创术，手术过程顺利，术中拔出原电极导线后，同台置入半永久性起搏器（心室主动起搏电极导线＋外挂的经消毒处理的起搏器），考虑患者为病态窦房结综合征，非完全起搏依赖，将半永久性起搏器设置为VVI模式，基础频率50次/分。患者手术结束时，生命体征良好，安返病房。

术后4 h，患者平卧位休息时，突然出现神志淡漠、浑身大汗、湿透被单，当时水银血压计无法测出血压。床旁心电图：心室起搏心律，心率50次/分，指尖血血糖5.4 mmol/L。立即静脉推注多巴胺5 mg，开放双侧静脉通路，予500 ml生理盐水、500 ml葡萄糖氯化钠注射液快速补液，复测血压90/53 mmHg。完善床旁超声心动图，除外心包积液、三尖瓣损伤和肺栓塞。后维持多巴胺5 μg/（kg·min）泵入，并将半永久性起搏器基础频率调整为60次/分。约20 min后，患者精神状态较前明显改善。

追问病史，家属诉患者曾有类似意识淡漠伴大汗症状出现，且在首次起搏器植入术后的2年

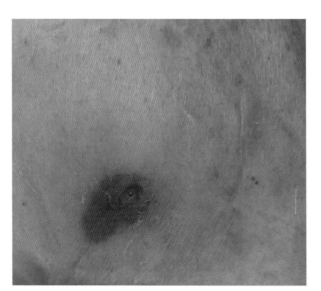

图 14-1 左前胸起搏器囊袋破溃，可见囊袋内起搏器。

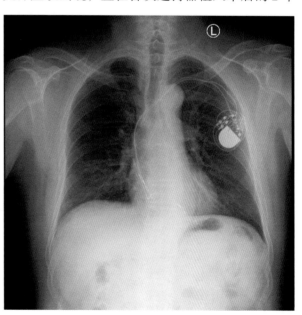

图 14-2 入院正位胸部X线片。

内仍有 5 次晕厥发作。考虑患者病态窦房结综合征合并迷走神经介导性晕厥的可能性大，遂建议在患者囊袋感染控制后，于右前胸植入具有闭环刺激功能的双腔起搏器。植入闭环刺激功能起搏器 1 周后，完善 Holter 检查（图 14-3）和直立倾斜试验（图 14-4）。

患者自植入具有闭环刺激功能的双腔起搏器后，随访 18 个月未再出现晕厥，也未再发生神志淡漠、大汗等情况。

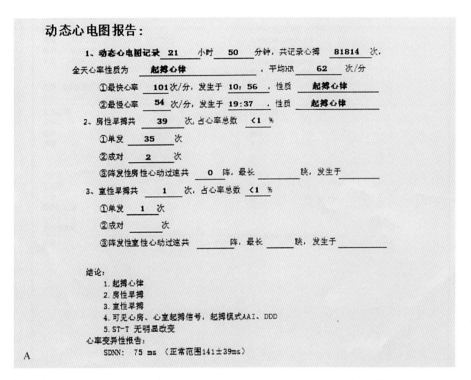

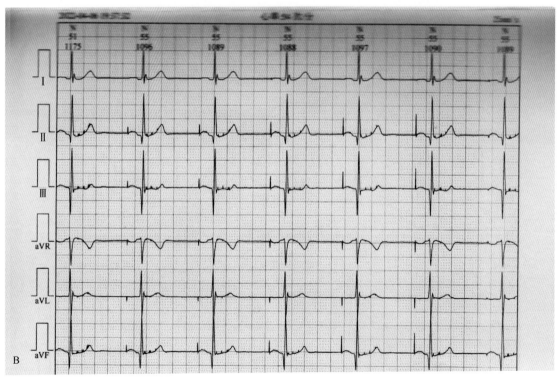

图 14-3 患者植入闭环刺激起搏器术后 1 周的 Holter 结果。可见最慢心律为 AAI 模式，心房起搏频率为 55 次 / 分；最快心律为频率应答模式，心房起搏频率为 101 次 / 分。

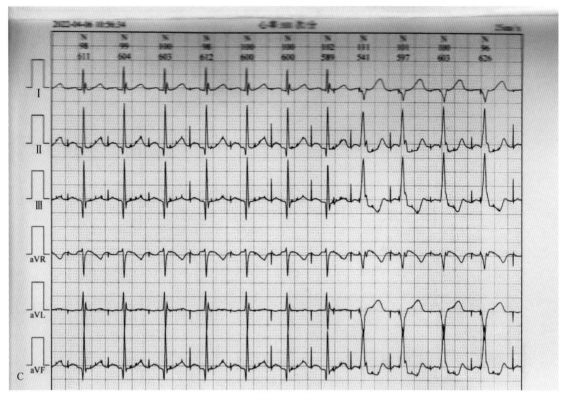

图 14-3 续

【讨论】

患者为老年男性，既往因反复晕厥于当地医院植入双腔起搏器，在植入起搏器术后 2 年内仍有 5 次晕厥发作，且电极导线拔除术后出现低血压、神志淡漠、浑身大汗，考虑患者存在病态窦房结综合征合并迷走神经介导性晕厥，遂植入具有闭环刺激功能的双腔起搏器。植入双腔起搏器后 1 周，Holter 提示起搏器工作良好，频率应答功能工作良好；直立倾斜试验提示药物激发阳性（混合型迷走反应），即心率、血压在含服硝酸甘油后均有所下降，但试验过程中患者无任何不适。

将本例与典型血管迷走性晕厥患者的直立倾斜试验心率变化图进行了对比，可以发现典型患者的心率变化呈骤降表现，而该患者在含服硝酸甘油后，首先由基础心率（70 次 / 分）快速加快至 104 次 / 分，再逐渐缓慢至 70 次 / 分。这一心率变化过程体现了闭环刺激功能完全替代了患者有缺陷的神经调节机制，在血压降低的早期，即通过感知到心肌收缩力增强，及时提升心率，增加心输出量，一定程度上代偿了患者的血压下降，

从而避免了严重低血压的发生，使得患者在整个试验过程中无不适主诉。

1. 患者电极导线拔除术后 4 h 出现低血压、神志淡漠、大汗的原因

电极导线拔除后低血压的常见原因包括：①电极导线拔除相关的心脏破裂，导致延迟性心脏压塞；②电极导线拔除相关的三尖瓣损伤（包括瓣膜、腱索、乳头肌损伤），造成急性大量三尖瓣反流，引起急性右心功能不全；③电极导线拔除术前禁食水、术中疼痛出汗、伤口局部出血，导致有效循坏容量不足；④电极导线拔除术后，半永久起搏器的 VVI 起搏模式导致房室不同步，造成起搏器综合征。原因①和②可通过超声心动图除外；原因③常伴有反射性心率增快，但该患者发病时的心率为半永久起搏器的低限频率（50 次 / 分），与此不符；原因④中的 VVI 起搏器综合征常表现为与活动相关的胸闷、气短等心功能不全的表现，很少表现为低血压、神志淡漠、浑身大汗。

因此，结合患者起搏器植入术后仍有 5 次晕厥发作，且既往多次出现意识淡漠伴大汗症状，考虑存在迷走神经介导性晕厥。电极导线拔除术后有效循环血量降低、术后清创囊袋局部伤口疼

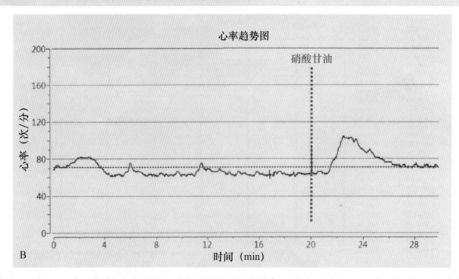

阶段	项目	最大值	最小值	平均值	基础值
平卧 （0°） （1分钟） （0~1分钟）	心率(bpm)	73	68	71	71
	收缩压(mmHg)	127	127	127	127
	舒张压(mmHg)	75	75	75	75
	平均压(mmHg)	92	92	92	92
倾斜试验 （70°） （18分钟） （1~20分钟）	心率(bpm)	94	58	66	71
	收缩压(mmHg)	127	108	119	127
	舒张压(mmHg)	81	74	77	75
	平均压(mmHg)	96	88	91	92
药物试验 （70°） （3分钟） （20~24分钟）	心率(bpm)	104	63	83	71
	收缩压(mmHg)	97	76	86	127
	舒张压(mmHg)	66	51	58	75
	平均压(mmHg)	76	59	67	92
回落平卧 （0°） （5分钟） （24~29分钟）	心率(bpm)	90	70	75	71
	收缩压(mmHg)	100	95	97	127
	舒张压(mmHg)	66	58	62	75
	平均压(mmHg)	77	70	74	92

检查所见：含药后血压、心率下降，无不适

A　检查结论：　药物激发直立倾斜试验阳性（混合型血管迷走反应）

图 14-4　直立倾斜试验。A. 直立倾斜试验结果：药物激发阳性（混合型迷走反应）；B. 直立倾斜试验中含服硝酸甘油后的心率变化情况。

痛，触发迷走反射，引起心率下降、严重低血压，从而表现为神志淡漠、浑身大汗，予以多巴胺升压、快速补液、提高起搏频率后，上述症状逐渐缓解。

2. 何为闭环刺激？

闭环刺激（CLS）是百多力公司起搏器特有的频率应答功能，其工作原理是通过监测心室电极头端的阻抗变化，来获得心肌收缩力变化的信息，据此调节起搏器的输出频率（图14-5）。

此前，闭环刺激应用的主要临床场景是针对窦房结变时功能不良的患者。在生理情况下，当人体活动时，交感神经兴奋，窦性心律增快、心肌收缩力增强，从而增加身体运动所需的心输出量。但是，对于窦房结变时功能不良的患者，运动所引起的交感神经兴奋并不能使其窦性心律增快。这时，具有闭环刺激功能的双腔起搏器可以通过监测心室电极头端的阻抗变化获得心肌收缩力增强的信息，从而由起搏器发出增快心房起搏

的指令，即频率应答功能。

由于闭环刺激功能获取的是心肌收缩力变化的信息，因此任何引起交感神经兴奋的生理变化（运动、情绪激动、精神紧张）都会及时启动闭环刺激的频率应答功能。同其他频率应答功能（体动感知器、化学感知器）相比，闭环刺激的频率应答更为生理（图14-6和图14-7）。

近年来，闭环刺激功能在血管迷走性晕厥的治疗中大放异彩。在多数迷走神经介导性晕厥患者中，晕厥发作时常伴有血压、心率下降，且血

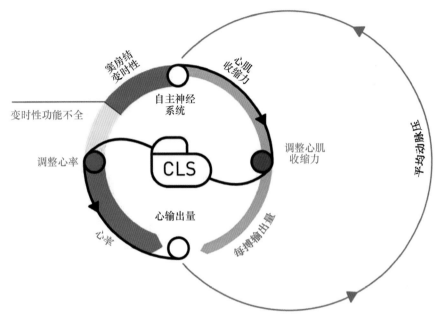

图 14-5　闭环刺激的工作原理示意图。

	机械	次生理	生理
传感器技术	Accelerometer 加速度计体动传感器	Minute ventilation, blended sensors 分钟通气量传感器	**Closed Loop Stimulation** 闭环刺激传感器
原 理	感知外部运动	感知新陈代谢导致的生理性 参数的改变	直接感知心肌阻抗， 从而判断收缩力的变化
特 点	简单，反应快，假阳性多，任何主动及被 动运动都会加速心率 对骑健身脚踏车等平缓运动无反应	易于测量，较生理，需要配合体动 传感器 受呼吸系统影响	**最生理，整合自主神经、模拟正 常人体的窦房结调节心率** 对运动、血流动力学变化、精神 压力等均有反应

图 14-6　不同频率应答功能对比。

闭环刺激与晕厥

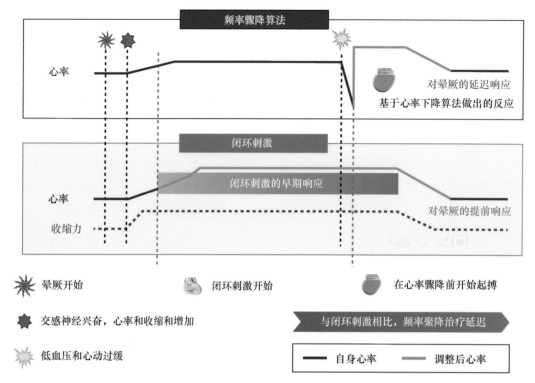

图 14-7 不同频率应答功能在血管迷走性晕厥发作时的原理示意图。上图为具有频率骤降功能的传统起搏器，其仅能在血管迷走性晕厥发作的后期（即监测到心率骤降时）才能启动，晕厥常不可避免。下图为具有闭环刺激功能的起搏器，其在血管迷走性晕厥的早期（交感神经张力增加导致心肌收缩力增强时）即可启动，从而提升起搏心率，增加心输出量，有效对抗心率及血压的快速下降，从而避免晕厥的发生。

压下降通常早于心率下降。对于具有频率骤降反应功能的传统起搏器，仅能在监测到心率下降时启动快速起搏功能，而这时晕厥常已经发生。

血管迷走性晕厥发作前常伴有交感神经张力升高，而交感神经张力升高必然会引起心肌收缩力增强，因此闭环刺激功能可在血管迷走性晕厥的早期阶段启动，上调起搏频率，增加心输出量，有效对抗即将到来的心率及血压的快速下降，防止由此引起的脑供血不足，从而预防晕厥发生。

【专家点评及病例启示】

- 闭环刺激功能的工作原理使得其能够真正根据患者的生理需要来实时调整心率，是唯一对体育活动、精神压力/情绪紧张、血流动力学变化均能产生反馈的频率应答系统。

- 多项临床研究已经证实，具有闭环刺激功能的双腔起搏器可以显著改善40岁以上、

直立倾斜试验诱发血管迷走性晕厥患者的晕厥发作情况。2021年欧洲心脏起搏指南也将其列为治疗40岁以上的血管迷走性晕厥患者的Ⅰ类适应证。

【基础知识要点】

血管迷走性晕厥在临床上较为常见，是一种过度的减压反射。正常人体的升压反射与减压反射可迅速恢复和维持体内循环系统的平衡。其中，减压反射是人体在日常生活中经常遇到的交感神经刺激，可引起血压和心率的轻度升高，并触发体内的压力感受器，使心率和血压轻度下降而恢复平衡。但是，部分患者会发生过度的减压反射，使血压和心率出现较大幅度下降（心率 < 45 次/分，血压 < 80 mmHg），并进一步导致循环系统的失衡，引发严重的脑供血不足及一过性意识丧失。

直立倾斜试验是一种筛查血管迷走性晕厥的检查手段。其机制为正常人在直立倾斜位时，由

于回心血量减少，心室充盈不足，有效搏出量减少，动脉窦和主动脉弓压力感受器传入血管运动中枢的抑制性冲动减弱，交感神经张力增高，引起心率加快、心肌收缩力增强，从而使心输出量增加，重新恢复正常血压。自主神经调节机制失衡的患者在直立倾斜试验过程中可表现为体位性心动过速综合征、体位性低血压、血管迷走性晕厥。

扫码见本病例授课视频（视频 14）。

视频 14

（段江波　北京大学人民医院）

参考文献

［1］Baron-Esquivias G，Morillo C A，Moya-Mitjans A，et al. Dual-chamber pacing with closed loop stimulation in recurrent reflex vasovagal syncope：the SPAIN study. J Am Coll Cardiol，2017，70（14）：1720-1728.

［2］Brignole M，Russo V，Arabia F，et al. Cardiac pacing in severe recurrent reflex syncope and tilt-induced asystole. Eur Heart J，2021，42（5）：508-516.

［3］Glikson M，Nielsen J C，Kronborg M B，et al. 2021 ESC Guidelines on cardiac pacing and cardiac resynchronization therapy. Eur Heart J，2021，42（35）：3427-3520.

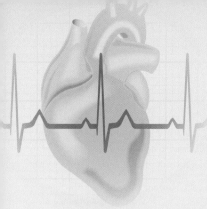

病例 15　神秘消失的室性心动过速

【病史摘要】

患者男性，78岁。因"反复胸闷、憋气4年，再发6 h"入院。患者于入院前4年无明显诱因出现胸闷、憋气，不能平卧，诊断为急性左心衰竭，给予扩血管、利尿等治疗好转出院。此次入院前6 h，患者晨起上厕所后再次发作胸闷、喘憋伴心悸，至我院急诊科就诊，考虑心功能不全，给予米力农、利尿等治疗，患者症状改善，心电监护可见频繁发作短阵室性心动过速，诊断"慢性心力衰竭急性发作，陈旧性前壁心肌梗死，短阵室性心动过速"收住院。

患者于入院前16年诊断急性前壁心肌梗死，于前降支置入支架1枚。入院前5年复查冠状动脉造影示左前降支近段原支架内70%再狭窄，术中于前降支原支架内行球囊切割治疗。高血压病史10年余，近2年血压正常，未服降压药物。近4年间反复因心力衰竭住院。

【诊疗过程】

入院查体：端坐呼吸，心率121次/分，呼吸34次/分，血压115/56 mmHg，血氧饱和度92%，口唇轻度发绀，双肺呼吸音低，可闻及湿啰音。双下肢无水肿。实验室检查：血常规、电解质、血脂正常，心肌损伤三项正常，白蛋白32.80 g/L，肌酐126.9 μmol/L，BNP 3082 pg/ml。心电图（图15-1）可见频发室早（碎裂QRS波）二联律，$V_5 \sim V_6$导联可见病理性Q波，V_1导联P波终末电势（$PTFV_1$）负值增大。Holter（图15-2和图15-3）示室性早搏总数41320次（占总心搏数42%）：成对室性早搏150对，短阵室性心动过速共254阵。超声心动图：左心房内径42 mm，LVEDD 62 mm，LVEF 28%。左心室心尖部室壁瘤大小5.2 cm×2.0 cm。左心功能减低（Simpson法估测LVEF 27%），二尖瓣中量反流。

初步诊断：①慢性心功能不全急性加重。②冠

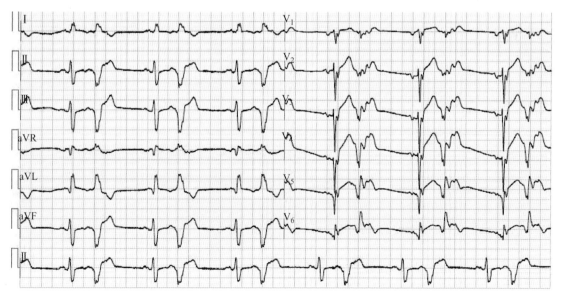

图15-1　入院时心电图。$V_4 \sim V_6$导联病理性Q波，室早二联律，碎裂QRS波。

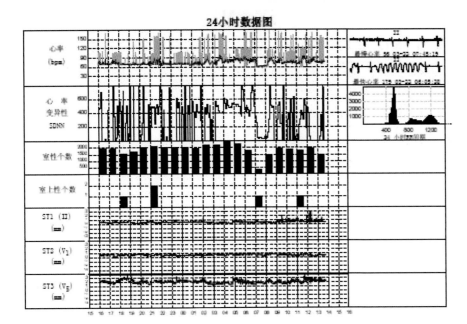

图 15-2　术前 Holter 趋势图。

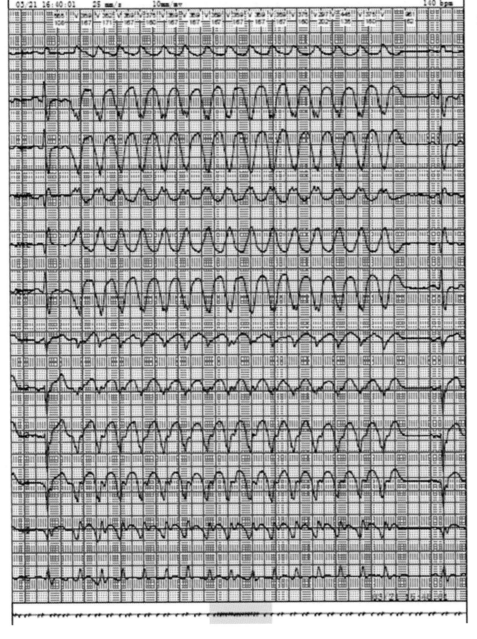

图 15-3　术前 Holter。可见室性心动过速。

心病，陈旧性前壁心肌梗死，左心扩大，NYHA 心功能分级Ⅲ级，室壁瘤形成。③心律失常：左束支传导阻滞、阵发性室性心动过速。④低蛋白血症。予心电监护、冠心病和心力衰竭常规药物治疗及抗心律失常药物，疗效欠佳（应用胺碘酮后患者 QT 间期延长，应用美托洛尔后血压偏低，应用利多卡因无效）。患者稍活动即出现喘憋加重，室性早搏和室性心动过速仍反复发作。冠状动脉造影未见需干预的病变。

患者及家属不接受室性心动过速消融，故选择在局部麻醉下行 CRT-D 植入术（圣犹达 CD3371-40QC）。穿刺左锁骨下静脉成功后，沿长鞘将 PILOT 50 导丝送入左心室四极电极（1458Q）

至冠状静脉左侧支远端，测试电极工作良好（起搏阈值 0.5 V，阻抗 610 Ω，心室感知 21.2 mV），将右心室除颤主动电极导线送至右心室心尖部（起搏阈值 0.75 V，阻抗 550 Ω，心室感知 15.0 mV），将心房电极送至右心房心耳部（起搏阈值 0.5 V，阻抗 480 Ω，P 波振幅 2.0 mV）。

术后 2 h 心电图（图 15-4）可见短阵室性心动过速。术后持续心电及血压监测，并记录到在用药方案不变的情况下室性心律失常减少，血压由室性心动过速时的 101/62 mmHg 上升至室性心动过速发作减少时的 119/79 mmHg。术后第 2 天心电图（图 15-5）为 VAT 模式，心室起搏 QRS 波 113 ms，未见碎裂 QRS 波和室性心律失常。术

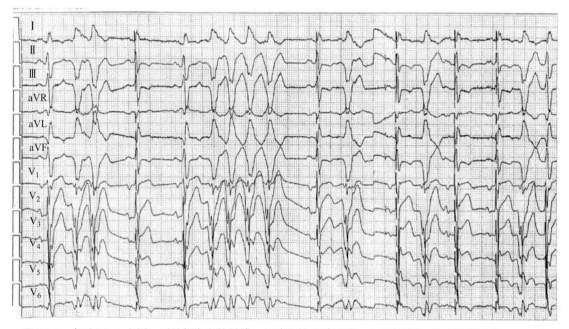

图 15-4　术后 2 h 心电图。可见频发室性早搏、短阵室性心动过速，心室起搏的 QRS 波窄（约 110 ms）。

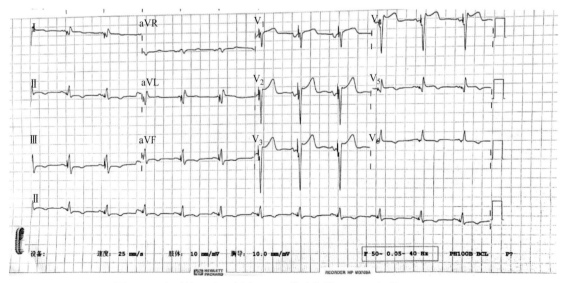

图 15-5　术后第 2 天心电图。VAT 模式起搏，QRS 波时限 113 ms。

后 2 h 开始记录 Holter，且恰好记录到室性心律失常由平均每小时 2000 次到完全消失的过程（图 15-6）。术后患者症状改善，可下床活动，无喘憋。术后第 4 天 BNP 357 pg/ml。复查 Holter：室性早搏总数 1358 次（占总心搏数 1.6%）。术后第 8 天复查超声心动图：左心功能减低（Simpson 法估测 LVEF 约 45%），患者出院。

术后第 9 天复查超声心动图：左心房前后径由术前的 42 mm 降为 35 mm，EF 由术前的 27% 升至 45%，LVEDD 和室壁瘤大小无改变。术后 5 年随访，患者能日常活动，未再检测到室性心律失常，未再因心功能不全入院。血压偏低〔（95 ～ 110）/（60 ～ 65）mmHg〕，程控：双心室起搏比例 > 99%。超声心动图：LVEDD 56 mm，二尖瓣少量反流。

【讨论】

患者为老年男性，诊断为缺血性心肌病、心功能不全、陈旧性前壁心肌梗死、室壁瘤、反复室性心动过速，稍活动即喘憋。在监护室住院 10 余天，经常规药物治疗症状改善不明显，室性心动过速反复发作，药物干预室性心动过速的效果不佳或患者无法耐受，冠状动脉造影未见需干预的病变，患者及家属不接受室性心动过速消融。

因此，选择 CRT-D 左心室多位点起搏（MPP）。术中备好除颤电极片，手术顺利，四极左心室电极导线植入，阈值 0.5 V，无膈肌刺激。术后持续心电及血压监测，记录 Holter，记录到术后 10 h 内伴随着室性心律失常的减少，偏低的血压逐渐恢复。Holter 记录到室性心律失常的完全消失。患者住院期间血钾水平始终正常，随着 CRT-D MPP 手术的完成，BNP 由术前的约 3000 pg/ml 降至约 400 pg/ml。随访 5 年，患者维持疗效，未再出现室性心律失常，未再因心力衰竭住院。EF 值维持在约 40%。

患者反复发生室性心动过速的原因是什么？该患者有冠心病、陈旧心肌梗死、室壁瘤病史，心功能不全（如活动后喘憋、BNP 3082 pg/ml），且心电图显示有碎裂 QRS 波。碎裂 QRS 波是高危患者预警的新指标，可预测频发室性早搏、室性心动过速及心脏性猝死的风险。文献报道，在植入 ICD 的患者中，有碎裂 QRS 波者 ICD 放电频率明显增加。此外，碎裂 QRS 波也是非透壁心肌瘢痕的标志。

患者的室性心动过速为什么神秘消失了？该患者术后程控打开 Sync AV 功能（动态调整 AV 间期），并打开 MPP 功能。术后第 2 天心电图可见双心室起搏，QRS 波时限 113 ms，未再见碎裂 QRS 波，室性心动过速较前明显减少。术后 2

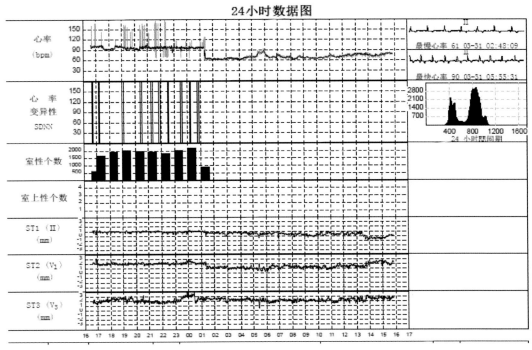

图 15-6 术后 Holter 趋势图。记录到室性心律失常由每小时 2000 次至消失的过程。

周优化 CRT-D MPP 功能。传统 CRT 植入存在膈神经刺激、左心室高阈值、左心室导线脱位、心尖部起搏等问题，导致左心室导线位置不佳、AV 间期不理想、双心室起搏比例低、机械不同步等问题，影响 CRT 的疗效。左心室四级导线（图 15-7）可植入心尖部、起搏心底，使植入失败率降低 88%。雅培 CD3371-40QC CRT-D 具有 MPP 技术，能夺获更大面积的心肌，改善心肌同步收缩，改善急性血流动力学，提高 CRT 反应率。本例患者室性心动过速消失的原因其实就是 MPP 改善了患者的急性血流动力学，胸导联碎裂 QRS 波消失（图 15-5）。

【专家点评及病例启示】

- 因存在梗死后瘢痕和（或）传导异常而引起的心肌机械不同步，缺血性心肌病可引起射血分数降低的心力衰竭（HFrEF），诱发严重室性心律失常，甚至猝死。
- CRT 已被证实可以改善左束支传导阻滞的心力衰竭患者的心功能状态，降低死亡率。可能的原因与 CRT 引起左心室反向重塑（reverse remodeling）、胸阻抗（thoracic impedance）降低有关。此外，CRT 可减少心室传导延迟，使折返发生率降低，从而减少室性心律失常。有研究报道 CRT-D 可促进室性心律失常，其可能机制是左心室电极导线起搏引起起搏区域和瘢痕之间的折返或电极的机械刺激等。
- 尽管 CRT 对心力衰竭和传导延迟的患者有益，但仍有约 30% 的患者没有显著治疗反应。左心室电极导线位置是影响 CRT 治疗反应的重要因素，受患者特定解剖结构和局部病理生理学的限制。CRT-D MPP 四极导线可增强患者对 CRT 的反应，沿导联线远端提供 4 个起搏位置。不同起搏配置的急性血流动力学反应存在明显差异，使用四极导线的最佳起搏位点进行起搏有利于急性血流动力学反应，更有助于减少室性心律失常。

- 本例的碎裂 QRS 波也需引起足够重视。碎裂 QRS 波的发生是由心室去极化发生改变所致。在对心肌梗死和左心室动脉瘤患者进行尸检时发现，坏死的心肌中有存活的心肌，呈岛状或点状分布，这些存活的"孤岛"心肌组织中穿插了大量纤维组织或心肌被纤维组织包裹，从而在除极时发生延迟和缓慢，使心室肌部分去极化和动作电位上升速度减慢，反映在体表心电图中即为碎裂的 QRS 波。碎裂 QRS 波是室性心动过速等恶性心律失常、心脏病预后不良和死亡的重要预测因子。本例患者手术后双心室同步起搏（QRS 波窄，时限 113 ms），碎裂 QRS 波消失，可能是折返性室性早搏和室性心动过速消失的原因之一。

【基础知识要点】

MPP 是指在 1 根左心室四极导线上选择 2 个位点共同起搏左心室。在有心肌瘢痕的情况下可以达到更协调一致的左心室内激动。在针对多位点起搏中 AV 间期和左心室起搏向量程控对急性血流动力学的影响的研究中，MPP 对血流动力学的改善明显。

MPP 与间期自动优化（Sync AV）功能联用可以最大限度地提升 CRT 反应。Sync AV 可动态调整 AV 间期，其工作原理是每 256 个心动周期，AV 延迟设置为 3 个心动周期的程控值，当发生 AV 自身下传时，Sync AV 可测量传导时间，可使用 AV delta 方程调整接下来 256 个周期的 AV 间期，利用自身心律与起搏融合，配合 MPP 起搏，实现四点融合（房室结下传＋右心室起搏＋左心室双点起搏），提高心脏收缩同步性，达到心脏电活动同步。

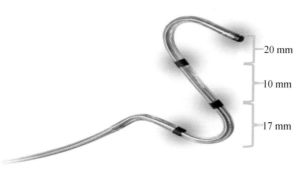

图 15-7　左心室四极电极导线（1458Q）。

扫码见本病例授课视频（视频 15）。

视频 15

（易忠　李向楠　航天中心医院）

参考文献

［1］Hua W，Cai L，Su Y，et al. Acute hemodynamic impact of atrioventricular delay and left ventricular pacing vector programming in MultiPoint Pacing. Pacing Clin Electrophysiol. 2022，45（5）：649-657.

［2］Turakhia M，Cao M，Fischer A，et al. Reduced mortality with quadripolar versus bipolar left ventricular leads in cardiac resynchronization therapy. Heart Rhythm，2014，11（5）：S117.

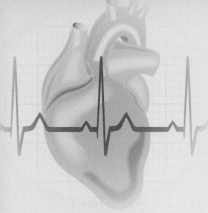

病例16　早期复极综合征ICD电风暴及处理

【病史摘要】

患者男性，13岁，因"早期复极综合征、心室颤动、猝死生还，经静脉ICD植入术后3年，ICD放电10次"急诊收入院。患者2岁时感冒发热后突发四肢抽搐，意识丧失，就诊于县医院，予静脉消炎、退热药治疗无效，阿-斯综合征发作5次。转入上级医院，心电图示窦性心律，多个导联ST段抬高，肌酸激酶同工酶（CK-MB）水平升高，诊断为心肌炎，予果糖二磷酸钠、辅酶Q治疗。随后数年未再发病。每年规律在当地医院复查心电图仍为多个导联ST段抬高，心肌酶水平恢复正常，超声心动图正常。入院前3年在课堂上突发抽搐伴晕厥，二便失禁，就诊于当地医院，心电图示窦性心律，Ⅱ、Ⅲ、aVF、V₃～V₆导联ST段抬高，T波高尖。住院期间突发意识丧失，心电监测示心室颤动，予心肺复苏、电复律10次，诊断早期复极综合征、心室颤动。转入我院后完善相关检查，诊断早期复极综合征（图16-1），植入单腔ICD。术后患者住院期间曾因窦性心动过速、房性心动过速、心房扑动、心房颤动等出现ICD不恰当放电，给予普罗帕酮150 mg q8h防治房性及室性心律失常。出院后患者有多次ICD放电治疗，先后放电10次均为心室颤动正确放电。患者心室颤动发作无规律，与运动、睡眠和情绪均无关，有时连续数月仅发作1～2次，有时1天发作10次以上，每次心室颤动发作均由多形性室性心动过速很快恶化为心室颤动。故

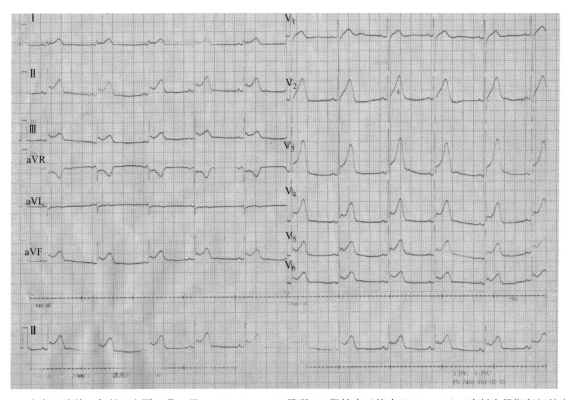

图16-1　患者入院前3年的心电图。Ⅱ、Ⅲ、aVF、V₃～V₆导联ST段抬高（均大于0.2 mV），诊断为早期复极综合征。

将 ICD 的参数优化如下：VT 180 次 / 分，仅监测不治疗；VF 210 次 / 分，持续 15 s 后给予 41 J×6 电除颤治疗。该治疗方案既可保证患者能得到及时除颤，又保证其在意识不清的状态下进行除颤，减少了除颤疼痛诱发的焦虑和抑郁。3 年中，患者药物治疗包括规律补钾、补镁及胺碘酮、美西律、普罗帕酮等，但均无法持续有效地减少心室颤动发作。患者无其他病史，家族史不详（患者是领养子女）。

【诊疗过程】

入院后完善相关检查，行 ICD 程控。复查血钾 3.1 mmol/L，予补钾、补镁。程控资料显示，入院前 1 天 ICD 电风暴共记录到 25 次心室颤动事件，均为临床心室颤动且 ICD 正确诊断及治疗。ICD 记录的心室颤动腔内图见图 16-2。25 次心室颤动中 3 次自行终止，22 次需 ICD 放电转复

为窦性心律。本次入院 ICD 测试功能正常。患者入院后立即给予异丙肾上腺素静脉泵入，剂量为 0.25 ～ 0.33 μg/min，窦性心律维持在 90 ～ 110 次 / 分，但心电图 ST 段抬高仍达 0.2 ～ 0.5 mV（图 16-3）。在维持异丙肾上腺素静脉滴注的基础上，加用咪达唑仑（力月西）镇静及劳拉西泮（罗拉）和舍曲林（左洛复）抗焦虑治疗，患者仍反复发作电风暴（每隔 0 ～ 3 天发作心室颤动 1 ～ 38 次），多次调整抗心律失常药，依次应用了西洛他唑（3 周后停药）、胺碘酮（1 个月后开始使用直至出院）、美西律（1 个半月后开始使用直至出院）。入院 1 个月 ICD 反复放电 100 余次导致电池耗竭，后在心电监测下行体外电复律 100 余次。因患者电风暴反复发作、药物治疗效果不佳，1 个半月后组织了全市会诊，确定治疗方案为美西律＋胺碘酮口服治疗。这两种药物治疗 1 个月后，心室颤动发作有所减少，逐渐减少异丙肾上腺素和咪达唑仑剂量，直至 1 周内仅发作 4 次心室颤

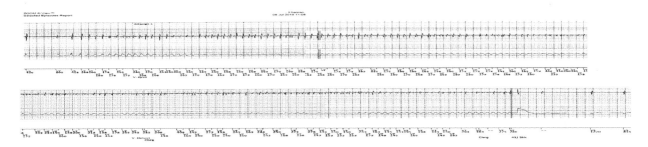

图 16-2　患者心室颤动时的 ICD 腔内图。于心室颤动发作时连续记录，第一行为近场电图，第二行为远场电图，最下方为心室标记及 R-R 间期。

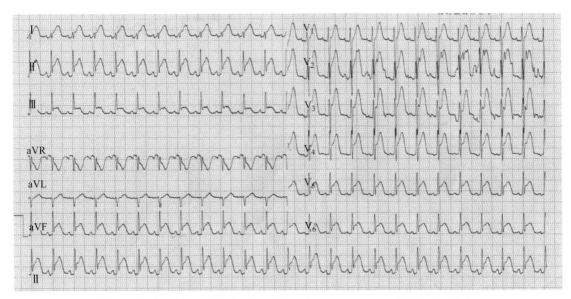

图 16-3　电风暴期间心电图。窦性心动过速，Ⅰ、Ⅱ、Ⅲ、aVF、V$_3$ ～ V$_6$ 导联 ST 段抬高达 0.2 ～ 0.5 mV。

动，遂决定行 ICD 更换术，术后观察 2 周无心室颤动发作，患者出院。

【讨论】

本例患者为青少年，恶性早期复极综合征及心室颤动诊断明确，已植入 ICD。但患者术后仍有顽固性心室颤动发作。有文献报道，ICD 电风暴急性发作期最有效的治疗是异丙肾上腺素静脉维持，慢性期最有效的药物为奎尼丁口服治疗，但当时奎尼丁的适应证不包括早期复极综合征。患者植入 ICD 后的 3 年内多次放电治疗，均为心室颤动正确放电，ICD 功能及参数正常。本次电风暴的整个治疗过程中，异丙肾上腺素、胺碘酮、美西律、西洛他唑等药物效果均不佳，唯一未尝试过的药物即奎尼丁。苦于没有有效的药物，患者 3 年后电池再次耗竭更换了第 4 个 ICD，故决定给予患者奎尼丁治疗，经香港医生帮助购买奎尼丁，服药 3 个月后患者心室颤动发作明显减少，随访 2 年，每年心室颤动发作 1～2 次，表明奎尼丁有效。此时，欧洲心脏病学会（ESC）发布的室性心律失常和心脏性猝死指南指出，早期复极综合征患者的治疗包括 ICD 植入（Ⅰ 类适应证）、急性期异丙肾上腺素静脉维持、慢性期奎尼丁口服及室性早搏射频消融（Ⅱa 类适应证）。该患者的治疗方案完全符合指南，但因患者在无心室颤动发作时室性早搏很少，故室性早搏射频消融无效。

【专家点评及病例启示】

- 早期复极很常见，但早期复极综合征较少见，像本例这样的顽固心室颤动非常罕见。该患者早期复极综合征及心室颤动晕厥诊断明确，ICD 植入指征明确，ICD 参数设置合理，最终奎尼丁药物治疗有效。但是，若所有药物均无效，心脏移植可能是最后的选择。
- 本例患者室性早搏消融极难，由于平时发作少，一旦发作即诱发心室颤动，以当时的电生理技术无法进行标测消融。
- 在早期复极综合征患者中，男性约占 70%，

而文献报道的相关基因很多且基因检测的意义不大。由于很多早期复极为良性，所以基因检测阳性的临床意义较小。

- 早期复极综合征的风险分层包括：①下壁和侧壁导联出现早期复极波；②早期复极波出现的导联越多，危险程度越高；③J 点抬高的幅度越大，危险程度越高，J 点抬高呈动态变化者危险程度高；④有室性心动过速 / 心室颤动发作或家族史者，危险程度高。
- 离子通道病患者植入 ICD 后不给予抗心动过速起搏（ATP）治疗，因为发作的室性心动过速为多形性，ATP 无效且可能导致室性心动过速恶化为心室颤动。此外，离子通道病患者更适合皮下植入 ICD。
- 奎尼丁的治疗机制不明确，异丙肾上腺素的治疗机制可能是抑制 I_{to} 电流、增加 I_{Ca} 电流，从而扭转早期复极综合征的复极缺陷。
- 关于起搏增快心律是否可以降低早期复极时抬高的 ST 段，尚无相关文献报道，指南也没有建议植入双腔 ICD。有文献报道应用异丙肾上腺素可以降低早期复极波，但本例患者静脉滴注异丙肾上腺素后未见早期复极波降低。

【基础知识要点】

1. 早期复极模式和早期复极综合征

标准 12 导联心电图中，≥2 个连续的下壁导联和（或）侧壁导联出现 J 点抬高 ≥1 mm 时，推荐诊断为早期复极模式。

对于存在早期复极模式且已从不明原因的心室颤动 / 多形性室性心动过速复苏的患者，推荐诊断为早期复极综合征。

2. 早期复极综合征的治疗

诊断为早期复极综合征并发生猝死生还，推荐植入 ICD（Ⅰ 类适应证）。发生电风暴的早期复极综合征患者，推荐使用异丙肾上腺素静脉输注（Ⅱa 类适应证）。复发心室颤动的早期复极综合征患者，推荐奎尼丁口服治疗（Ⅱa 类适应证）。至少有 1 个危险因素（①下壁导联出现早期复极表现；②多发导联出现早期复极表现，即

"Globle"样早期复极心电图；③J 波和 ST 段有明显的动态改变，具有很高的不稳定性；④J 波振幅＞ 0.2 mV，特别是长间歇后出现骤然升高的 J 波或 J 波振幅呈现交替改变时，常伴随着心律失常电风暴；⑤QRS 波降支出现切迹；⑥ST 段呈现水平或下斜样改变或呈 λ 样改变；⑦出现极短联律间期室性早搏，伴有"R on T"现象，这类室性早搏常起源于右心室流出道，呈类左束支传导阻滞形态；⑧室性心律失常起源部位与早期复极出现的部位相同；⑨如果同时伴有 QTc 间期＜ 340 ms 或＞ 440 ms，都会增加恶性心律失常的风险；⑩24 h 信号平均心电图显示有明显的晚电位，并且在夜间更为明显；⑪复极离散度明显增大，如 Tp-Te 间期或 Tp-Te/QTc 比值增大）或发生心律失常晕厥的早期复极综合征患者，推荐植入式心电监测装置（Ⅱa 类适应证）。由相同形态室性早搏诱发心室颤动且室性早搏药物治疗无效的早期复极综合征患者，推荐进行室性早搏射频消融（Ⅱa 类适应证）。

扫码见本病例授课视频（视频 16）。

视频 16

（苑翠珍　北京大学人民医院）

参考文献

［1］Zeppenfeld K，Tfelt-Hansen J，de Riva M，et al. ESC Scientific Document Group. 2022 ESC Guidelines for the management of patients with ventricular arrhythmias and the prevention of sudden cardiac death. Eur Heart J，2022，43（40）：3997-4126.

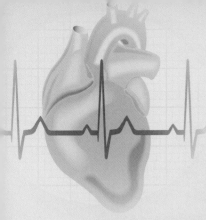

病例17　室性心动过速合并心力衰竭、起搏器感染的诊疗策略

【病史摘要】

患者男性，42岁，主因"心动过缓20余年，心悸伴发作性意识丧失6年，起搏器植入术后3年囊袋红肿1个月"入院。患者诉20余年前即发现心动过缓，无黑矇、意识丧失，于当地医院就诊，多次建议行起搏器植入术（结果不详），患者均因年龄及经济原因拒绝。6年前锻炼后出现心悸、头晕，随后意识丧失，数分钟后意识自行恢复，后间断出现心悸后意识丧失，约每年发作1~2次。入院前4年再次出现一过性意识丧失，意识恢复后行心电图检查提示交界性逸搏心律（图17-1），最长停搏时间为8.2 s（图17-2）。超声心动图提示左

心及右心房大，LVEDD 61 mm，左心室壁节段运动异常，LVEF 58%。入院前3年余心悸后意识丧失，当地医院急诊心电图提示室性心动过速（图17-3），电复律后转为交界区逸搏心律，行临时起搏器植入术，冠状动脉造影未见明显狭窄，复查超声心动提示LVEDD 59 mm，LVEF 48%，考虑扩张型心肌病合并病态窦房结综合征、阵发性室性心动过速，植入DDD型起搏器（右侧锁骨下区域），予沙库巴曲缬沙坦钠（诺欣妥）、美托洛尔、螺内酯、呋塞米、达格列净、盐酸胺碘酮（可达龙）治疗。起搏心电图QRS波明显增宽（图17-4），起搏比例＞90%。患者此后仍有间断心悸发作，伴大汗，约每2个月发作1次，就诊心电

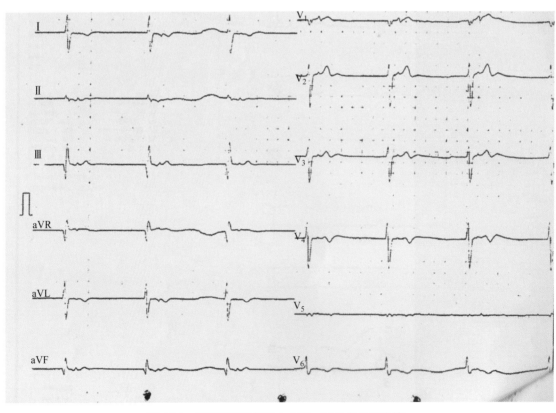

图 17-1　患者意识恢复后心电图。可见交界区逸搏。

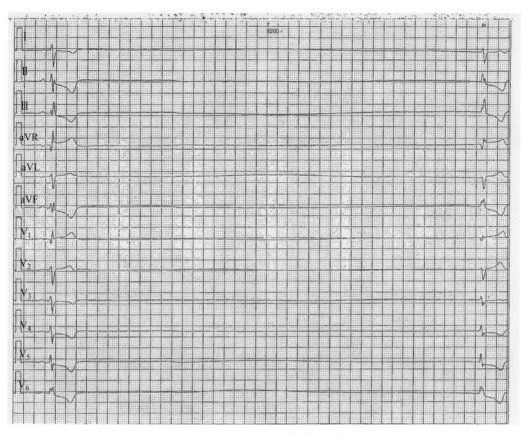

图 17-2　Holter。最长 R-R 间期为窦性停搏 8.2 s。

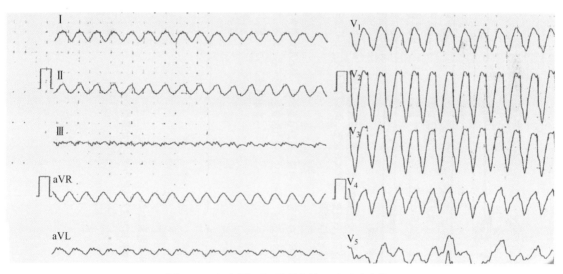

图 17-3　心电图。记录到室性心动过速发作。

图提示室性心动过速，每次均药物复律或电复律。自植入起搏器以来，患者活动耐量有所下降，爬 2～3 层楼可出现气短、乏力，休息约 10 min 可缓解，无夜间阵发性呼吸困难。近 1 月出现起搏器囊袋处红肿、疼痛，边缘皮肤变薄、发黑，未破溃、流脓，患者无寒战、发热，现为求进一步治疗收入院。既往史无特殊，无类似疾病家族史。

【诊疗过程】

入院后完善相关检查，入院心电图仍为起搏心电图，QRS 波时限为 180 ms。超声心动图：左心扩大，LVEF 40%。血培养阴性。患者初步诊断为扩张型心肌病，NYHA 心功能分级 Ⅱ 级，心律为起搏器依赖，起搏比例高，阵发性室性心动过

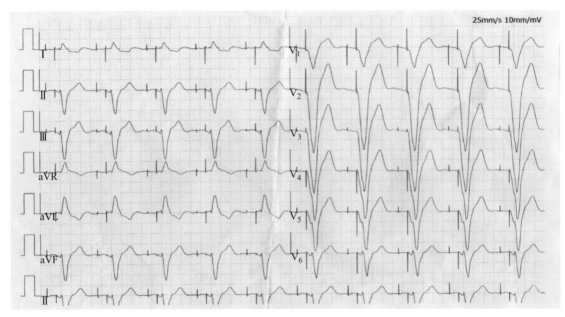

图 17-4 起搏心电图。DDD 起搏模式，QRS 波明显增宽。

速，同时合并起搏器囊袋感染，因此需采取综合治疗策略以全面解决患者的现存问题。

首先，起搏器囊袋感染是拔除起搏系统的 I 类适应证，因此需行经静脉电极导线拔除术及感染侧脉冲发生器取出术。经过充分的术前准备，经下腔静脉途径顺利拔除感染侧电极，并植入桥接起搏器等待永久起搏器再植的时机。其次，患者为扩张型心肌病，反复出现持续性室性心动过速，伴血流动力学不稳定（有间断意识丧失发作），符合 ICD 二级预防的 I 类适应证，首选植入 ICD 预防猝死。此外，患者心功能下降，存在传统起搏治疗的指征，起搏比例高（入院后延长 AV 间期为 300 ms 仍未见自身房室结下传，均为心室起搏；调整模式为 VVI 35 次/分，未见自身 QRS 波；图 17-5），在新植入起搏系统时应考虑植入 CRT，而非传统起搏器。同样，植入双腔 ICD 也并非最佳选择。进一步使用超声心动图评估患者起搏状态下的左、右心室机械运动，分别测量左、右心室的射血前时间（从 QRS 波起点至左心室或右心室流出道血流频谱的时间；图 17-6），检查左心室流出道出现血流的时间显著晚于右心室，因此心室起搏状态下存在明显双心室机械运动不同步，可能加重患者的心室扩大、心功能下降，甚至可能合并起搏诱导性心肌病（PICM）。

综上，患者在拔除起搏系统后的最佳治疗策略为植入 CRT-D，从而兼顾心力衰竭和室性心动过速的治疗。在拔除感染侧电极后 3 天，于左侧新植入 CRT-D（图 17-7），术后心电图 QRS 波时限较前缩短（图 17-8）。术后 1 周心脏超声造影可见 LVEF 提高至 49%（图 17-9）。出院后继续随访治疗，重点关注患者心功能改善后室性心动过速发作是否减少。

【讨论】

本例患者起搏器囊袋感染诊断明确，入院后血培养阴性，无系统感染证据，根据 2013 心律植入装置感染与处理的中国专家共识，应进行起搏系统的彻底移除，延迟拔除电极可能增加患者系统感染甚至死亡的风险。

电极拔除后，该患者的后续治疗有以下可选方案：①针对室性心动过速，选择射频消融还是植入 ICD 治疗？该患者的室性心动过速为持续性单形性室性心动过速，发作时伴有大汗、意识丧失，影响血流动力学，且患者合并扩张型心肌病，为器质性心脏病相关持续单形性室性心动过速。根据 2022 ESC 室性心律失常患者管理和心脏性猝死预防指南，对于非缺血性心肌病合并持续性室性心动过速患者，若室性心动过速发作无可逆原因且预期寿命＞1 年，应考虑植入 ICD 进行

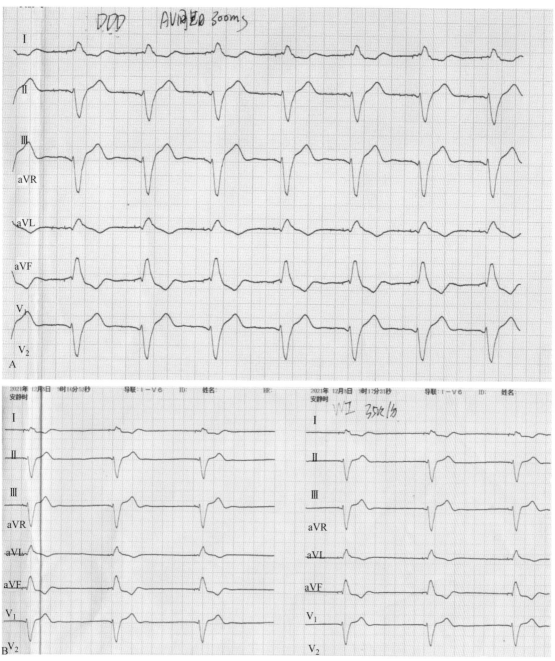

图 17-5　本次入院心电图。**A.** 延长 AV 间期至 300 ms，心室仍为起搏心律，未见自身房室结下传；**B.** 调整起搏模式为 VVI 35 次 / 分，均为起搏心律，无自身 QRS 波。

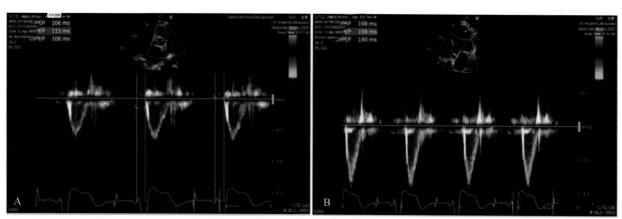

图 17-6　超声心动图。**A.** 右心室流出道的射血前时间为 108 ms；**B.** 左心室流出道的射血前时间为 195 ms。

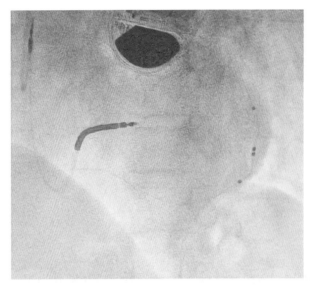

图 17-7 新植入 CRT-D 后的左前斜位影像。

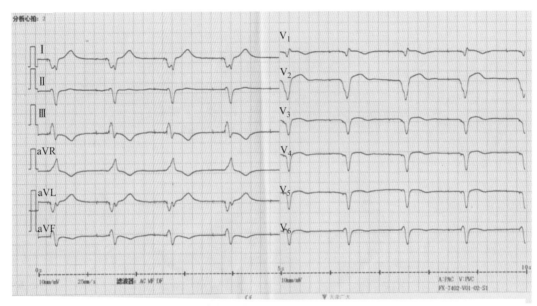

图 17-8 CRT 植入术后心电图。

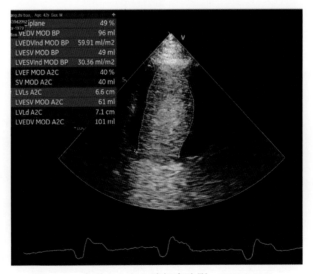

图 17-9 术后左心室心脏超声造影。LVEF 49%。

二级预防（推荐类别Ⅰ类）。在植入 ICD 后，需加强药物治疗，首选 β 受体阻滞剂，若最佳药物治疗后仍有室性心动过速发作，可考虑加用胺碘酮或索他洛尔（推荐类别Ⅱa 类，证据等级 B 级）；药物耐受不佳或室性心动过速仍反复发作、ICD 频繁放电者，可考虑行室性心动过速射频消融术（推荐类别Ⅱa 类，证据等级 B 级）。因此，本例患者首选的治疗为植入 ICD 及加强抗心律失常药物治疗，而非直接行射频消融术。②再植入装置选择传统双腔起搏器、ICD 还是 CRT-D？该患者需植入 ICD 进行室性心动过速的二级预防，因此不考虑传统起搏器。此外，患者存在心力衰竭、LVEF 下降（40%）、起搏依赖、高起搏比例，应选择双心室而不是单右心室起搏（推荐类别Ⅰ类，证据等级 A 级），从而避免单右心室起搏形成的类左束支传导阻滞激动对心功能的进一步影响，因此选择 CRT-D 而非双腔 ICD。

回顾患者的诊治过程，在 3 年余前植入起搏装置时已存在左心室扩大、LVEF 轻度下降（48%）、持续性单形性室性心动过速病史，存在 ICD 植入的适应证，可与患者及家属在充分沟通后植入双腔 ICD 进行治疗。但是，患者当时主要表现为窦性心动过缓及窦性停搏、预计心室起搏比例不高，且 LVEF 为轻度下降，暂无 CRT 指征。

【专家点评及病例启示】

- 患者起搏系统感染累及囊袋时，需尽早进行起搏导线及脉冲发生器的整体移除，单纯使用抗生素治疗、部分移除或延迟移除起搏系统会增加发生并发症的风险、升高死亡率。
- 对于器质性心脏病合并持续性室性心动过速，若符合 ICD 指征，应首先植入 ICD 进行二级预防，并应用药物治疗减少室性心动过速发作（β 受体阻滞剂、胺碘酮或索他洛尔），如药物不耐受或治疗效果不佳，再考虑行射频消融术及 ICD 放电。
- 对于存在心室起搏适应证且存在高度房室传导阻滞的 HFrEF 患者，包括心房颤动，建议植入 CRT 而非右心室起搏，以降低死亡率（推荐类别Ⅰ类，证据等级 A 级）。

- 若患者无起搏器囊袋感染，单纯因出现症状性心力衰竭就诊，从传统起搏器或 ICD 升级为 CRT/CRT-D 的适应证为右心室起搏比例高、最佳药物治疗后仍有心力衰竭症状、LVEF ≤ 35%（推荐类别Ⅱa 类，证据等级 B 级）。

【基础知识要点】

1. 心脏植入式电子装置（CIED）感染

随着近年来 CIED 植入数量的激增和适应证的扩展，CIED 感染的发生率呈上升趋势。国际流行病学研究显示，CIED 感染发生率为 4.2/1000 人 - 年，第 1 次、第 2 次和第 3 次手术后的感染发生率分别为 1.5%、2.9% 和 5%，15 年累积感染发生率为 6.2%，25 年累积感染发生率高达 11.7%。不同装置的感染发生率存在显著差异，普通起搏器 15 年累积感染发生率为 4.1%，ICD 15 年累积感染发生率为 12.1%，CRT 15 年累积感染发生率为 22.8%。

CIED 感染的高危因素包括：①患者自身因素：术前存在发热或感染；长期使用免疫抑制剂、类固醇激素及抗凝剂；合并糖尿病、肾功能不全、心力衰竭、肿瘤等慢性疾病；高龄、体瘦，长期摩擦囊袋等。②器械相关因素：电极数量，数量越多感染风险越高；器械类型，复杂双腔的感染风险高于单腔，CRT、ICD 的感染风险高于普通起搏器；装置更换；腹部囊袋；存在废弃电极、心外膜电极等。③围术期因素：术前使用临时起搏器、使用中央静脉或股静脉导管、未预防性使用抗生素、术后出现囊袋血肿、术者经验不足。术前应充分评估危险因素、控制可控的危险因素及术中规范无菌操作，是预防感染发生的关键措施。

2. PICM

右心室 PICM 通常定义为由右心室起搏引起的电和机械不同步导致左心室收缩功能障碍。右心室 PICM 很常见，可见于 10% ～ 20% 频繁右心室起搏的个体。

PICM 的定义在不同研究中有很大差异。大多数研究的定义为由高比例右心室起搏引起的 LVEF 下降至 < 40% 或 < 50%，通常伴有至少 5% ～ 10% 的绝对下降。10% ～ 20% 基线 LVEF 正常的个体

在高比例心室起搏时发展为 PICM，通常在右心室起搏 3～4 年后出现。目前已明确的 PICM 的危险因素包括男性、自身及起搏 QRS 波增宽及右心室起搏比例高，但鲜少有指标可预测哪些个体会发展为 PICM。

双心室起搏和传导系统起搏可更好地保持电和机械同步，通常可预防 PICM 的发生，并在 PICM 发生后逆转左心室收缩功能障碍。因此，对于 PICM 的患者需考虑升级为 CRT 的必要性，但升级手术通常难度高且感染风险大，术前需进行充分评估，包括静脉入路是否通畅、是否合并其他心律植入装置感染的高危因素等，结合患者具体情况制订个体化综合治疗策略。

扫码见本病例授课视频（视频 17）。

视频 17

（吴寸草　北京大学人民医院）

参考文献

［1］Glikson M，Nielsen J C，Kronborg M B，et al. 2021 ESC Guidelines on cardiac pacing and cardiac resynchronization therapy. Eur Heart J，2021，42（35）：3427-3520.

［2］中国生物医学工程学会心律分会. 心律植入装置感染与处理的中国专家共识 2013. 临床心电学杂志，2013，22（4）：241-253.

［3］Shah M J，Silka M J，Silva J N A，et al. 2021 PACES Expert Consensus Statement on the Indications and Management of Cardiovascular Implantable Electronic Devices in Pediatric Patients：Developed in collaboration with and endorsed by the Heart Rhythm Society（HRS），the American College of Cardiology（ACC），the American Heart Association（AHA），and the Association for European Paediatric and Congenital Cardiology（AEPC）Endorsed by the Asia Pacific Heart Rhythm Society（APHRS），the Indian Heart Rhythm Society（IHRS），and the Latin American Heart Rhythm Society（LAHRS）. JACC Clin Electrophysiol，2021，7（11）：1437-1472.

［4］Al-Khatib S M，Stevenson W G，Ackerman M J，et al. 2017 AHA/ACC/HRS Guideline for Management of Patients With Ventricular Arrhythmias and the Prevention of Sudden Cardiac Death：A Report of the American College of Cardiology/American Heart Association Task Force on Clinical Practice Guidelines and the Heart Rhythm Society. J Am Coll Cardiol，2018，72（14）：e91-e220.

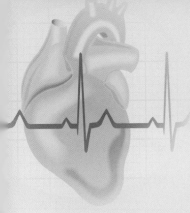

病例 18　左束支起搏术中一过性室间隔穿孔 2 例

病例 18-1

【病史摘要】

患者男性，79 岁，因"阵发头晕、乏力 1 年，双下肢水肿 1 个月"入院。患者于入院前 1 年无明显诱因出现头晕、乏力，当地医院发现心动过缓，心率 31 次 / 分，至我院急诊就诊，心电图提示二度房室传导阻滞 2 ∶ 1 传导，建议植入心脏起搏器，患者拒绝，予对症治疗。入院前 1 个月患者头晕、黑矇不适发作频繁，乏力加重，双下肢水肿，无意识丧失，无胸痛、憋气，无恶心、呕吐，于当地医院就诊后行 Holter 检查发现二度房室传导阻滞，建议行起搏器植入治疗，为进一步诊治收入我院。既往高血压病史 6 年，血压最高达 200/110 mmHg。

【诊疗过程】

入院后完善相关检查，入院心电图提示窦性心律、三度房室传导阻滞、结性逸搏、心率 31 次 / 分（图 18-1）。入院超声心动图示左心房前后径 42 mm，LVEDD 56 mm，右心房左右径 46 mm，右心室前后径 19 mm，LVEF 62%，主动脉硬化、左心室节段性运动异常，二尖瓣、三尖瓣轻中度反流，左心室舒张功能减低，轻度肺动脉高压（38 mmHg），心律失常。入院诊断：心律失常；三度房室传导阻滞；二度房室传导阻滞；结性逸搏；室性逸搏；高血压 3 级（很高危）。该患者房室传导阻滞诊断明确，伴头晕、乏力症状，符合起搏器 I 类适应证，选择行左束支起搏（LBBP）治疗。

术前描记右侧希氏束电位，指导 LBBP 电极植入位置，同时明确患者为希氏束以下房室传导阻滞。LBBP 电极选择美敦力 3830 电极系统（SelectSecure 3830 电极＋ SelectSite C315 鞘管）（图 18-2），术中植入 3830 起搏电极，并重点监测起搏心电图 V$_1$ 导联形态变化 [QS 波顿挫→右束支传导阻滞（RBBB）图形]，测试阳极环起搏预估植入深度，完成 LBBP 操作（图 18-3）。后行起搏参数测试，测试术中局部电位发生明显改变，伴有室性早搏发生，室性早搏形态推测来源于左心室，X 线影像可见 3830 电极落入左心室（图 18-4），考虑室间隔穿孔后进入左心室，后缓慢回

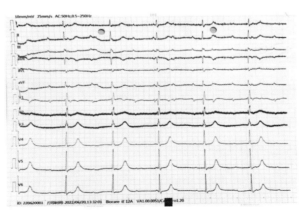

图 18-1　入院心电图。

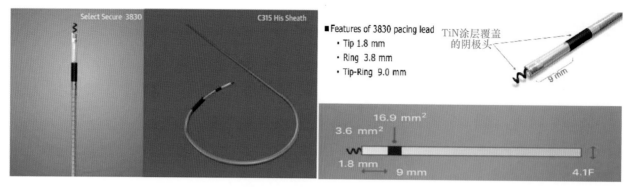

图 18-2 美敦力 3830 系统。

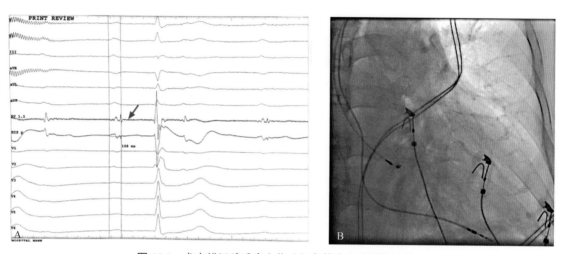

图 18-3 术中描记希氏束电位（红色箭头）及影像定位。

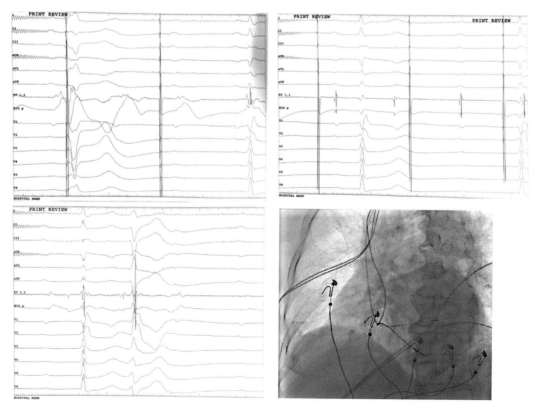

图 18-4 3830 电极阈值增高，考虑突入左心室。

撤电极，并标记植入电极位置（防止再次原位置植入）。再次重复上述操作，完成另一位点 LBBP 植入（具体操作同上），最终测试起搏阈值 1.0 V/

0.4 ms，起搏 QRS 波时限 117 ms，起搏达峰时间 65 ms（图 18-5）。术后行超声心动图除外左右心室分流及心包积液情况。

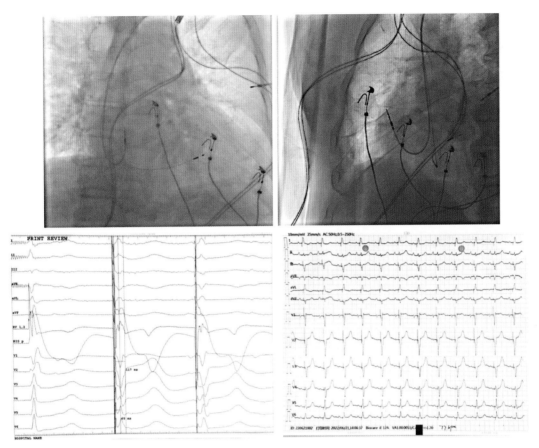

图 18-5　LBBP 术后影像、腔内图及起搏心电图。

病例 18-2

【病史摘要】

患者女性，63 岁，因"间断心悸 2 年余，加重伴乏力、胸闷 6 个月"入院。患者于入院前 2 年无明显诱因出现间断心悸，心悸症状发作严重时伴有左侧肢体麻木感，无黑矇、晕厥及四肢抽搐，无喘息、憋气及呼吸困难，就诊于外院，诊断为心房颤动，最快心室率约 80 次 / 分，治疗（具体不详）后心悸症状好转。入院前 6 个月间断发作心悸，伴乏力、胸闷不适，再次就诊于当地医院，诊断为心动过缓（具体不详），建议心脏专科医院系统诊治，为进一步诊治收入我院。

【诊疗过程】

入院后完善相关检查，入院心电图提示窦性心律、三度房室传导阻滞（图 18-6）。入院超声心动图示左心房前后径 43 mm，LVEDD 59 mm，右心房左右径 35 mm，右心室前后径 18 mm，LVEF 67%，主动脉硬化、左心室节段性运动异常，二尖瓣、三尖瓣轻中度反流，左心室舒张功能减低（Ⅰ级），心律失常。入院诊断：心律失常，间歇三度房室传导阻滞、间歇高度房室传导阻滞、一度房室传导阻滞、完全性右束支传导阻滞、结性逸搏、室性逸搏、阵发性心房颤动；冠状动脉粥样硬化，NYHA 心功能分级Ⅲ级。该患者房室传导阻滞诊断明确，伴乏力、胸闷症状，符合起搏器Ⅰ类适应证，选择行 LBBP 治疗。

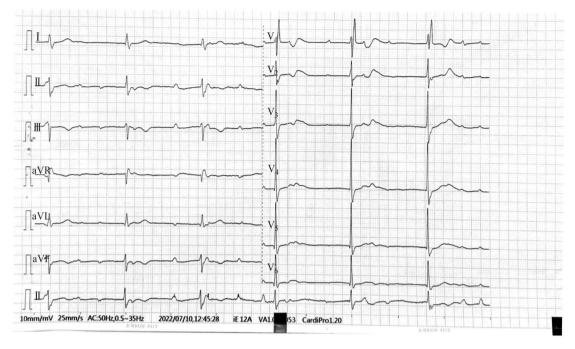

图 18-6 入院心电图。

LBBP 电极选择百多力 CSP 工具系统（Solia S 导线 + Selectra 3D 鞘管）（图 18-7），LBBP 植入过程同病例 21-1，术中造影明确电极植入深度，但仍出现一过性电极突入左心室的情况（图 18-8），撤回电极鞘管，再次完成另一位点 LBBP 植入（图 18-9），最终测试起搏阈值 1.2 V/0.4 ms，起搏 QSR 波时限 130 ms，起搏达峰时间 84 ms（图 18-10）。术后行超声心动图检查除外左右心室分流及心包积液情况。

【讨论】

上述 2 例患者均为房室传导阻滞伴头晕、胸闷、乏力等症状，符合起搏器 I 类适应证。虽患者暂不伴有心力衰竭，但因预估远期起搏依赖或起搏比例＞ 40%，为减少远期因非生理性起搏导致的心力衰竭，选择较为生理的起搏方式，即 LBBP。目前，LBBP 系统多采用美敦力 3830 电极系统（图 18-2），其中 3830 电极比普通起搏电

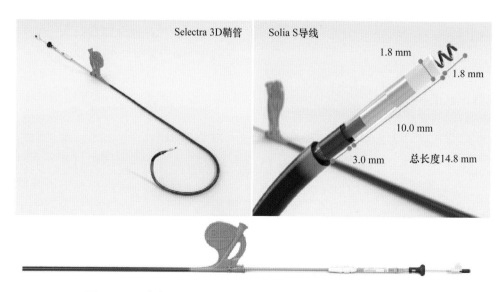

Selectra 3D鞘管　Solia S导线

1.8 mm
1.8 mm
10.0 mm
3.0 mm　总长度14.8 mm

图 18-7 百多力 CSP 工具系统（Solia S 导线 + Selectra 3D 鞘管）。

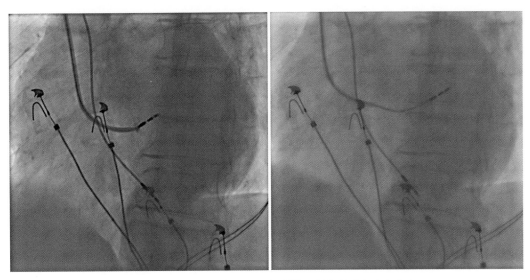

图 18-8　Solia S 导线植入过程中造影，影像考虑突入左心室。

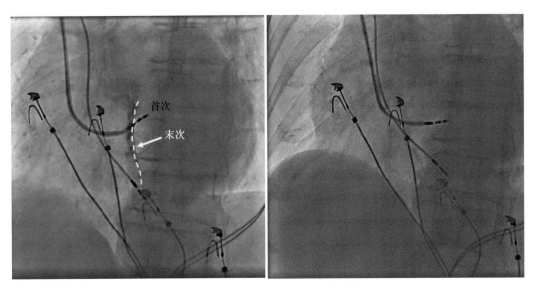

首次

末次

图 18-9　前后 2 个起搏位置影像比较。

极细而软，其螺旋长度为 1.8 mm，螺旋尖端至阳极环长度为 10.8 mm。另一套 LBBP 系统为百多力 CSP 工具系统（图 18-7），该套鞘管及电极在左束支起搏器植入术中应用不多，其中电极为百多力普通电极，其螺旋长度为 1.8 mm，电极直径为 1.8 mm，螺旋尖端至阳极环长度为 11.8 mm，该套 CSP 工具硬度较高，能更好地突破并扎入间隔内，但更易发生室间隔穿孔。目前，已有关于 LBBP 围术期发生室间隔穿孔的报道，多为术后发现室间隔穿孔，因术中可及时发现，故术中室间隔穿孔并未以并发症形式出现。无论应用上述哪种 LBBP 导线系统，术中均需严格监测电极头端电位变化、起搏时的阻抗变化，同时结合影像、造影等方法，在保证完成 LBBP 的前提下，明确电极植入深度，避免术中即刻或术后室间隔穿孔发生。

上述 2 例患者均为植入术中起搏阈值突然增高，局部电位明显改变，术中影像提示突入左心室，伴有偶发左心室室性早搏，明确为电极突入左心室，术中及时撤除。为保证再次植入安全，应留取穿孔时的电极影像位置，以避免再次重复，同时再次严格执行植入术中参数测试，顺利完成 LBBP 治疗。术后应进行超声心动图检查，明确无室间隔血液分流及心包积液等情况，安全完成起搏器植入。

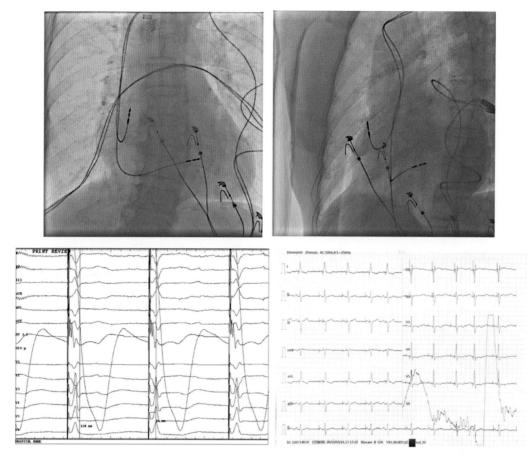

图 18-10 LBBP 术后影像、腔内图及起搏心电图。

【专家点评及病例启示】

- 近年来，LBBP 在缓慢性心律失常和心力衰竭患者中的应用取得了较好的疗效，其植入技术也在不断改进。围术期室间隔穿孔是 LBBP 治疗较严重的并发症，应了解希浦系统起搏技术，多维度参考术中电极参数、影像位置等，从而尽可能减少室间隔穿孔的发生。

- LBBP 电极管理一直是起搏器治疗领域比较"忌惮"的问题，因该技术应用时间短，各植入中心技术参差不齐，随着时间推移，相关电极感染、电极拔除、围术期室间隔穿孔等问题会逐渐突显，在植入过程中需要额外注意。

- 目前 LBBP 系统多采用美敦力 3830 系统，百多力 CSP 系统较少应用，上述 2 例患者分别为两种起搏系统出现术中一过性室间隔穿孔的典型代表，因 CSP 系统更易突破

间隔，且电极处理及植入方式不同于 3830 系统，植入过程中应格外注意避免室间隔穿孔的发生。幸运的是，2 例患者出现术中一过性室间隔穿孔并未导致术后左右心室分流、心包积液等其他并发症。

【基础知识要点】

希氏束起搏是目前最具生理性的起搏方式，但成功率低、起搏阈值高、长期安全性等问题限制了其使用范围。与希氏束解剖范围局限不同，左束支呈网状分布在左心室间隔面内膜下，因此是单个区域起搏，定位相对容易，起搏夺获部位可以是左束支以下直至左侧浦肯野纤维网，目前统称为左束支区域起搏（LBBP），是心脏起搏与电生理标测两种技术的深度融合。其操作要点为经静脉途径将特殊的电极经右心室间隔面到达左心室间隔面内膜下的左束支区域，达到跨越阻滞部位，保持左心室电同步。LBBP 的特征包括：①起搏

QRS 波形态为 RBBB 形；②起搏后，能在起搏安全性的基础上最大限度地保持左心室电同步；③可以为选择性或非选择性 LBBP；④可记录到左束支电位。LBBP 是一项生理性起搏技术，主要适用于起搏依赖伴或不伴心力衰竭的患者，以减少远期因非生理性起搏导致的心力衰竭，甚至改善已经出现的与心脏电传导异常相关的心力衰竭（尤其是左束支传导阻滞者）。肥厚型心肌病或间隔纤维化者的起搏成功率较低。

LBBP 由希氏束起搏操作过程中向更深、更远发展而来，其本质都是传导系统起搏。相比于希氏束起搏，LBBP 最大的优点是跨越阻滞部位、最大限度兼顾生理性与安全性，具体如下：①跨越阻滞部位，夺获阈值低且稳定，避免交叉感知；②深拧导线至左心室间隔内膜下，起搏参数良好，一般感知 > 5 mV、阈值 < 1.0 V/0.4 ms，导线固定可靠；③不易受传导束病变随时间向室侧进展的影响；④夺获周边心肌细胞可作为自身心室起搏备份；⑤为需要房室结消融的患者提供足够的消融靶点空间，保证消融有效及消融后起搏阈值稳定；⑥对于传导系统近端病变者，尤其是典型 LBBB 者，纠正阈值低且稳定；⑦对于传导系统远端病变或弥漫性病变者，可在更远端植入跨越

病变或部分纠正其弥漫性病变。在深拧导线过程中，需要严格监测并动态测试电极各项参数变化，从而在保证"真"传导系统起搏的同时，避免室间隔穿孔发生。

扫码见本病例授课视频（视频 18）。

视频 18

（何乐　天津市胸科医院）

参考文献

[1] Ayala Valani L，Dion D，Daneault B，et al. Deep septal perforation during left bundle area pacing resulting in left ventricular capture and delayed systemic embolism. Can J Cardiol，2023，39（10）：1432-1435.

[2] Ponnusamy S S，Basil W，Vijayaraman P. Electrophysiological characteristics of septal perforation during left bundle branch pacing. Heart Rhythm，2022，19（5）：728-734.

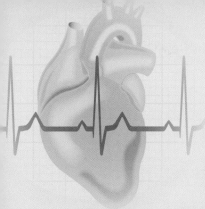

病例 19　波折的感染性心内膜炎治疗

【病史摘要】

患者男性，65 岁，主因"起搏器植入术后 1 月余，反复寒战、高热 20 余天"入院。患者于入院前 1 个月余（2022-10-26）在外院拟行胆囊切除术，术前心电图发现二度 Ⅱ 型房室传导阻滞，遂行起搏器植入术（DDD 型）。入院前 20 余天（2022-11-7）无诱因反复出现寒战、发热，最高体温 40℃，偶伴咳嗽、咳少量黄色脓痰、活动后胸闷，于多家医院就诊，先后换用多种抗生素治疗效果不佳（具体不详）。正值新型冠状病毒流行期间，多次完善核酸及抗原均为阴性。当地医院完善血培养为金黄色葡萄球菌；胸腹部 CT 回报双肺多发结节、胆囊结石伴胆囊炎、胆囊引流术后改变；治疗 2 周后再次复查胸部 CT 较前进展迅速，为双肺多发异常密度影，考虑双肺广泛感染性病变合并部分脓肿形成可能，双侧胸腔积液；超声心动图提示右心房内起搏器导线周围高回声团块，考虑诊断为"起搏系统感染，感染性心内膜炎（IE）"，继续应用万古霉素治疗，仍有间断发热，双下肢及全身低垂部位出现凹陷性水肿并逐渐加重，全身散在皮肤瘀点及瘀斑。入院前 6 天于外院继续应用万古霉素＋美罗培南（美平）抗感染治疗，输注白蛋白（最低 17 g/L）支持治疗，仍有间断发热、寒战，为进一步治疗于 2022-12-5 收入我院（北京大学人民医院）。发病以来，患者精神、饮食不佳，置入胃管肠内营养，近几日大便发黑。既往史：高血压病史 6 年余，服用缬沙坦氨氯地平（1 片／日），平素血压控制尚可；入院前 3 个月余因腹痛、急性胆囊炎行经皮肝穿刺胆道引流（PTCD），现仍保留引流管。

【诊疗过程】

患者坐轮椅入院，入院查体：体温 38.3℃，脉搏 52 次／分，呼吸 23 次／分，血压 164/43 mmHg。一般情况差，精神差，贫血貌，全身明显水肿，上肢及腹部可见散在皮下瘀斑。右侧锁骨下可见起搏器植入术后瘢痕，伤口无红肿、破溃、渗液，局部无感染征象。双肺呼吸音粗，右上肺可闻及明显湿啰音，双下肺呼吸音减低。叩诊心界不大，$A_2 > P_2$，未闻及杂音，无心包摩擦音。腹部膨隆，肠鸣音 6 次／分，移动性浊音（可疑＋）。双下肢重度凹陷性水肿。即刻完善心电图检查显示窦性心律；2∶1 房室传导阻滞；心室起搏不良（图 19-1）。测试心室起搏阈值升高至 4.0 V@0.4 ms，将输出电压提高至 6.5 V@0.4 ms 后为 VAT 模式起搏心电图。入院床旁胸部 X 线检查见双腔起搏器导线，双肺多发片状高密度影，以右侧为著，双侧胸腔积液可能（图 19-2）。床旁超声心动图示左心扩大，二尖瓣轻中度反流，主动脉瓣少量反流，三尖瓣中度反流，肺动脉收缩压轻度增高，起搏器导线赘生物形成？入院完善各项检验，WBC 14.86×10^9/L，Hb 44 g/L，PLT 220×10^9/L；CRP 65.6 mg/L；凝血酶原时间（PT）、活化部分凝血活酶时间（APTT）基本正常，纤维蛋白降解产物（FDP）19.4 μg/ml（参考值 0 ～ 5 μg/ml）、D- 二聚体 3140 ng/ml（参考值 0 ～ 243 ng/ml）；白蛋白 23 g/L；心肌损伤标志物及 BNP 基本正常；血培养为耐甲氧西林的金黄色葡萄球菌（MRSA）。考虑患者主要诊断为起搏系统感染、急性感染性心内膜炎（MRSA 感染）；二度 Ⅱ 型房室传导阻滞，永久性人工心脏起搏器植入术后；肺部感染、肺脓肿；重度贫血、可疑消化道出血；低白蛋白血症；胆囊结石伴急性胆囊炎（PTCD 术后）。

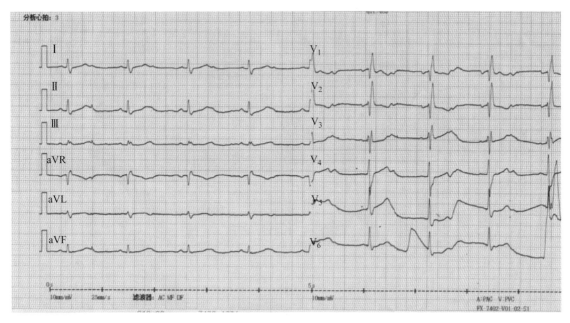

图 19-1　入院心电图。心室起搏不良，2∶1 房室传导阻滞。

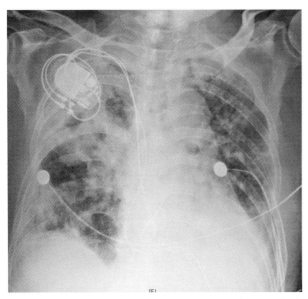

图 19-2　入院胸部 X 线检查。可见双肺多发渗出，右侧为著，双侧胸腔积液可能。

患者病情危重，与患者家属充分沟通病情，给予万古霉素联合美罗培南抗感染，输注白蛋白支持并酌情利尿，积极输注浓缩红细胞支持，并尽快完善便潜血检查明确贫血原因，给予泮托拉唑静脉泵入、禁食水、停止胃肠内营养，给予肠外营养支持；拟待患者一般情况稍改善、Hb 提升后寻求时机行起搏系统拔除术。

入院第 2 天夜间，患者再次排柏油样便 2 次，量约 800 ml，即刻查体：神志淡漠，心率 101 次/分，血压 108/51 mmHg，SpO₂ 99%，心电图见图

19-3。1 h 后再次便血 200 ml，血压下降至 93/62 mmHg，呈叹气样呼吸。血气分析：pH 值 7.467，二氧化碳分压（PCO_2）42.1 mmHg，氧分压（PO_2）127.9 mmHg，钾 3.8 mmol/L，乳酸 3.5 mmol/L。血常规：Hb 31 g/L。紧急开通中心静脉补液，泮托拉唑＋生长抑素＋垂体后叶素静脉泵入，输注浓缩红细胞 6 U，患者意识稍恢复。

入院第 3 天，患者仍有间断黑便，经多处协调，共输注浓缩红细胞 12 U、血浆 800 ml，患者仍处于休克前期状态。经消化内科及介入科多学科会诊，急诊行床旁胃镜见十二指肠降部纵行巨大溃疡伴血痂，由于溃疡面巨大且纵行较深，难以行内镜下止血，仅予以内镜下肾上腺素喷洒，止血效果不佳，介入科紧急行肠系膜动脉造影寻找出血部位，见胰十二指肠下动脉分支出血，行动脉栓塞治疗。患者消化道出血量逐渐减少，经积极输血治疗后 Hb 趋于稳定，1 周余后便潜血转阴。

入院第 5 天，患者突发神志淡漠，叹气样呼吸，全身水肿，球结膜水肿。完善血气分析提示严重 CO_2 潴留（PCO_2 90.5 mmHg），新型冠状病毒核酸（＋），考虑为新型冠状病毒感染加重肺部感染，多发痰栓导致换气功能障碍，引起严重 CO_2 潴留及肺性脑病，给予无创呼吸机辅助呼吸，并积极退热、抗感染、输血、输血浆、输纤维蛋白原、输白蛋白、抑酸、止血、营养支持等治疗，

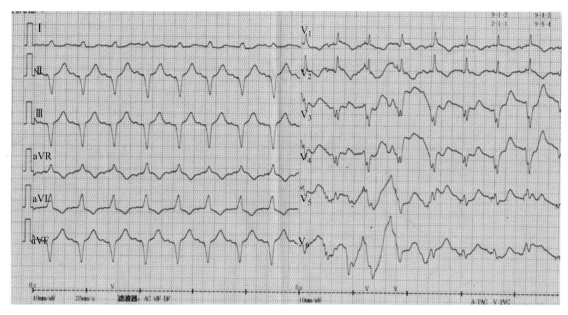

图 19-3 消化道出血后复查心电图。心率明显增快，为 VAT 起搏模式。

治疗数天后患者神志恢复，CO_2 水平恢复至正常。

经过诸多波折后，患者的生命体征较前平稳，一般情况稍好转，考虑尽快行起搏导线拔除术。患者起搏器植入仅 1 个月，推测电极与周围组织粘连较轻，可试行徒手拔除或锁定钢丝辅助下拔除。但入院时测试心室电极阈值升高，需警惕心室电极脱位或穿孔的可能性，因此在行电极拔除前行多体位透视明确心室电极位置（图 19-4），可见心房为被动电极，心室为主动电极，心室电极头端在右前斜位观察位置偏下、左前斜位观察位置偏左，不能除外右心室电极穿孔，拔除时须密切监测生命体征、心影，警惕心脏压塞，必要时

行心包穿刺。完善以上准备后徒手拔除心房及心室电极，过程顺利，有创动脉压监测未见血压下降，心影运动正常，未见心脏压塞发生，植入桥接起搏器过渡。

电极顺利拔除术后，继续应用抗生素治疗，多次复查血培养转阴，复查血常规 WBC 4.23，NE% 71.8%，Hb 87 g/L；CRP 13.6，因患者仍保留 PTCD 管，且胆囊多发结石，肝胆外科医生会诊后不建议拔除 PTCD 管。为避免引流管的潜在感染风险，经与肝胆外科医生协商后决定在桥接起搏器保驾下先解决胆囊相关问题，待潜在风险解决后再植入永久性起搏器。于入院后 6 周行腹

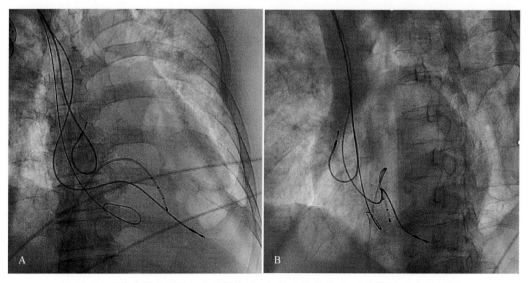

图 19-4 术前多体位透视。右前斜位（**A**）及左前斜位（**B**）判断心室电极位置。

腔镜下胆囊切除术，术中见胆囊周围广泛粘连、充血水肿，胆囊大小 8 cm×3 cm，壁增厚，胆囊内可触及质硬结石，PTCD 肝外窦道完整。术后继续应用抗生素治疗，术后 2 周复查各项感染指标均正常后在对侧再次植入永久性起搏器（图 19-5），心室电极位于中位间隔。术后患者恢复情况良好，治疗时间共 2 个月余，在多学科共同努力下，最终获得良好治疗结局。

【讨论】

本例患者起搏器植入术后短期内出现发热、寒战，体温超过 38℃，多次血培养提示金黄色葡萄球菌感染，经胸超声心动图可见导线可疑赘生物形成（因患者一般情况受限，未行经食管超声心动图检查），考虑诊断 IE 基本明确。但患者就诊时起搏器囊袋局部未见红肿、破溃、流脓表现，不符合典型囊袋感染后顺向性发展至 IE 的病程经过，需考虑患者为逆向性感染可能，即先有血行感染，后附着于起搏系统形成 IE。结合患者在起搏器植入术前存在急性胆囊炎病史、PTCD 术史，不除外血行感染来源于胆道的可能性，可进一步留取 PTCD 引流液进行培养帮助证实是否为相同病原体。本例患者 PTCD 引流液较少，留取细菌培养结果为阴性，因此感染来源仍为存疑。

IE 为系统性感染疾病，尤其以金黄色葡萄球

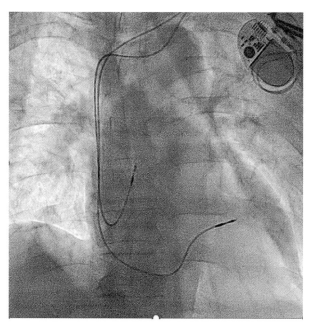

图 19-5 起搏器再次植入术后。

菌的细菌毒力强、定植能力强，患者就诊时往往全身炎症反应及消耗症状明显，合并多种临床情况、病情危重。心脏植入装置相关 IE 需要尽快进行电极拔除以彻底清除感染源，因此这些患者需在明确诊断后评估电极拔除的时机，通常需要多学科协作，共同决策最佳时机。本例患者就诊时一般情况极差，金黄色葡萄球菌已形成双肺脓肿，同时合并低白蛋白血症、凝血障碍，在急性感染状态下出现上消化道溃疡及出血、失血性休克状态，多系统受累，尤其是存在消化道活动性出血、血流动力学不稳定，很难在入院时立即进行电极拔除，需首先止血、稳定生命体征后考虑尽早手术。在消化内科、介入科、呼吸科等的帮助下，把握时机进行了电极拔除术，清除感染源，打破了全身炎症反应的恶性循环。

在抗生素治疗足疗程、血培养转阴后，需评估再植入永久性起搏器的适应证和时机。患者为高度房室传导阻滞，存在起搏器植入适应证。但患者有 PTCD 引流管，且 IE 不能除外与胆道系统引起的血行感染相关，再次植入起搏器有潜在感染风险，因此决定先解决胆囊疾病后再行永久性起搏器植入术。在植入起搏器前须控制一切可控制的感染危险因素，这是预防及减少起搏器感染的关键策略。

对于需要进行电极拔除的患者，在拔除手术前均需明确电极的状态，提前做好应对策略，避免术中出现意外的并发症。本例患者入院时发现心室电极阈值增高，因此需考虑是否存在电极穿孔或脱位的可能性，拔除术前需进行多体位透视明确心室电极位置；如需拔除已经穿孔的电极，则应警惕电极拔除后心脏压塞的风险，手术过程中最好应用有创动脉压实时监测，并做好心包穿刺的准备，甚至考虑内外科联合拔除。

【专家点评及病例启示】

- 起搏器植入术后患者出现不明原因的高热、寒战，即使起搏器囊袋未见感染，也应积极完善血培养、超声心动图检查，甚至经食管超声心动检查，明确是否存在 IE。
- IE 患者通常全身炎症反应明显、合并多种临床合并症，需多学科协作治疗，共同决

策最佳治疗方案，先解决影响生命体征的急症，在赢得时机时尽早完成起搏系统的完全移除。

- 拔除起搏电极前需进行充分评估，做好术前准备，必要时需与心外科医生商讨起搏电极拔除的方案。
- IE 患者根据药物敏感试验应用抗生素 4～6 周，血培养转阴后再次评估是否仍有起搏器适应证，并在植入前评估感染相关危险因素，控制可控的危险因素后再进行手术。

【基础知识要点】

IE 是 CIED 感染并发症中最严重的类型，指 CIED 感染的致病菌侵入血液循环引起系统性血行感染，同时在电极导线表面及房室瓣形成大小不等的赘生物，表现为全身感染症状明显、血培养阳性、超声心动图可见赘生物。CIED 相关 IE 为右心感染性心内膜炎，具有独特的临床表现、细菌谱和影像学特点，目前诊断主要参考表 19-1 的标准。

IE 的治疗需要在充分抗生素治疗的同时尽早、

表 19-1　CIED 相关 IE 的诊断标准

共识建议		项目
诊断		明确的 CIED/IE = 符合 2 条主要标准，或 1 条主要标准 + 3 条次要标准
		可能的 CIED/IE = 符合 1 条主要标准 + 2 条次要标准，或 3 条次要标准
		否认 CIED/IE 诊断 = 不符合 IE 的诊断标准
主要标准	微生物学	A. 致 CIED 感染和（或）IE 的典型微生物血培养阳性（凝固酶阴性葡萄球菌、金黄色葡萄球菌）
		B. 2 次血培养均显示符合 IE 的微生物：草绿色链球菌、溶血性链球菌（*S.bovis*）、HACEK 细菌群、金黄色葡球菌；或社区获得性肠球菌，在没有初始感染的情况下连续血培养出符合 IE 的微生物
		C. 间隔 12 h 采集血样出现 2 次血培养阳性结果；或全部 3 次或 4 次分别血培养的大部分结果阳性（第 1 次和最后 1 次采集血样需间隔 > 1 h）；或单次血培养伯纳特立克次体阳性或 I 期 IgG 抗体滴度 > 1∶800
	CIED 感染和（或）IE 影像学证据阳性	D. 超声心动图（包括心腔内超声）阳性： 　a. CIED 感染：临床囊袋 / 脉冲发生器感染；电极导线赘生物 　b. 瓣膜性 IE： 　　赘生物 　　脓肿、假性动脉瘤、心内瘘管 　　瓣膜穿孔或动脉瘤 　　新出现的人工瓣膜部分开裂
		E. 应用 ^{18}F-FDG PET/CT（新植入 CIED 的患者需谨慎）或放射性同位素示踪法 WBC SPECT/CT 检测到囊袋 / 脉冲发生器部位、电极或瓣膜部位的异常活动
		Γ. 通过心脏 CT 明确的瓣周漏 CIED 感染
次要标准		合并诱因，包括心脏基础疾病致易感性增加（如新发三尖瓣反流）、静脉注射毒品
		发热（体温 > 38℃）
		血管事件（包括通过影像学检查发现的）：主要动脉栓子形成、感染性肺栓塞、感染性（细菌性）动脉瘤、颅内出血、结膜出血、詹韦损害（Janeway lesion）
		微生物学证据：不符合上述主要标准的阳性血培养结果，或微生物活动性感染的血清学证据与 IE 囊袋培养或电极导联培养结果一致（由非感染囊袋抽取）

彻底拔除 CIED 系统。CIED 相关 IE 比单纯 CIED 囊袋感染的死亡率高，仅抗生素治疗、延迟拔除等可能进一步升高死亡率。

扫码见本病例授课视频（视频 19）。

视频 19

（吴寸草　北京大学人民医院）

参考文献

［1］中国生物医学工程学会心律分会 . 心律植入装置感染与处理的中国专家共识 2013. 临床心电学杂志，2013，22（4）：241-253.

［2］Shah M J，Silka M J，Silva J N A，et al. 2021 PACES Expert Consensus Statement on the Indications and Management of Cardiovascular Implantable Electronic Devices in Pediatric Patients：Developed in collaboration with and endorsed by the Heart Rhythm Society（HRS），the American College of Cardiology（ACC），the American Heart Association（AHA），and the Association for European Paediatric and Congenital Cardiology（AEPC）Endorsed by the Asia Pacific Heart Rhythm Society（APHRS），the Indian Heart Rhythm Society（IHRS），and the Latin American Heart Rhythm Society（LAHRS）. JACC Clin Electrophysiol，2021，7（11）：1437-1472.

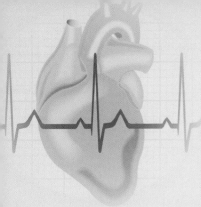

病例 20　反复室性心动过速患者的诊疗思路

【病史摘要】

患者女性，68 岁，主因"间断心前区不适 3 天"入院。患者入院前 3 天无明显诱因出现心悸伴胸闷症状，未予重视，入院前 1 天症状加重伴头晕及黑矇，伴恶心、腹胀，无胸痛、胸闷及喘息，就诊于我院急诊查心电图提示持续性单形性室性心动过速（图 20-1）。为进一步诊治收入院。患者于 2021-4 诊断右肺周围型肺癌，未手术，给予靶向药物治疗，2021-5-13 至 2022-1-24 使用吉非替尼（易瑞沙）0.25 g，1 次 / 日；2022-1-25 至 2022-11 使用甲磺酸奥西替尼 80 mg，1 次 / 日；2022-10-13 至 2022-10-29 使用盐酸安罗替尼胶囊 8 mg，1 次 / 日。患者否认高血压、糖尿病、冠心病、脑血管疾病等病史，有肺癌家族史。

【诊疗过程】

急诊科给予患者 200 J 同步电复律后，心电图示室性心动过速转为心房颤动，给予胺碘酮累计泵入 750 mg 后转为窦性心律（图 20-2），收入病房。住院 4 h 后，患者突发意识丧失，心电监护提示尖端扭转型室性心动过速（Tdp）（图 20-3），给予 200 J 电复律及静脉注射利多卡因。4 min 后再发室性心动过速，给予电复律，同时行静脉补钾、补镁治疗。复律后可见室性早搏"R-on-T"现象以及巨大倒置 T 波，QT 间期明显延长（图 20-4）。超声心动图示左心房 44 mm，左心室 52 mm，右心房 36 mm，右心室 35 mm，EF 29%，左心室壁普遍运动幅度减低，左心室收缩及舒张功能降低。考虑胺碘酮可能引起 QT 间期延长，应避免使用。

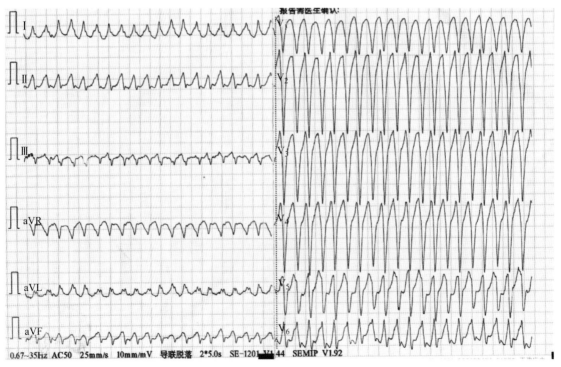

图 20-1　急诊心电图。自发性单形性室性心动过速。

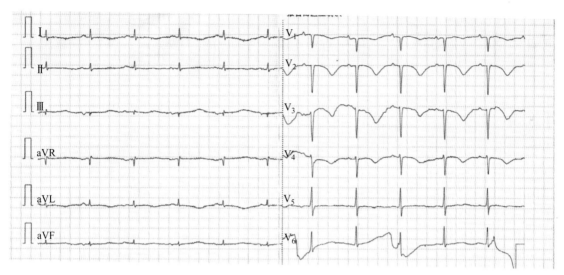

图 20-2　胺碘酮转复后心电图。窦性心律下的 QT 间期延长。

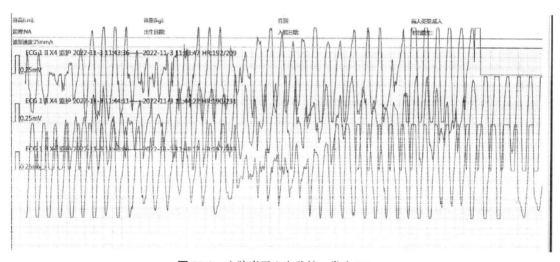

图 20-3　入院当天心电监护。发生 Tdp。

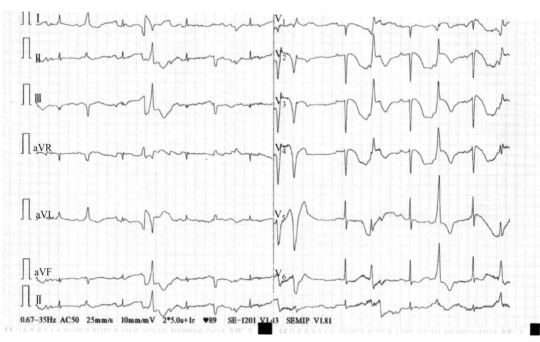

图 20-4　心电图。Tdp 电复律后频发室早。

此外，患者目前服用的靶向药物安罗替尼可导致 QT 间期延长，经多学科会诊（MDT），暂停用。患者随后间断发热、烦躁、躁动，给予抗生素及咪达唑仑镇静。

入院第 4 天，患者于夜间开始频发 Tdp 伴意识丧失 11 次，均电复律成功（图 20-5）。窦性心律下心电图仍显示 QT 间期明显延长（图 20-6）。患者心功能下降，频发室早、室性心动过速，伴焦虑、烦躁，考虑不除外交感风暴，因此给予艾司洛尔静脉滴注及普萘洛尔口服、情绪疏导。但患者仍反复发生室性早搏、Tdp，部分蜕变为心室颤动（VF），且发作频率明显增加，48 h 电复律

10 余次，遂转变诊疗思路，考虑频发室早应是在长 QT 间期的基础上继发晚后除极室性早搏，诱发无休止 Tdp 及 VF，调整治疗方案为停用艾司洛尔和普萘洛尔，换用异丙肾上腺素提升心率、缩短 QT 间期。患者未再发室性早搏、Tdp 及 VF。异丙肾上腺素持续应用 10 天，心电图显示 QT 间期明显缩短至正常范围（图 20-7）。

入院第 15 天复查超声心动图示：左心房 40 mm，左心室 49 mm，右心房 35 mm，右心室 34 mm，EF 49%，左心室壁普遍运动幅度减低，左心室收缩及舒张功能降低。EF 较前好转。完善基因检测，未发现原发性长 QT 间期综合征（LQTS）的相关

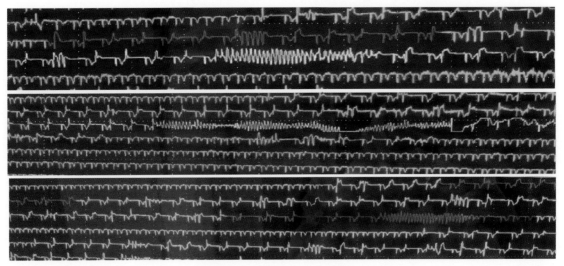

图 20-5 心电监护。频发 Tdp。

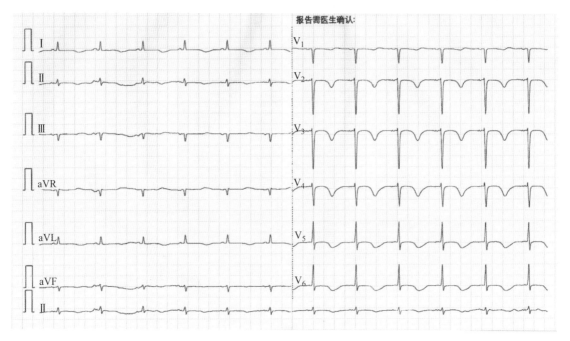

图 20-6 入院第 5 天心电图。Tdp 发作间期仍有 QTc 间期明显延长。

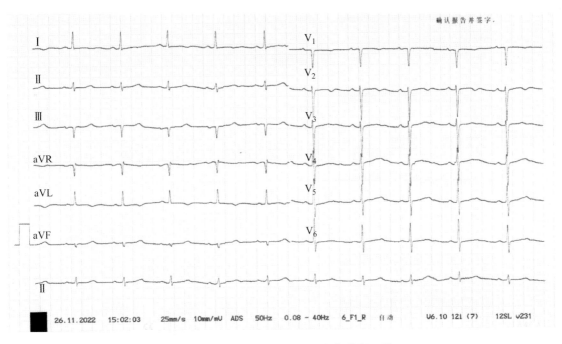

图 20-7　出院时心电图。QTc 间期恢复正常。

变异基因。患者好转出院，继续使用改善心脏重构的药物和抗凝药物，肿瘤治疗建议咨询相关学科，目前暂没有不影响 QT 间期的相应靶向药物。出院 2 个月后，患者曾尝试再次加用靶向药物，因出现频发室早而再次停药（图 20-8）。

【讨论】

　　患者为老年女性，主因"自发持续性室性心动过速、心脏扩大、EF 明显下降"入院，急诊予以电复律后，未转复窦性心律，而是发生心房颤动，继续泵入累计 750 mg 胺碘酮后转为窦性心律，但同时发现心电图 QTc 间期明显延长（> 500 ms），考虑不除外胺碘酮药物影响，给予补钾、补镁治疗。患者入院后很快发生两次 Tdp，伴意识丧失，需电复律治疗，后频发室早，间断发作 Tdp，结合超声心动图示 EF 下降（29%），考虑不除外心功能不全导致的交感神经兴奋，引起频发室早，在 QT 间期延长下诱发 Tdp，停用胺碘酮。同时，患者服用的靶向药物有导致 QT 延长的可能，遂停用。此外，追问病史得知患者于 2014 年曾发生睡眠中意识丧失伴抽搐 1 次。行冠状动脉造影及 Holter 未见明显异常，心电图显示 QT 间期延长。停用影响 QT 间期的药物 4 天后，电解质正常，但患者 QT 间期仍无缩短，考虑不除外存在原发

性 LQTS，故给予艾司洛尔、普萘洛尔及镇静治疗，但患者发作更加频繁，甚至出现无休止发作。后考虑频发室早应为 QT 间期延长下的晚后除极室早，心室肌细胞复极的异常延长容易形成晚后除极，其形成的室性早搏成为 TdP 的触发因素。因此，之前的治疗方案可能会减慢心率，加重 QT 间期延长，导致室性早搏发作增加和 Tdp 无休止发作。换用异丙肾上腺素提升心率，缩短 QT 间期，后无室性早搏及 Tdp 发生。患者行基因检测未发现原发性 LQTS 的相关基因变异，考虑可以除外原发性 LQTS。患者有肺癌病史，服用的靶向药物均有延长 QT 间期的风险，目前诊断肿瘤药物相关性继发性 LQTS，建议停用靶向药物，但患者肿瘤药物治疗效果满意，停药后尚无其他满意方案。

【专家点评及病例启示】

● 患者使用的肿瘤靶向药物导致继发性 LQTS 及心功能下降，入院时发生持续性室性心动过速考虑与心功能不全相关，与 Tdp 发生机制不同，根据指南中的 ICD 植入适应证，患者可继续服用抗肿瘤药物，双腔 ICD 可以通过适当提高起搏频率来缩短 QT 间期，避免 Tdp 发生。

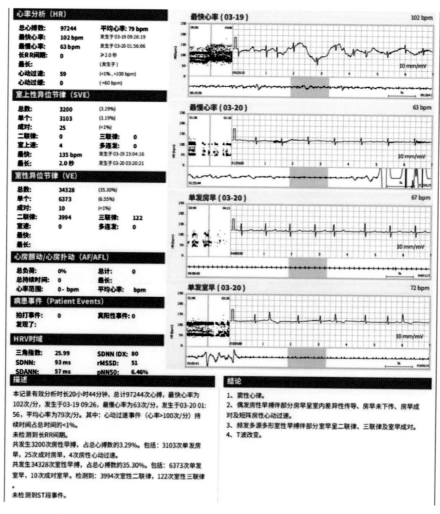

图 20-8 出院 2 个月尝试服用抗肿瘤靶向药物。再次频发室早。

- 患者急诊电复律后发生心房颤动，应再次电复律转复窦性心律，避免胺碘酮导致的医源性 QT 间期进一步延长，可能避免后续 Tdp 的发生。患者服用抗肿瘤药物后不仅出现继发性 LQTS 及 Tdp，而且出现心功能下降，目前停用抗肿瘤药物后心功能好转，可以植入双腔 ICD 联合抗肿瘤药物治疗，但可能会加重心肌损害，使心功能继续恶化，应同时寻找更合适肿瘤治疗方案。

- 长 QT 间期应鉴别原发性和继发性 LQTS，原发性 LQTS 患者发病年龄一般较小，但是也有个例，因此不能根据发病年龄进行鉴别。此外，及时的治疗思路转变是该患者抢救成功的关键。

- Tdp 发生时多数可以自行终止，少数继发心室颤动，因此治疗 Tdp 还应以镁剂为

主，尽量减少电击，尤其是在没有意识丧失的状态下。

【基础知识要点】

1. Tdp 的定义

Tdp 是以室性心动过速发生时 QRS 波尖端围绕基线发生扭转为心电图特征的一种特殊类型的伴 QT 间期延长的多形性室性心动过速。Tdp 分为获得性和先天性 TdP，以获得性多见。Tdp 患者在临床上常表现为反复发作的阿-斯综合征，重者可发生心脏性猝死。

2. Tdp 的发病机制

（1）遗传易感性：是指患者本身存在的致病基因或普通的基因多态性。目前已发现 13 个 LQTS 致病基因的 950 多个突变，这些基因包括：*KCNQ1*（*LQT1*）、*KCNQ2*（*LQT2*）、*KCNH2*

（*LQT2*）、*SCN5A*（*LQT3*）、*Ankyrin-B*（*LQT4*）、*KCNE1*（*LQT5*）、*KCNE2*（*LQT6*）、*KCNJ2*（*LQT7*）、*Cav1，2*（*LQT8*）、*CAV3*（*LQT9*）、*SCN4B*（*LQT10*）、*AKAP9*（*LQT11*）、*SNTA1*（*LQT12*）、*KCNJ5*（*LQT13*）。先天性 LQTS 是一种离子通道病，约 2/3 的患者（LQT1 和 LQT2）有编码钾通道基因功能丧失（*KCNQ1* 和 *KCNH2*），进而使动作电位 3 相复极缓慢，QT 间期和动作电位延长。以该基质为基础，适时的早搏和早后除极则能促发 TdP。此外，5%～10% 的患者（LQT3）存在编码钠通道基因功能异常（*SCN5A*），其可能引起晚钠电流增强，破坏动作电位 2 相的平衡，使动作电位延长并形成 TdP 的发生基质。上述 LQTS 的 2 个编码钾通道和 1 个编码钠通道的基因突变占总数的 75%，成为 LQT1、LQT2 和 LQT3 的致病基因。另有 5% 的 LQTS 患者存在其他基因突变，而其余的 20%LQTS 患者基因检测结果阴性。在孤立性药物获得性 LQTS 患者中，上述 3 个易感基因突变占 10%～15%，而在抗心律失常药物诱发的 TdP 患者中，5%～20% 的患者存在亚临床型先天性 LQTS。

（2）细胞学机制：正常情况下，各层心室肌的复极不同步，先后顺序为心外膜、心内膜和中层 M 细胞，但这种生理性跨室壁复极的差异较小。当患者存在易感基因突变或药物选择性延长某层心肌细胞（常是 M 细胞）复极时，将使 QT 间期延长，使跨室壁复极离散度增大，形成折返和 TdP 发生的基质。同时，心室肌细胞复极的异常延长容易形成早后除极或晚后除极，其形成的室性早搏将成为 TdP 的触发因素。

（3）电生理机制：触发 TdP 的激动源于心内膜的触发灶，其引起折返的螺旋波。单螺旋波又能分裂成两个同步的螺旋波，而分裂的开始或终止都与右心室前壁与室间隔或左心室前壁与室间隔之间存在的功能性阻滞有关，这两个分裂波分别激动左心室和右心室，进而形成周期性变化的 TdP 独特的心电图。

3. 心电图短-长-短周期现象

绝大多数 TdP 是由短-长-短周期现象诱发，第 1 个短周期是指第 1 个室性早搏的联律间期较短，长周期是指该次室性早搏后的代偿间期较长，第 2 个短周期由随后窦性心律的 QRS 波和第 2 个室性早搏组成，由于较长代偿间期后的窦性心律 QT 间期进一步延长，导致第 2 个室性早搏落在其前窦性心律下的 T 波顶峰附近，诱发 TdP。由于基础 QT 间期显著延长，触发 TdP 的 "R-on-T" 室性早搏的联律间期相对较长，与特发性心室颤动时联律间期较短的 "R-on-T" 室性早搏显著不同。1 个或更多的短-长-短周期现象通常是室早二联律的结果，其常出现在 TdP 发生前，又称 TdP 的上游心律。持续的二联律起源于相同或不同部位的心内膜局灶，在复极离散较大的基质上能导致折返性心律失常：①第 2 个来自不同部位的心内膜下异位局灶激动侵入第 1 个心内膜下局灶激动的复极离散区，从而启动折返；②室性早搏后代偿间期较长导致 QT 间期延长，导致关键部位复极离散度增加，即心外膜区域与心肌中层区域局部复极时间增加不同，这导致了新的功能性传导阻滞线，同时减缓了传导而引发折返。

扫码见本病例授课视频（视频 20）。

视频 20

（张明惠　王蹲蹲　天津第五中心医院）

参考文献

［1］中华医学会心血管病学分会，中华心血管病杂志编辑委员会，遗传性心脏离子通道病与心肌病基因检测中国专家共识 . 中华心血管病杂志，2011，39（12）：1073-1082.

［2］Gong Q, Stump M R, Zhou Z. Upregulation of functional Kv11.1 isoform expression by inhibition of intronic polyadenylation with antisense morpholino oligonucleatides. J Mal Cell Cardiol，2014，76：26-32.

［3］Malsa E, Dixon J E, Medway C, et al. Allele-specific RNA interference rescues the long-QT syndrome phenotype in human-induced pluripotency stem cell cardiomyocytes. Eur Heart J，2014，35（16）：1078-1087.

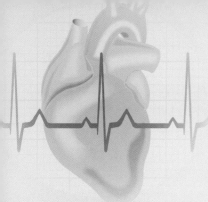

病例 21　相见何如不见时——左心室血栓患者 CRT-D 植入

【病史摘要】

患者男性，72 岁，因"间断胸痛 4 年，发作性意识丧失 2 次"入院。患者于入院前 4 年余因持续胸痛 22 h 呼叫急救车，心电图提示 $V_1 \sim V_6$、I、aVL 导联 ST 段抬高（图 21-1A），血压（60～100）/（30～60）mmHg，送诊过程中患者发作意识丧失，经心肺复苏及电除颤恢复意识后转入我院冠心病监护病房（CCU）。入院考虑为急性广泛前壁心肌梗死伴心源性休克，行主动脉内球囊反搏（IABP）支持和急诊冠状动脉造影。术中提示冠状动脉三支病变，罪犯病变为左前降支（LAD），可见血管中段以远完全闭塞（图 21-1B），对 LAD 进行介入治疗并置入 1 枚支架，恢复 TIMI3 级血流。术后完善冠心病二级预防加用双联抗血小板药物、他汀类药物、美托洛尔等，患者仍频发室性早搏及短阵室性心动过速，术后第 7 天发作持续性室性心动过速时血压不能维持，给予体外 150 J 双向波电复律，因心源性休克肝肾低灌注、急性肝酶升高及肾小管坏死，无法加用

胺碘酮及血管紧张素转化酶抑制剂（ACEI）/ 血管紧张素受体拮抗剂（ARB），行床旁连续性肾脏替代治疗（CRRT）降低水负荷进行肾支持。复查超声心动提示室间隔、前壁及心尖节段运动不良，室间隔至心尖室壁变薄，心尖室壁瘤形成，其内不规则团块状血栓（0.67 cm×2.43 cm），LVEF 39%，加用华法林抗栓治疗。随后，患者状态相对稳定后门诊随访，调整二级预防药物，长期服用沙库巴曲缬沙坦、琥珀酸美托洛尔、氯吡格雷、瑞舒伐他汀、地高辛及华法林，调整国际标准化比值（INR）达标，但患者心室血栓持续存在并反复因心力衰竭加重入院。本次入院前 9 个月因新发 LBBB 伴心肌酶谱升高考虑再发心肌梗死入院，复查冠状动脉造影，分别于 LAD 置入 1 枚支架，于左回旋支（LCX）置入 2 枚支架。入院前 6 个月患者于院外无诱因突发晕厥，急救车心电图提示持续性室性心动过速，经外院电复律及心肺复苏、机械通气，恢复意识和撤除呼吸机支持后转入我院。患者既往有高血压、糖尿病史。

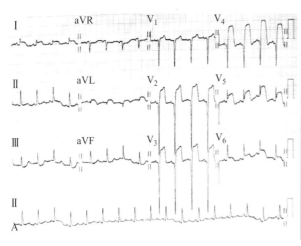

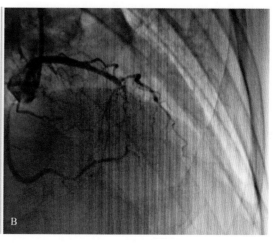

图 21-1　患者 4 年余前急性广泛前壁心肌梗死入院时的心电图（**A**）和急诊冠状动脉造影（**B**）结果。

【诊疗过程】

患者再发室性心动过速，经除颤及复苏后入院心电图提示窦性心律，完全性 LBBB，QRS 波时限 130～147 ms（图 21-2）。优化药物治疗改善症状后，超声心动提示左心房及左心室扩大，LVEF 30%，室间隔、前壁及心尖节段运动不良，心尖室壁瘤伴血栓 1.0 cm×3.0 cm（图 21-3A），房室、左右心室间及左心室内失同步，左心室后间隔、下后壁收缩延迟。考虑患者为缺血性心肌病、HFrEF，强化药物治疗后仍为 NYHA 心功能分级 Ⅲ 级，LBBB 图形 QRS 波时限＞130 ms，应考虑 CRT；同时，患者曾发作持续性室性心动过速心搏骤停，符合心脏性猝死（SCD）二级预防指征，需要植入 CRT-D。但患者左心室腔内血栓在持续抗凝、INR 达标的情况下仍不能消退，CRT-D 植入手术操作、术后心功能改善及 CRT-D 放电均可

能导致栓子脱落，造成卒中或系统栓塞风险。

患者此次入院前因 SCD 经历体外高能量电复律过程，但未造成显著的血栓脱落、卒中或系统栓塞表现。入院后经静脉给予超声微泡造影剂进行心脏超声造影，再次评估心腔内血栓，显示心内膜面清晰，室间隔心尖段可见半月形充盈缺损，大小 2.9 cm×1.1 cm，表面光滑，无活动度（图 21-3B）。向患者及家属交代 CRT-D 植入的风险及获益，患者接受 CRT-D 植入。

考虑患者既往大面积心肌梗死心肌瘢痕，为增加 CRT 反应性，选择左心室四极导线和多位点起搏（MPP），于 2021-5-13 植入 CRT-D（雅培3371-40Q）。术中冠状窦造影远端显示不清，仅单一左心室侧后静脉可见（图 21-4A），植入左心室四极电极，测试参数满意。继续放置右心室电极及右心房导线，测试参数满意（图 21-4B-D）。术后根据床旁心电图及超声调整程控优化，设置

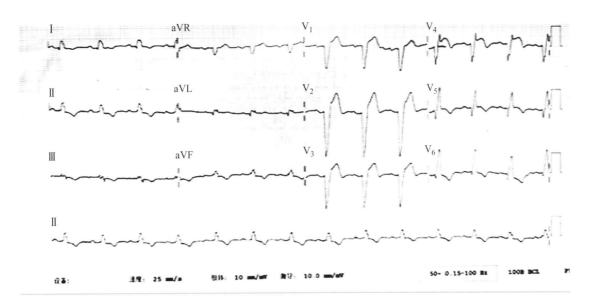

图 21-2　入院心电图。LBBB 图形。

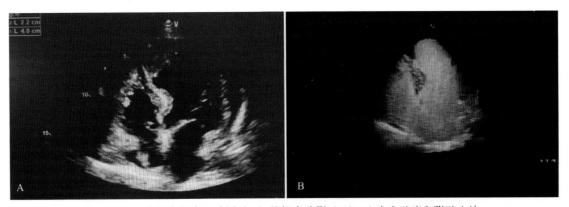

图 21-3　入院经胸超声心动图（**A**）及超声造影（**B**）。心尖室壁瘤和附壁血栓。

SynAV-40 ms，LV1（tip）＞LV2（M3）15 ms，LV2＞RV 5 ms，起搏 QRS 波时限降至 110 ms，前壁导联出现 R 波（图 21-5）。患者临床症状改善。

术后复查，程控测试参数满意，双心室起搏比例为 96%，未再发作持续性室性心动过速及电击治疗。超声心动图提示左心室内径恢复正常，LVEF 38%，房室、室间及左心室内同步性改善（图 21-6）；心尖部室壁瘤同前，经胸超声心动图

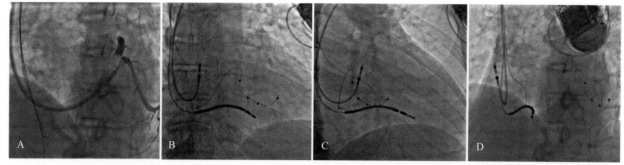

图 21-4 CRT-D 术中冠状窦造影（**A**）及最终电极放置位置。**B-D.** 依次为后前位（PA）、右前斜位（RAO）及左前斜位（LAO）。

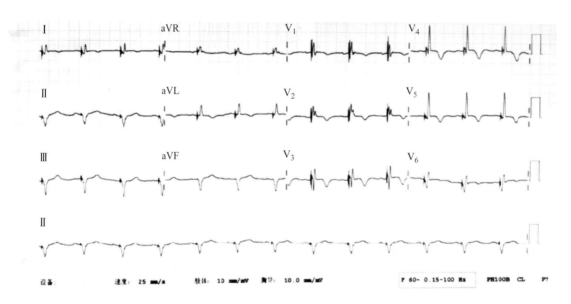

图 21-5 术后程控优化后患者体表心电图。QRS 波时限显著缩短，$V_1 \sim V_3$ 导联出现 R 波。

	LVEDV(ml)	LVEF(%)	E/E'	PAPS(mmHg)
术前	201	30	19.2	35
术后	137	38	14.7	30

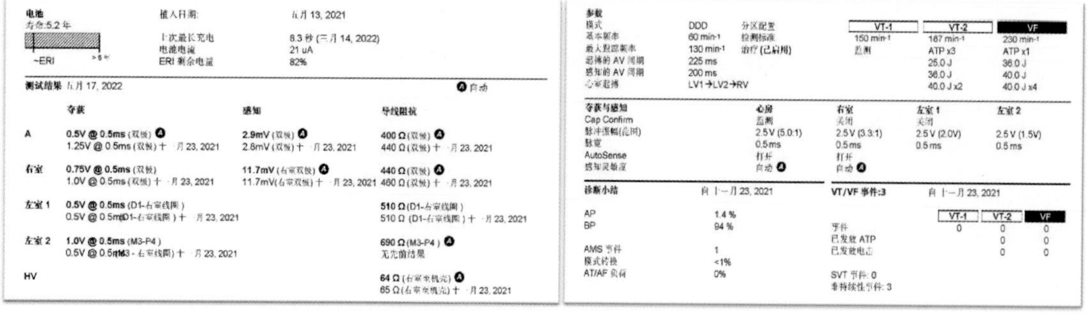

图 21-6 患者术后超声心动图参数及程控参数。与术前相比显著改善，起搏参数良好，无室性心律失常事件再发。

及超声造影复查心腔内血栓完全消失。

【讨论】

在急性心肌梗死直接 PCI 的时代到来之前，前壁心肌梗死患者的左心室血栓发生率为 19%～40% 之间。经急诊 PCI 和早期抗重构药物治疗后，左心室血栓的患病率可降至 4%～26%。但是，本例患者心肌梗死累及范围大、延迟就诊、再灌注治疗、左心室室壁瘤形成、局部室壁运动消失和血流淤滞，使其仍为血栓形成的高危人群。华法林一直是心腔内血栓的主要治疗方法，但即使达到目标剂量的抗凝治疗，也仅有 62%～75% 的患者可达到血栓消退，本例患者长期治疗达标仍未使血栓消失。

心腔内血栓的持续存在不仅会增加全身性栓塞事件的风险，也是操作者对存在器械治疗指征的患者的主要顾虑。本例患者缺血性心肌病接受最佳药物治疗后仍反复发作心力衰竭，LVEF 显著减低，心电图及超声心动图证实心脏收缩失同步合并持续性室性心动过速，植入 CRT-D 指征明确；但由于存在心腔内血栓，治疗决策困难。在对患者血栓情况进行仔细评估时，采用多种影像方法进一步明确血栓性质和活动度。经胸超声心动图是最常用的床旁检查方式，但可能受到声窗、超声技术和操作者变异性的限制。增强 CT 或 MRI 有较高的检测敏感性，但造影剂的使用会加重肾负荷。超声造影无射线和造影剂的影响，既往报道对左心室血栓的检测准确度可高达 92%。经过仔细评估，本例患者的血栓附壁良好，无活动，遂决定进行 CRT-D 植入。

CRT-D 的预期反应性受患者基础情况和疾病状态的影响。本例患者存在缺血性心肌病、大面积心肌梗死瘢痕，合并慢性肾脏病，均为预期反应不佳的因素。术中造影显示仅有一种可选择放置左心室电极的血管途径，手术面临孤注一掷的风险。左心室四极电极和 MPP 较好地保证了左心室侧壁可靠有效的夺获。术后结合 SyncAV 算法和 MPP 的优化，患者起搏的 QRS 波形较基线 LBBB 图形显著缩窄，同时超声心动图证实机械同步性改善。

另一个非预期的显著获益是患者于 CRT-D 术后 3 个月复查超声心动图及超声造影证实长期存在的心腔内血栓完全消失，且长期规范的抗凝治疗未继发栓塞。由于患者既往大面积心肌梗死造成存活心肌损失，LVEF 整体提高有限；左心室内血栓的消失考虑与 CRT 后左心室整体同步性改善（包括室间隔的有效收缩激动）有关，这也体现于术后间隔导联（V_1～V_3）有效 R 波的出现。

【专家点评及病例启示】

- 本例患者为缺血性心肌病，窦性心律，LVEF ≤ 35%，QRS 波时限 ≥ 130 ms，呈 LBBB 形态，经规范药物治疗仍反复出现心力衰竭，符合指南中的 CRT 植入指征；同时，在急性心肌梗死 40 天后及介入治疗 90 天后反复发生影响血流动力学的持续性室性心动过速，符合 ICD 植入指征。
- 左心室血栓的患者进行器械治疗需要权衡获益及风险，综合评估后确定治疗决策。
- 超声造影评估心腔内血栓栓塞具有方便易行、无射线和造影剂负荷的优势，为确认血栓状态和决定治疗方案提供支持。
- 左心室四极导线和 MPP 对预期效果不佳的患者可能提供更多帮助，结合 SyncAV 算法的 MPP 可促进整体心脏同步性提高，且有助于心室功能恢复和左心室血栓形成基质的改善。

【基础知识要点】

1. CRT 在心力衰竭患者中的应用

由于认识到衰竭心脏常存在房室之间、左右心室之间及左心室内不同部位间多水平的电-机械非同步，CRT 的设计理念通过植入右心房、右心室的心内膜电极导线，经冠状窦植入左心室外膜的电极导线有顺序的起搏，从而实现心脏再同步化、改善心脏机械收缩协调性和逆重构的目标。目前已经证实 CRT 改善心力衰竭患者生活质量和降低心力衰竭入院、死亡率的益处，但其反应性受患者基线特征的影响。最新的指南再次强调 LBBB 波形和 QRS 波时限在 CRT 反应中的重要性，不同的 QRS 波波形和时限 CRT 的推荐类别不同。此外，当预期心室起搏比例较高时，双心室起搏的 CRT 对于减缓心力衰竭进展较传统右心室起搏有优势，此时无需考虑基线 QRS 波波形及时限。指南推荐对于有心室起搏指征和高度房室传导阻滞的 HFrEF（LVEF ＜ 40%）患者，无论 NYHA 心功能分级如何，均推荐 CRT 而不是右心室起搏以降低发病率（推荐类别 I 类，证据等级 A 级）。而接受过常规起搏器或 ICD 植入的患者，优化药物治疗后仍出现症状性心力衰竭、LVEF ≤ 35% 且右心室起搏比例高，应考虑升级为 CRT（推荐类别 Ⅱa 类，证据等级 B 级）。

2. CRT 的优化

左心室四极导线的使用能够大大降低植入失败率，减少膈肌刺激等不良反应，同时提高反应性。左心室 MPP 技术可从左心室四极导线中同时发出两个起搏脉冲，实现更大的组织夺获，特别适用于瘢痕心肌和心室内传导延迟的患者，可有效改善血流动力学及双心室再同步。此外，虽然 LBBB 患者左束支的传导延迟，但右束支的传导通常是正常的，可通过调整左心室起搏前间期，达到左心室激动与右心室自主传导融合。不同器械公司设计的 SyncAV 和 AdaptivCRT 等算法可通过程控促进左心室起搏脉冲与自身下传激动的融合，减少右心室起搏，改善电同步，可实现更窄

的 QRS 波波形、更大幅度的左心室逆重构和射血分数改善。近年来，传导系统起搏的应用和推广也使得 CRT 的优化有了新的选择，如指南推荐当具有 CRT 适应证的患者冠状窦电极植入失败时，可考虑植入希氏束电极。以希氏束电极或左束支电极代替常规右心室起搏，与左心室电极共同使用的 HOT/LOT-CRT 策略可能有优于传统双心室方式的 CRT 效果。更多起搏方式的探索可能有助于心力衰竭患者个体化的治疗选择和实现更多的预期获益。

扫码见本病例授课视频（视频 21）。

视频 21

（褚松筠　北京大学第一医院）

参考文献

［1］Glikson M，Nielsen J C，Kronborg M B，et al. 2021 ESC Guidelines on cardiac pacing and cardiac resynchronization therapy. Eur Heart J，2021，42（35）：3427-3520.

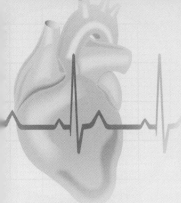

病例 22　起搏器术后乳糜胸

【病史摘要】

患者男性，69 岁，因"喘憋 4 个月，起搏器植入 2 个月，喘憋加重 10 余天"入院。患者于入院前 4 个月无明显诱因出现脸部肿胀、喘憋，不伴黑矇、头晕等症状，就诊于当地医院行胸部 X 线检查（图 22-1A）未见明显异常，经保守治疗症状稍有好转。入院前 2 个月于当地医院行 Holter 诊断病态窦房结综合征，于左侧行起搏器植入，起搏器植入过程较困难，植入电极时普通导丝通过不顺利，改用超滑导丝后成功植入起搏器。术后 3 天喘憋加重，胸部 X 线检查（图 22-1B）提示胸腔积液，胸腔穿刺引流提示乳糜液（图 22-2），经穿刺引流胸腔积液及喘憋症状缓解。测试起搏器参数良好，囊袋伤口愈合良好，患者出院。10 余天前患者再发喘憋，颜面水肿加重，再次就诊，复查胸部 X 线检查（图 22-3A）提示双侧胸腔积液，以右侧为著，同时发现右心房占位，考虑心房血栓形成，给予抗凝治疗；胸腔积液经穿刺引流仍为乳糜液，引流期间清淡饮食时，乳糜液清亮，胸腔积液抽吸后喘憋可好转（图 22-3B），待积液增多时症状再次加重，反复出现。

【诊疗过程】

入院后完善超声心动图（图 22-4）提示右心房广泛肿物，便潜血（＋），血培养（－），肿瘤标志物（－）。患者症状重，疾病进展迅速，病因不明。经多学科讨论、分析，仔细阅片发现患者在起搏器植入前的胸片已存在右心房占位。完善正电子发射计算机体层显像（PET/CT），提示肿瘤多发转移（图 22-5），淋巴瘤可能性大，建议行病理检查。此时，患者右心房占位明确为肿瘤所致，而植入起搏器后快速进展的乳糜胸是因为原本被巨大肿瘤占据的右心房空间进一步缩小，右心房压力急剧升高，导致右侧胸导管压力增大，同时可能存在肿瘤对右胸导管的侵犯，最终使右胸导管破裂，形成持续、迁延不愈的乳糜胸。

为明确肿瘤性质，需进一步完善病理检查，有两种方案可供选择，一是下肢经静脉入心房取活检，二是经皮穿刺活检，两种方式均费用高昂且改善预后的概率较低。结合患者病情及多学科会诊意见，向患者及家属交代治疗方案及预后，家属放弃进一步检查，自行离院。

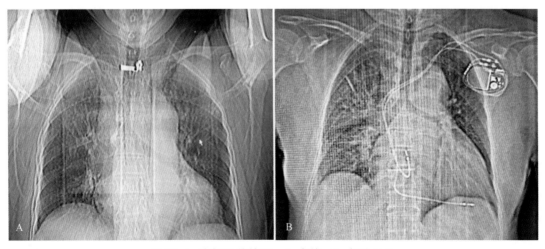

图 22-1 胸部 X 线检查。**A.** 术前；**B.** 术后 3 天。

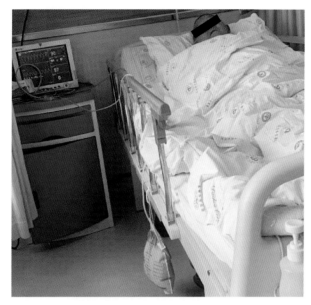

图 22-2 乳糜样引流液。

【讨论】

本例患者为老年男性，喘憋 4 个月余，起搏器植入 2 个月，术后喘憋加重 2 个月。患者于入院前 4 个月开始出现喘憋症状，当地医院并未查明病因，本次入院前 2 个月植入起搏器，术后 3 天喘憋较前明显加重，胸部 X 线检查发现大量胸腔积液及右心房占位，胸腔积液以右侧为著，引流液为乳糜样。根据当地医院提供的病史及辅助检查结果，患者起搏器术前并无右心房占位及胸腔积液，是以起搏器植入术为节点，术后突发乳糜胸及右心房占位，结合患者植入过程困难，首先考虑植入术中的操作过多或暴力操作导致上腔静脉及胸导管受损造成乳糜胸及右心房占位。乳糜胸的发生与胸导管损伤或闭塞有关。造成乳糜液外漏于胸腔内的病因包括：①外伤，如颈、胸部闭合或开放性损伤；②阻塞，如淋巴瘤、转移

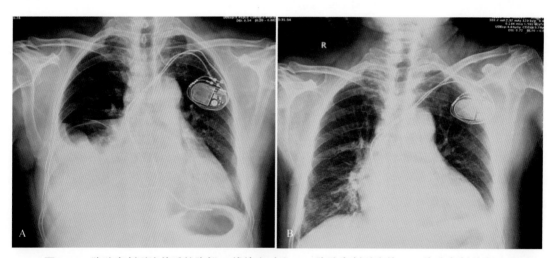

图 22-3 胸腔穿刺引流前后的胸部 X 线检查对比。A. 胸腔穿刺引流前；B. 胸腔穿刺引流后。

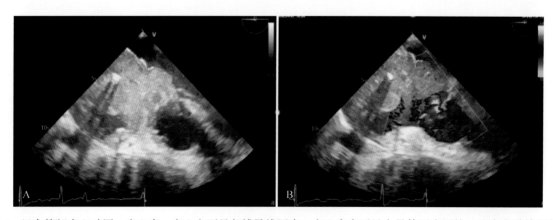

图 22-4 经食管超声心动图。右心房、右心室可见起搏导线回声。右心房内可见大量等回声团块，遍布主动脉根部、房间隔及心房顶部，团块范围 8 cm×8 cm，起搏导线包绕其中。上腔静脉近心端均为团块，未见明确血流，下腔静脉入口附近可见血流。

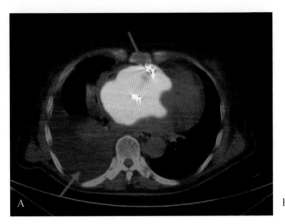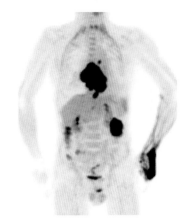

图 22-5　PET/CT。纵隔内可见 FDG 代谢增高病灶，右侧胸腔积液。

癌、纵隔肉芽肿；③先天性胸导管发育不全或形成瘘管。本例患者若为起搏器植入导致的胸导管损伤，对于如何造成的损伤存在很大疑问，因为胸导管在食管后脊柱前走行，位于上腔静脉的左后方，若为起搏器电极损伤，则电极应从上腔静脉向左后方穿出损伤胸导管，再穿出胸导管向右前方再次损伤上腔静脉，进入心脏。上腔静脉与胸导管并非毗邻，二者相距甚远，根本无法形成如此连续的贯通伤，且即使该假设形成，上腔静脉损伤后，胸腔积液并未观察到血性积液。

患者病情进展速度快，病情重，组织多学科会诊讨论时发现，患者自带的当地医院起搏器植入术前的胸片中已存在右心房占位。心脏占位通常分为肿瘤、血栓、心内赘生物等。心脏肿瘤好发于男性，良性肿瘤多发于左心室，恶性肿瘤多发于右心，肿瘤累及传导系统时可引起心律失常。心内血栓与血流淤滞有关，患者常有心房颤动或心肌梗死病史，而本例患者无心房颤动及心肌梗死病史。心内赘生物多见于先天性心脏病、心脏瓣膜疾病患者，赘生物常附着于间隔缺损处及瓣叶的位置，且常有发热病史，而本例患者亦无发热病史。本例患者在起搏器植入术前已有不明原因的颜面水肿、喘憋，考虑当时已存在上腔静脉压迫症状，随后又出现窦房结功能障碍，考虑肿瘤可能性大。后续完善的 PET/CT 发现全身多发 FDG 代谢增高灶，累及纵隔、结肠及淋巴结，考虑恶性病变，淋巴瘤与结肠癌多发转移可能性大，其中右肺中叶内侧纵隔可见不规则软组织密度肿块影，与周围组织分界不清，侵犯相邻上腔静脉、右心房，病灶包绕主动脉根部并推压主动脉及左心房致其移位，右肺中叶受侵、局部支气管受压

变窄，肿块范围 8.9 cm×7.5 cm×13.3 cm，FDG 摄取增高（图 22-5）。结肠癌常伴有癌胚抗原（CEA）水平升高，但本例患者多次查 CEA 均正常，结合 PET/CT，考虑淋巴瘤可能性大，虽然未能行病理检查，但基本已明确诊断。至此，患者出现病态窦房结综合征、乳糜胸及右心房占位均能得到合理解释，即日益增大的右心房肿瘤将右心房逐渐填满，侵犯窦房结，引发病态窦房结综合征；在右心房仅存的狭窄空间内，起搏器植入两根电极犹如雪上加霜，彻底阻塞了上腔静脉的最后通路，且肿瘤也可通过直接侵犯血管壁或相邻组织压迫引起上腔静脉阻塞，使血液呈高凝状态，形成血栓阻塞上腔静脉造成上腔静脉综合征；静脉压力急剧升高，使胸导管内乳糜液回流受阻甚至破损，巨大的肿块可能已侵犯乳糜管，造成迁延不愈的乳糜胸。

结外心脏淋巴瘤极为罕见，约占原发性心脏肿瘤的 1% 和结外淋巴瘤的 0.5%。若原发性心脏淋巴瘤大部分位于心包内，通常认为是非霍奇金淋巴瘤。原发性心脏淋巴瘤患者的平均年龄约为 60 岁，男性多见，最常发生于心脏右侧。原发性心脏淋巴瘤患者的预后很差，超过 60% 的患者在诊断后 2 个月内死亡。淋巴瘤心脏受累的临床表现取决于肿瘤的位置、大小、生长速度、侵袭程度和脆性，可能包括心律失常、心包积液或心脏压塞、肿瘤栓塞和血流阻塞及瓣膜功能障碍。淋巴瘤心脏受累引起的心律失常包括心房扑动、心房颤动、房室传导障碍和病态窦房结综合征。

【专家点评及病例启示】

- 虽然病态窦房结综合征多由与衰老相关的

窦房结变性纤维化引起，但白血病、癌症浸润、淀粉样变性、脂肪替代、动脉炎和心肌炎也可导致病态窦房结综合征。因此，对于不明原因的病态窦房结综合征患者，应考虑淋巴瘤累及心脏的可能性。

- 上腔静脉综合征的病因不易查明，但最常见的病因仍是肿瘤，当面对复杂疾病时，仍应首先考虑常见病因。此外，完整的病史采集和完善的影像学检查对明确诊断有很大帮助。

【基础知识要点】

1. 乳糜胸与起搏器

胸导管损伤后最常见的表现是乳糜胸（即胸膜腔内乳糜的积聚）。乳糜胸可分为真性和假性乳糜胸，后者是一种罕见的胸腔积液，又被称为乳糜状或胆固醇胸腔积液，这种高胆固醇含量和乳白色的胸膜液，与各种原因引起的渗出性胸腔积液一样。

植入心脏装置后发生皮下囊袋乳糜渗出的病例很少见，主要是由于解剖学原因。胸导管通过隔膜的主动脉裂隙进入胸腔，在纵隔膜上升，其位于左侧的降主动脉和右侧的奇静脉之间，在主动脉弓和左侧锁骨下动脉的胸部后面上升至胸腔入口，最终止于左锁骨下静脉和颈静脉的交界处。胸导管直径为 3～5 mm，全部位于胸腔内；胸导管沿途任何位置的破裂，即使在左锁骨下静脉附近，均可使乳糜渗入胸腔，导致乳糜胸。只有在胸导管和皮下囊袋之间产生瘘管时，乳糜才能到达皮下囊袋。有研究报道了 1 例有放疗背景的患者发生起搏器囊袋乳糜聚集，可能是放疗后其局部解剖结构发生改变，形成瘘管导致。其他相关病例报告显示，在植入起搏器过程中损伤异常引流到左锁骨下静脉的胸导管，也会导致皮下囊袋乳糜聚集。总之，胸腔内乳糜积液相对于皮下囊袋乳糜积液更常见。

2. 淋巴瘤与起搏器植入

当淋巴瘤累及心脏时，右心房最常受到影响，随后的静脉扩张可导致上腔静脉部分闭塞，逐渐增大的肿瘤压迫引起窦房结功能障碍，需植入起搏器，如本例患者。通过部分闭塞的上腔静脉植入起搏器导线极具挑战性，且植入过程中还存在肺栓塞的风险，虽然心外膜起搏器植入术是病态窦房结综合征或房室传导阻滞的替代治疗方法，但该手术创伤大，患者不易耐受。

无导线起搏器是一种带有小型电池的胶囊状装置，能够进行心内膜传感和起搏，可通过股静脉植入，无经静脉导线和皮下囊袋，可避免发生与此操作相关的潜在不良事件。在病态窦房结综合征患者中，与双腔起搏相比，单心室起搏虽然会增加心房颤动的风险，目前已有在继发性心脏淋巴瘤导致上腔静脉部分阻塞的患者中成功植入无导线起搏器治疗病态窦房结综合征的报道。选择无导线起搏器植入可降低肺栓塞的风险，并将化疗后预期的全血细胞减少相关的感染和血肿风险降至最低。

扫码见本病例授课视频（视频 22）。

视频 22

（张文琼　漯河市中心医院；
晁峰　北京大学人民医院）

参考文献

[1] Yang C C, Tsai H W, Lai S T, et al. Mediastial diffuse large B-cell lymphoma invading the left atrium mimicking coronary artery disease with a mural thrombus. J Chin Med Assoc, 2012, 75 (11): 606-609.

[2] Ito K, Nishimura Y, Tanaka H, et al. Epicardial pacemaker implantation for sick sinus syndrome in a patient with supra vena cava obstructed by a primary cardiac lymphoma. J Cardiol Cases, 2020, 21 (6): 234-237.

[3] Kamimura M, Tanabe N, Hojo M, et al. Malignant lymphoma demonstrating sick sinus syndrome. Intern Med, 1998, 37 (5): 463-466.

[4] Kondo S, Osanai H, Sakamoto Y, et al. Secondary cardiac lymphoma presenting as sick sinus syndrome and atrial fibrillation which required leadless pacemaker implantation. Intern Med, 2021, 60 (3): 431-434.

[5] Polewczyk A, Tułecki Ł, Nowosielecka D, et al. Chylothorax and chylopericardium as unusual manifestation of pacing lead related complication. Europace, 2019, 21 (4): 644.

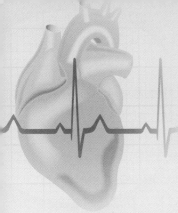

病例 23 CRT 拔除后再植入困难病例

【病史摘要】

患者男性，73 岁，因"间断胸痛 17 年，CRT-D 植入术后 1 年，导线外露 1 个月"入院。患者 17 年前因突发胸痛就诊于外院，心电图提示急性心肌梗死，行冠状动脉造影＋PCI，右冠状动脉（RCA）置入 3 枚支架。3 年前于 RCA 近端再次置入支架 1 枚，行 CABG，术后出现心室颤动，抢救后恢复实律。1 年前因心前区不适就诊于当地医院，完善超声心动图提示左心室壁节段运动异常，LVEF 40%，左心房前后径 4.6 cm，Holter 检查偶见短阵房性心动过速，完全性左束支传导阻滞。外院行 CRT-D 植入术，术后病情平稳。1 个月前发现 CRT-D 电极导线外露，就诊于我院。

【诊疗过程】

入院心电图示双心室起搏，QRS 波时限 150 ms（图 23-1）。超声心动图提示 LVEDD 7.8 cm，LVEF 31.7%；左心室壁弥漫性运动减低，左心房及左心室扩大，二尖瓣中度反流，三尖瓣轻度反流，主动脉瓣轻度反流，左心室收缩及舒张功能减低。生化检查提示轻度肾功能不全。血培养阴性。CRT-D 拔除前的程控资料显示：左心室电极阈值 2.75 V（脉宽 1.0 ms），心房阈值 1.75 V（脉宽 0.5 ms）。

完善相关检查，起搏器囊袋感染诊断明确，根据指南，患者电极导线拔除的指征为 I 类推荐。入院后给予电极导线拔除。术前行双侧肘正中静

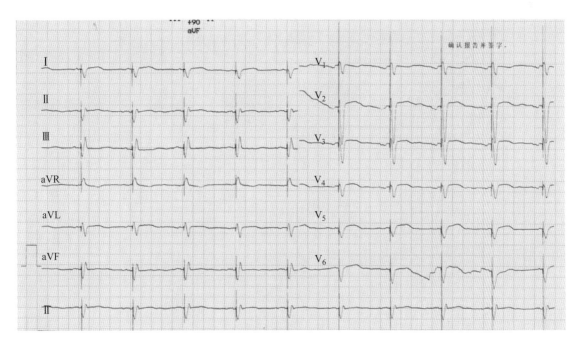

图 23-1 入院心电图。患者 CRT-D 植入术后，QRS 波前可见起搏钉，I 导联 QRS 波负向，V₁ 导联起搏可见 R 波，考虑左心室起搏良好。QRS 波时限 150 ms。

脉造影（图 23-2），可见双侧锁骨下静脉及上腔静脉通畅，提示电极导线粘连并不严重。患者电极导线植入时间短，遂在锁定钢丝协助下成功拔除所有电极导线，无并发症发生。患者拔除术后心电图（图 23-3）示窦性心律，完全性左束支传导阻滞，QRS 波时限 190 ms。结合病史及超声心动图结果，患者再植入 CRT-D 指征明确。拔除后 3 天，患者血培养阴性，遂行 CRT-D 再植入手术。术中在李氏导管协助下快速找到冠状窦开口，冠状静脉造影可见既往左心室四极电极植入血管、左心室后侧静脉开口及近中段局部明显狭窄（图

23-4）。同时，多角度造影发现该患者无其他适合左心室四极电极植入的侧静脉，如果需要植入左心室电极导线，只能选择原血管，或改为希浦系统起搏。遂先尝试原血管植入左心室电极导线，应用 PCI 双导丝技术顺利进入后侧静脉，但患者后侧静脉开口狭窄，虽然 PCI 导丝可以进入血管，但外鞘及四极电极导线不能进入靶血管（图 23-5）。最终，应用静脉成形技术（图 23-6），借助冠状动脉造影预扩张球囊，对狭窄部位进行扩张成形后成功植入左心室四极电极（图 23-7）。植入术后心电图示 QRS 波时限 140 ms（图 23-8）。

【讨论】

本例患者为老年男性，17 年前急性心肌梗死，后诊断为缺血性心肌病，3 年前突发心室颤动，于当地医院抢救成功，猝死生还。1 年前外院植入 CRT-D，1 年来 ICD 正确识别并放电 2 次，1 个月前囊袋破溃。此次入院为拔除感染 CRT-D，并于感染对侧重新植入。CRT-D 拔除过程相对顺利，再植入过程较为曲折，最终借助经皮冠状动脉腔内成形术（PTCA）成功植入左心室四极电极。

再次植入左心室四极电极前，首先要明确冠状静脉及将要植入的分支静脉是否通畅，本例患者冠状静脉造影显示左心室后侧静脉开口及近中段局部明显狭窄，多次尝试，电极前送受阻，无法通过狭窄部位到达目标位置，该患者 CRT-D 植

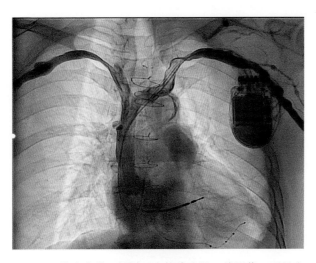

图 23-2 拔除术前双侧肘正中静脉造影 X 线影像。可见患者双侧锁骨下静脉及上腔静脉通畅，CRT-D 植入左侧锁骨下区域，左心室电极为四极电极导线，心室电极为单线圈主动固定电极导线，心房为主动电极导线。

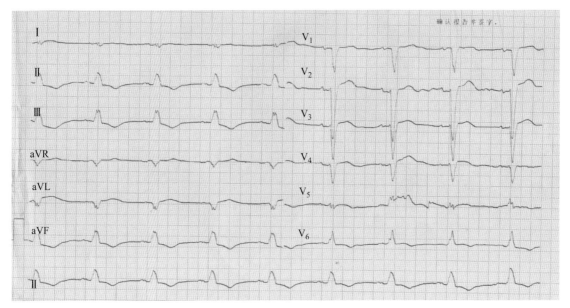

图 23-3 CRT-D 拔除术后心电图。心电图为窦性心律，完全性左束支传导阻滞，QRS 波时限 190 ms。

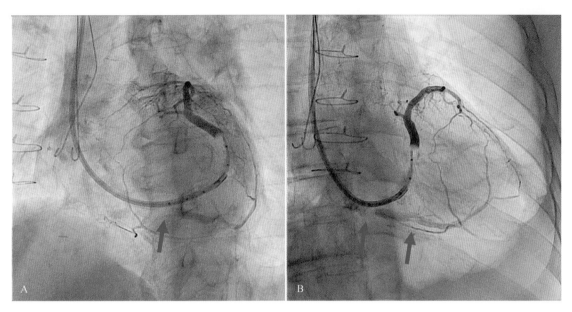

图 23-4　CRT 拔除后再植入冠状静脉造影图。**A.** 左前斜 45°，红色箭头为后侧静脉（原左心室电极植入血管）开口狭窄。**B.** 右前斜 30°，红色箭头为后侧静脉开口及中段不同程度的狭窄。

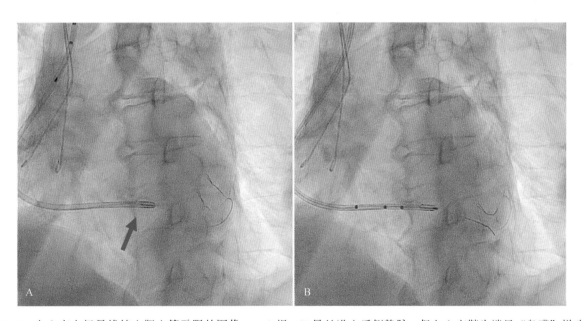

图 23-5　左心室电极导线植入靶血管受阻的图像。**A.** 2 根 PCI 导丝进入后侧静脉，但左心室鞘头端呈"鸟嘴"样改变（红色箭头），说明后侧静脉开口处明显狭窄。**B.** 沿 PCI 导丝进入左心室四极电极导线，由于后侧静脉开口处狭窄，四极电极受阻不能进入后侧静脉。

入 1 年，考虑局部血栓形成造成狭窄的可能性更大，尝试对狭窄部位进行球囊扩张术（预扩张球囊 2.0 mm×15 mm），局部扩张成形后，造影见狭窄明显减轻，再次尝试送入电极，顺利通过狭窄段到达中远端目标位置。

上述方法不适合首次植入 CRT-D/P 的患者，首次植入电极导线进入靶血管困难通常是因为解剖异常或血管呈弯曲状，该方法适用于血管存在明确斑块或血栓引起狭窄的病例。国外研究报道，冠状静脉左心室电极拔除后，原冠状静脉的闭塞率可达 50%。北京大学人民医院的早期 CRT 拔除研究显示，左心室电极拔除后原静脉严重狭窄甚至闭塞的概率为 52.9%，拔除术后的血管狭窄常由纤维组织增生和（或）血栓形成所致。本例患者若扩张失败，可选择希氏束、左束支或左束支区域起搏代替。

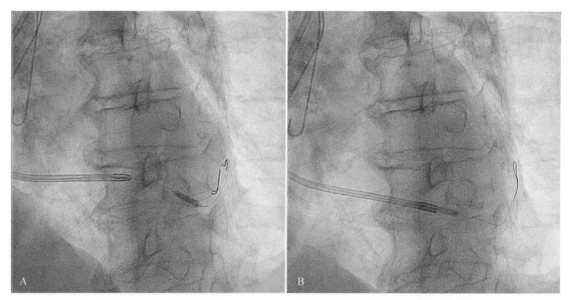

图 23-6 应用静脉成形技术扩张局部血管狭窄部位的 X 线图像。分别应用冠状动脉球囊扩张后侧静脉中段狭窄部位（**A**）及近端狭窄部位（**B**）。

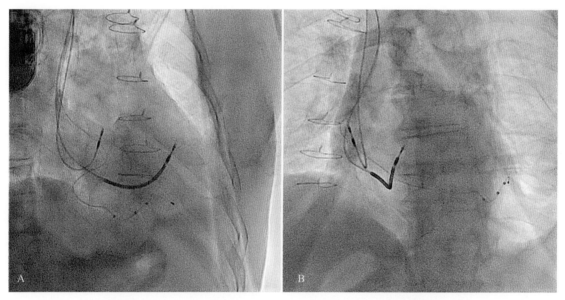

图 23-7 CRT-D 植入术后 X 线图像。**A.** 右前斜 30°。**B.** 左前斜 45°。

　　CRT 或 CRT-D 感染电极导线拔除后往往面临右侧植入的选择。相比于左侧植入，右侧植入的难度更大。经左侧入路插管时，鞘管走行方向为两个同向弯，分别为左锁骨下静脉与上腔静脉的成角，以及右心房与冠状窦的成角。鞘管整体经过路径呈"C"型弯，推送鞘管时，鞘管整体受力方向一致，放置相对容易。相反，经右侧入路时，冠状窦插管具有不同的解剖学特点，上述两个成角方向相反，鞘管走行为"S"型反向弯，推送鞘管时鞘管的受力方向不一致，从而影响推力传送，增加了手术难度。

【专家点评及病例启示】

- 患者为老年男性，患有缺血性心脏病，既往有心室颤动病史，LVEF < 35%，左束支传导阻滞，QRS 波时限 > 150 ms，CRT-D 植入的 I 类指征。患者植入后 QRS 波时限明显缩短，但出现囊袋破溃，囊袋感染明确。囊袋感染为电极导线拔除的 I 类指征。

- CRT/CRT-D 电极导线拔除后再植入通常需要从右侧锁骨下静脉植入，右侧植入除颤线圈须考虑除颤阈值的问题，必要时应进

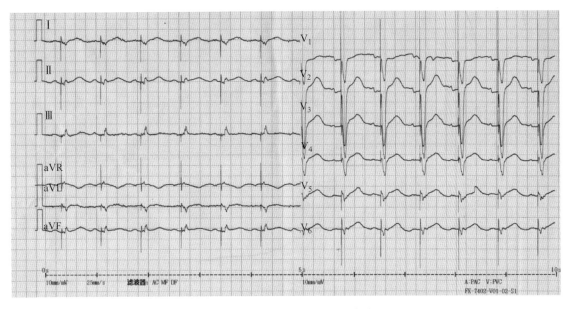

图 23-8　CRT-D 再植入后心电图。QRS 波时限 140 ms。

行除颤阈值测试。

- 左心室电极导线拔除后靶血管狭窄，应用球囊扩张技术可以开通狭窄的血管，帮助植入左心室电极导线，但该方法仅适用于血栓或粘连导致的静脉狭窄，不适用于首次植入患者。
- 如果该患者电极导线拔除后血管完全闭塞，无合适的侧静脉植入左心室电极导线，可以考虑用左束支区域起搏来代替。

【基础知识要点】

1. CRT-D/P 右侧植入的原因

根据锁骨下静脉、上腔静脉和冠状静脉的解剖连接特点，CRT 经左侧入路植入左心室电极导线相对容易，因此被临床广泛采用。但在一些特殊情况下，需要经右侧入路行冠状静脉插管和左心室电极植入。选择右侧入路植入的常见原因包括：①左侧锁骨下静脉畸形或闭塞：部分患者存在先天性左侧锁骨下静脉畸形或闭塞，无法通过左侧入路完成插管和电极植入；部分患者由于既往经左侧入路植入起搏导线或左侧锁骨下静脉置管等原因造成左侧锁骨下静脉内皮损伤，导致左侧锁骨下静脉继发性闭塞。②永存左侧上腔静脉：既往有经永存左侧上腔静脉植入左心室导线的报道，但经永存左侧上腔静脉植入右心房和右心室

导线存在一定难度，且有导线脱位的风险，故永存左上腔静脉的患者更多选择由右侧植入 CRT。③右侧装置升级：既往经右侧植入单腔或双腔起搏器，拟升级为 CRT。④左侧囊袋感染：为避免装置再次感染，选择从右侧植入。

2. 左束支区域起搏与 CRT 在心力衰竭患者中的应用比较

研究表明，希氏束起搏（HBP）对双心室起搏无反应或既往冠状窦电极放置失败、既往有束支传导阻滞或起搏诱发心肌病病史的慢性心力衰竭患者是有益的。此外，有起搏指征且预期右心室起搏比例超过 20% 的患者应用 HBP 也会获益。在伴有 LBBB 的心力衰竭患者中，希氏束（His）-CRT 提供了与双心室（BiV）-CRT 相似的临床和生理改善。一项小型随机对照试验表明，与 BiV-CRT 相比，HBP 提供了更有效的心室再同步化和血流动力学反应。然而，另一项多中心随机对照试验显示两者的心电图或超声心动图参数没有显著差异。值得注意的是，如果阻滞部位位于希氏束远端或左束支，HBP 则可能不成功。在这种情况下，左束支起搏（LBBP）或左束支区域起搏（LBBAP）可能更适合实现再同步化治疗。

实施 HBP 时，由于希氏束的解剖结构大小有限，且其周围存在大量纤维组织，因此 HBP 很难成功，且术中心电图振幅较低，可能会降低其感知能力，延长手术时间，许多经过尝试的 HBP 最

终会成为希氏束旁起搏。此外，在进行 HBP 的过程中，可能会对希氏束造成急性创伤，导致束支传导阻滞，甚至三度房室传导阻滞，进而出现严重的心动过缓，在与其他起搏器进行对比分析时，HBP 的阈值明显增高于双心室同步起搏（BiVP）及 LBBP。

为了克服 HBP 的局限性，Huang 等首次通过在室间隔深处放置起搏器导线来实现希氏束远端传导系统夺获，证明了在合并左束支传导阻滞的心力衰竭患者中，跨过传导阻滞区域以功能性恢复受损的希浦系统的可行性。在超过 1 年的随访中，本例患者的临床结果和超声心动图参数均有显著改善。LBBP 和 LBBAP 可以作为一种新的 CRT 技术，纠正左束支传导阻滞，改善左束支传导阻滞导致的心室间电活动不同步，从而产生抗心室重构的作用。

扫码见本病例授课视频（视频 23）。

视频 23

（昃峰　北京大学人民医院；
张文琼　漯河市中心医院）

参考文献

［1］Taguchi Y，Matsumoto K，Ishikawa T，et al. Right-sided cardiac resynchronization therapy with defibrillator implantation in a patient with corrected transposition of great arteries and persistent left superior vena cava. J Cardiol Cases，2017，15（4）：111-114.

［2］Korantzopoulos P，Grekas G，Goudevenos J A. Right-sided implantation of a cardiac resynchronization therapy defibrillator in a case of persistent left superior vena cava. Hellenic J Cardiol，2013，54（3）：224-226.

［3］Mar P L，Devabhaktuni S R，Dandamudi G. His bundle pacing in heart failure-concept and current data. Curr Heart Fail Rep，2019，16（1）：47-56.

［4］Vinther M，Risum N，Svendsen J H，et al. A randomized trial of his pacing versus biventricular pacing in symptomatic HF patients with left bundle branch block（His-alternative）. JACC Clin Electrophysiol，2021，7（11）：1422-1432.

［5］Upadhyay G A，Vijayaraman P，Nayak H M，et al. His corrective pacing or biventricular pacing for cardiac resynchronization in heart failure. J Am Coll Cardiol，2019，74（1）：157-159.

第二篇
射频消融病例荟萃

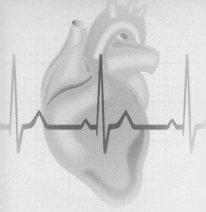

病例24　快慢不等的宽QRS波心动过速

【病史摘要】

患者女性，34岁，因"阵发心悸病史4年，加重3个月"入院。患者于入院前4年开始无明显诱因出现心悸，伴有胸骨后憋闷感、咽喉部紧缩感，每次发作持续约0.5 h，每年发作2～3次。心悸发作时曾至当地医院就诊，心电图提示室上性心动过速（约170次/分），窦性心律下预激综合征。入院前3个月上述症状加重，再次出现心悸发作伴血压降低，持续1 h，当地医院急诊静脉推注药物（不详）后心动过速终止，转为窦性心律、预激综合征。

【诊疗过程】

患者入院后完善相关检查，从病史及心电图诊断考虑预激综合征、阵发性室上性心动过速。入院心电图显示前传预激图形（图24-1），V₁导

联呈左束支传导阻滞（LBBB）图形，考虑B型预激。心悸发作时心电图均呈宽QRS波心动过速［完全性右束支传导阻滞（RBBB）形态］，包括两种形式：R-R间期长短交替（图24-2）和R-R间期相等（图24-3至图24-4）。电生理检查提示窦性心律预激前传（图24-5），希氏束局部AV距离较近，提示旁路位于距离希氏束较近的位置。心房心室程序刺激很容易诱发心动过速，心动速呈宽QRS波、完全性RBBB图形、R-R间期长短交替。术中电生理检查证实患者存在房室结双径路，R-R间期长短交替为经慢径和快径交替前传（图24-6和图24-7）。宽QRS波心动过速证实为心动过速发作伴有束支传导阻滞。给予三维激动标测（图24-9至图24-11），最终证实患者为前壁旁旁路（三尖瓣环12点钟位置），给予消融后，成功阻断旁路。同时，患者存在房室结折返性心动过速，给予慢径消融后，心动过速不能诱发，后患者顺利出院。

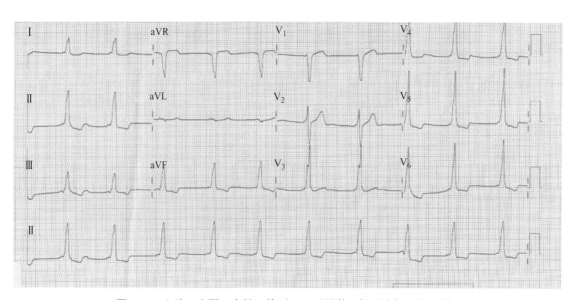

图24-1　入院心电图。窦性心律下，B型预激，提示右侧显性预激。

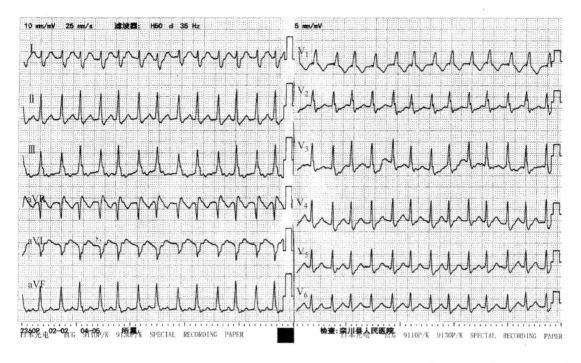

图 24-2 心悸发作时心电图。第 1 种宽 QRS 波心动过速，呈 RBBB 图形，R-R 间期不等，长短交替。PR 间期不等，但 RP 间期相等。

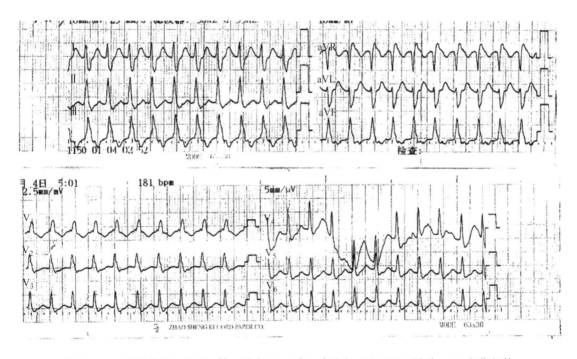

图 24-3 心悸发作时心电图。第 2 种宽 QRS 波心动过速，呈 RBBB 图形，R-R 间期相等。

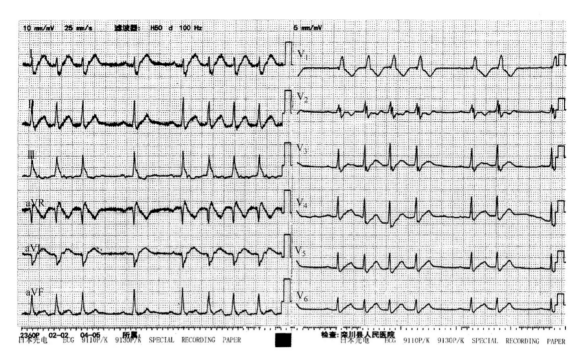

图 24-4 术前心电图。非预激时，窦性心律下 QRS 波呈完全性 RBBB 图形，窦性频率 PR 间期延长可导致心动过速短阵发作。QRS 波呈 RBBB 图形。

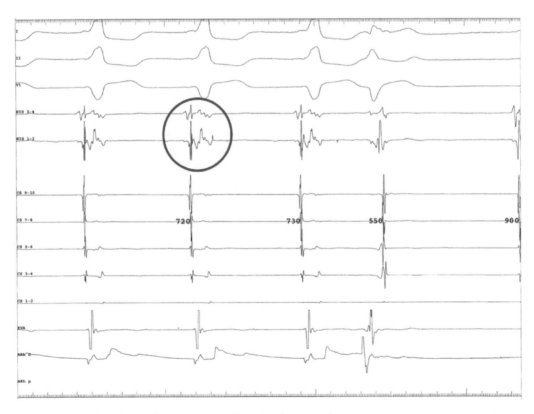

图 24-5 腔内心电图。上台后窦性心律下可见显性预激，希氏束电极远端（His 1-2）记录到 A 波与希氏束电位和 V 波几乎融合，提示预激旁路位于距离希氏束较近的位置。

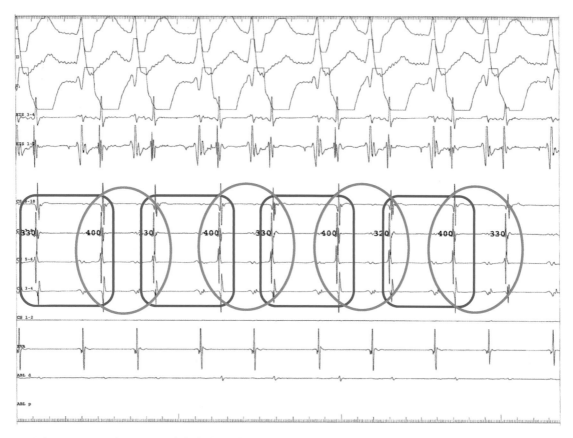

图 24-6　腔内心电图。心房、心室程序刺激均易诱发心动过速，心动过速下冠状窦内可见 A-A 间期呈 400 ms 与 330 ms 长短交替，周长交替但冠状窦内 VA 逆传顺序不变，VA 逆传时间间期不变，变化的是 AH 间期，考虑房室结前传存在双径路（AH 间期变化大于 50 ms）。

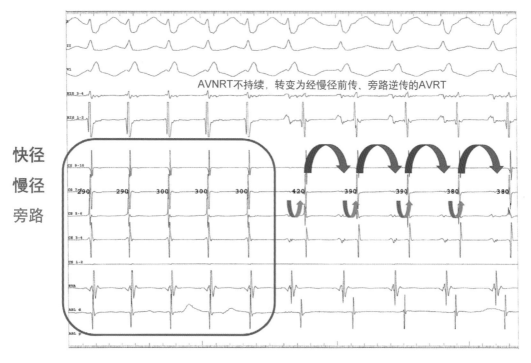

图 24-7　两种心动过速发作机制的转换图。房室折返性心动过速（AVRT）。快慢径交替前传伴旁路逆传，后转变为慢径前传伴旁路逆传，红框内房室结折返性心动过速（AVRT）转变为经慢径前传、旁路逆传的 AVRT。

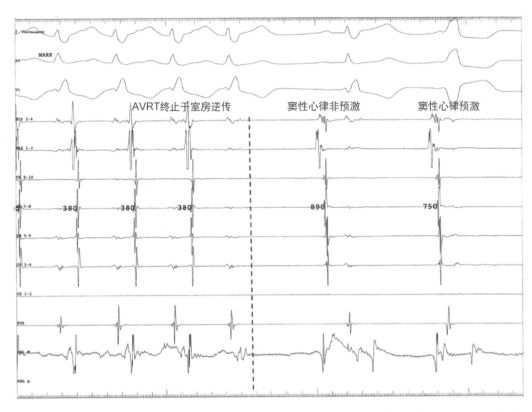

图 24-8　AVRT 终止于室房逆传，之后第 1 跳窦性心律非预激经房室结前传，第 2 跳窦性心律预激经旁路前传。

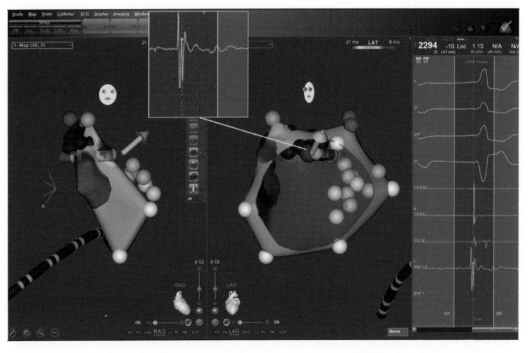

图 24-9　窦性心律预激下 AV 前传三尖瓣环激动标测。白点标记为三尖瓣环解剖位置，黄点标记为希氏束电位，粉色标记为显著希氏束电位，蓝点标记为 AV 等大且完全融合的靶点。靶点位于三尖瓣环 12 点钟。

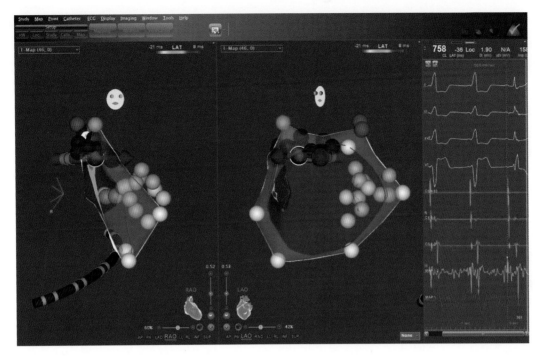

图 24-10 窦性心律预激下，于蓝点处温控模式 20 W 滴定放电 3 s 预激消失，PR 间期延长，QRS 波呈 RBBB 图形。但消融后观察期间预激恢复，在此处附近的房侧和室侧消融后预激消失，不再恢复，消融后 PR 间期 172 ms。

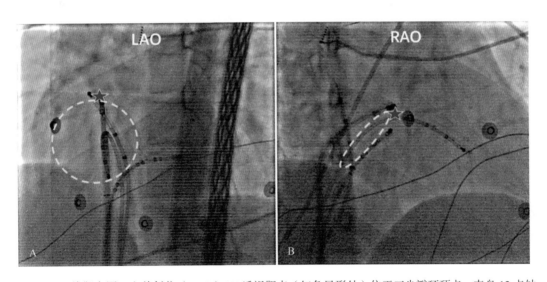

图 24-11 X 线靶点图。左前斜位（LAO）45° 透视靶点（红色星形处）位于三尖瓣环顶点，表盘 12 点钟。

【讨论】

患者为年轻女性，有阵发性心悸病史，突发突止，心电图显示窦性频率下呈预激图形，提示右侧旁路，但心动过速发作呈宽 QRS 波心动过速，并且存在 R-R 间期不等的情况。患者窦性心律时存在 RBBB 图形，心动过速同样为 RBBB 图形，因此患者发作的心动过速最可能为房室折返

性心动过速伴右束支差异性传导。患者间断出现 R-R 间期不等的心动过速和 R-R 间期长短交替现象，但 RP 间期不变，从心电图来看，房室折返性心动过速发作的可能性最大，前传存在房室结双径路，逆传通过房室旁路，后续电生理检查术中诱发心动过速也证实了该机制。同时，术中也证实了房室结双径路的存在，患者存在房室结折返性心动过速发作，且两种心动过速机制互相转换。

三维标测可见位于三尖瓣环 12 点钟的旁路，距离希氏束较近，该处消融应十分注意导管的稳定性，避免损伤希氏束。

【专家点评及病例启示】

- 希氏束旁显性旁路 δ 波与 QRS 波通常较窄，为什么此例患者为宽 QRS 波？本例患者同时存在右侧希氏束旁旁路、房室结双径路和完全性 RBBB。心动过速前传经慢径或快慢径交替，逆传均经旁路（图 24-12）。

- 希氏束旁旁路消融存在损伤传导束的风险：选择窦性心律下标测前传最早 V 波消融？诱发心动过速下消融？因希氏束旁旁路窦性心律下显性预激时 A 波、希氏束电位和 V 波融合重叠，有时难以分辨 A 波和 V 波及前传的希氏束电位，窦性心律下消融有可能损伤重要传导系统，而诱发心动过速下可以标测和消融逆传最早 A 波，故在心动过速下消融的安全性更高。心室起搏可以标测旁路逆传最早 A 波，但不能在心室起搏下消融，因其损伤传导束的风险高。

- 右侧旁道消融导管贴靠操作有什么技巧？消融希氏束旁旁路主要通过下腔静脉途径，也有报道通过上腔静脉或主动脉窦-无冠窦途径。右侧间隔部旁路可使用可调弯鞘，将大头消融导管先送入右心室打反 C 弯贴靠三尖瓣环室侧，以避免损伤传导束。右侧游离壁旁路则使用长鞘支撑或可调弯鞘支撑，大头消融导管打倒 U 弯贴靠三尖瓣环增加稳定性。

- 若电生理检查提示右侧希氏束旁显性旁路同时存在双径路，是否有必要消融慢径？如图 28-12 所示，该病例的心动过速以旁路逆传的 AVRT 为主，电生理检查中可见房室跳跃现象和快慢径交替前传，在消融旁路之后，不再能诱发心动过速，房室跳跃现象消失，静脉滴注异丙基肾上腺素重复刺激不再能诱发心动过速。患者有双径路存在的证据，但考虑到成功消融了位于希氏束前上方的希氏束旁旁路后不再能诱发心动过速，且患者基础有完全性 RBBB，出于安全考虑，未再进行希氏束下方的慢径消融。部分专家认为，既然有明确的双径路证据，为预防后续再发 AVNRT，建议消融慢径。本例未予消融慢径，可观察随访患者后续是否出现心动过速。

【基础知识要点】

希氏束旁旁路是一种相对少见的特殊房室旁道，靠近正常传导系统，消融时易发生房室传导阻滞，消融希氏束旁旁路存在较大风险。希氏束旁显性旁路的心电图诊断方法包括：①体表心电图：Ⅰ、Ⅱ、aVF 导联 δ 波正向，V_1 导联 δ 波负向，aVF、$V_3 \sim V_4$ 导联 R/S > 1，提示旁路位于希氏束旁。②腔内心电图：窦性心律时希氏束电极记录到 V 波最早，早于体表 δ 波和冠状窦的 V 波，希氏束电位（His 波）融于 V 波中。本例患者希氏束旁旁路合并完全性 RBBB，因此窦性心律下预激 QRS 波宽大，心动过速呈宽 QRS 波。

大部分希氏束旁旁路可经下腔静脉途径成功消融，也可尝试经上腔静脉途径和无冠窦途径消融：①窦性心律下标测：主要适用于显性旁路，在三尖瓣环 12 点钟至 1 点钟方向精细标测。良好的靶点图特征为窦性心律下标测到小 A 波大 V 波，AV 融合；V 波提前体表 δ 波 > 20 ms，早于或与希氏束 V 波同时出现，无明显 His 波。②心室起搏标测：显性及隐匿性旁路均适用，双极心内电图呈小 A 波大 V 波，以逆传 A 波最早或有旁路电位或 VA 融合处，局部是否有 His 波应在停止起搏后判断清楚，但不推荐在心室起搏下进行消融。③心动过速下激动标测：双极心内电图呈小

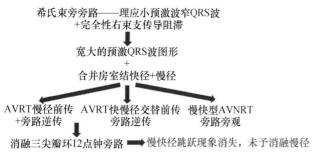

希氏束旁旁路——理应小预激波窄QRS波
+完全性右束支传导阻滞

宽大的预激QRS波图形
+
合并房室结快径+慢径

AVRT慢径前传　AVRT快慢径交替前传　慢快型AVNRT
+旁路逆传　　　旁路逆传　　　　　旁路旁观

消融三尖瓣环12点钟旁路 ➡ 慢快径跳跃现象消失，未予消融慢径

图 24-12 本例患者心动过速的机制分析。

A 波大 V 波，以逆行 A 波为最早激动点（旁路电位处），且 His 波振幅尽可能小的部位为消融点。此时，心内膜电图呈 His-VA，His 波位于 VA 融合波之前，His-V 间期正常。

扫码见本病例授课视频（视频 24）。

视频 24

（李康　北京大学第一医院）

参考文献

［1］Huang S，Wood M A. Catheter ablation of cardiac arrhythmias. fourth edition. Amsterdam：Elsevier，2020.

［2］ACC/AHA Task Force Members. 2015 ACC/AHA/HRS guideline for the management of adult patients with supraventricular tachycardia. Heart Rhythm，2016，13（4）：e136-e221

［3］张国瑞，王靖，胡继强，等 . 可控弯鞘在右侧旁道消融中的应用研究 . 临床心电学杂志，2020，29（4）：285-288.

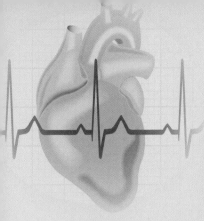

病例 25　室上性心动过速、猝死、ICD 植入后感染 10 年就诊之路

【病史摘要】

患者男性，50 岁，因"间断心悸 17 年，ICD 植入术后 10 年，反复囊袋感染 6 年"入院。患者于入院前 17 年出现反复发作心悸，持续约 10 min 缓解，每次发作呈"突发突止"表现，心电图考虑室上性心动过速（图 25-1），未进行特殊治疗。10 年前患者发作心悸后出现意识丧失，伴有四肢抽搐，心电图提示室性心动过速，急性心肌梗死？当时心悸及意识丧失时的心电图变化见图 25-2 至

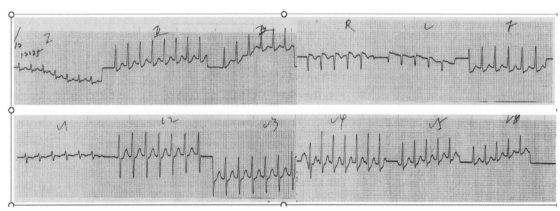

图 25-1　患者心悸发作时记录的十二导联心电图。可见窄 QRS 波心动过速，节律整齐。发作呈"突发突止"特点。

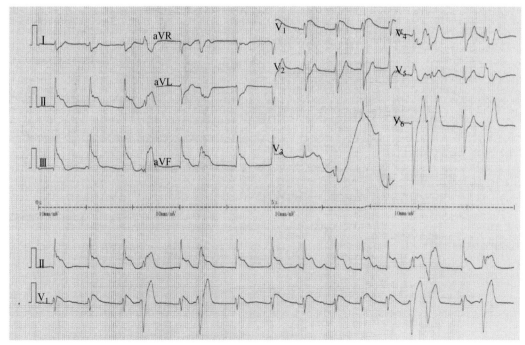

图 25-2　患者入院前 10 年因心悸、胸闷入院时的心电图。显示加速性交界区逸搏节律，干扰性房室脱节，后半部分心电图窦性频率加快，部分窦性夺获心室，PR 间期延长，频发室早，同时下壁导联 ST 段明显抬高，考虑冠状动脉急性缺血事件。

图 25-4。当地医院诊断：Brugada 综合征、室上性心动过速、室性心动过速、心室颤动、猝死生还。当地医院行冠状动脉造影未见明显异常。行电生理检查，术中未诱发心动过速，仅见前传跳跃现象，给予房室结慢径路改良射频消融治疗。射频

术后植入单腔 ICD（图 25-5）。ICD 植入术后 1 年患者电极导线脱位，曾进行电极复位手术。入院前 6 年患者囊袋局部破溃（图 25-5），未进行特殊处理。患者此次因 ICD 电池耗竭入院，但局部伤口仍可见破溃，局部电极导线外露，患者无发热、

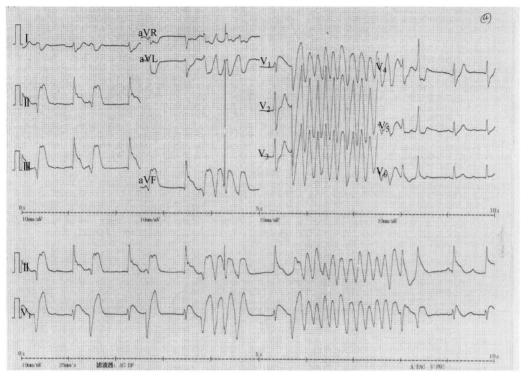

图 25-3　图 25-2 记录后 1 min 内记录的患者心电图。患者出现意识丧失，心电图可见加速性交界区逸搏节律，频发室早，短阵室性心动过速发作。

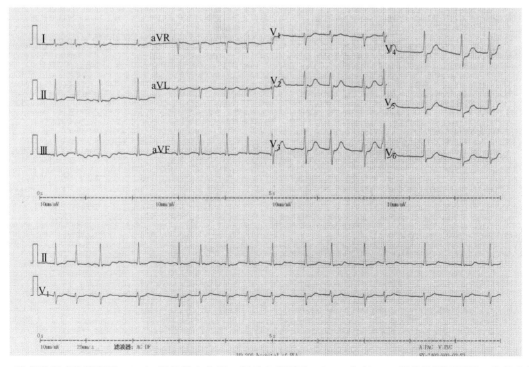

图 25-4　患者意识丧失恢复后 10 min 记录的心电图。显示心房颤动，ST-T 改变。ST 段较前明显回落。患者症状缓解。

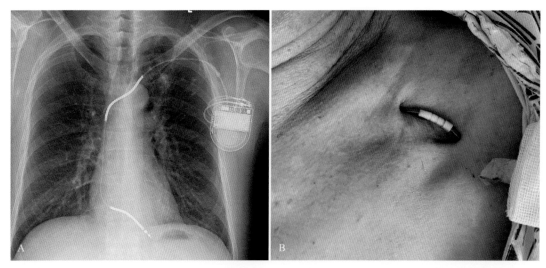

图 25-5 **A.** 患者入院胸部 X 线片，可见已植入单腔 ICD，且 ICD 电极导线为双线圈；**B.** 患者局部囊袋区域，局部导线及固定袖套已经外露。

寒战等症状。患者植入 ICD 后间断心悸发作，间断出现 ICD 放电治疗事件，患者自述未再出现意识丧失，但每次 ICD 放电治疗时疼痛感明显。患者既往有吸毒史，已戒毒，无猝死家族史。

【诊疗过程】

入院后完善相关检查，患者 ICD 植入术后 10 年，电极导线外露，血培养阴性，起搏器囊袋感染诊断明确，择期进行电极导线拔除手术。患者意识丧失原因诊断存疑，入院心电图并未发现明确的 Brugada 心电图表现（图 25-6），ICD 植入术后患者未再出现意识丧失，但反复心悸发作，ICD

曾多次抗心动过速起搏（ATP）治疗及放电治疗。调取患者 ICD 储存的事件记录（图 25-7），心动过速频率比较固定，ATP 未终止心动过速，故 ATP 无效，ICD 给予 14.8 J 放电治疗，心动过速终止后再次发作，考虑转复后室性早搏诱发心动过速发作，ICD 给予 29.4 J 放电后心动过速终止。患者每次 ICD 记录到的心动过速发作频率基本一致，ATP 无效后放电终止。从发作频率和既往心动过速病史来看，发作非常像室上性心动过速，既往射频治疗未成功。遂在进行电极导线拔除的同时给予电生理检查。

术中电生理检查提示（图 25-8）：心房进行 $S_1S_2S_3$ 刺激可见前传跳跃现象，并且存在两次折

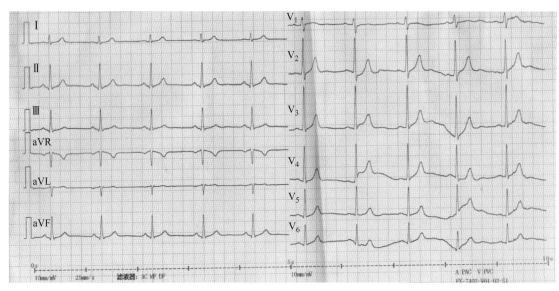

图 25-6 患者入院心电图。窦性心律，未见预激图形。

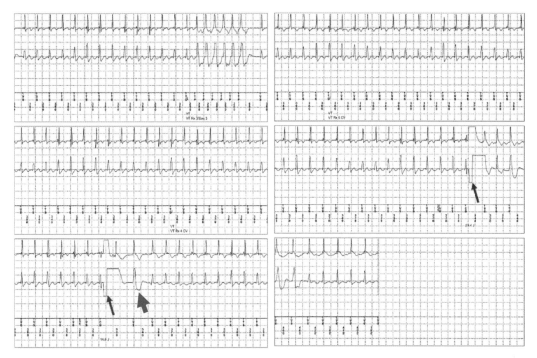

图 25-7　ICD 程控资料中其中一次放电事件记录的腔内心电图。可见心动过速频率比较固定，ATP 未终止心动过速，ATP 无效（左侧红色箭头）。ICD 给予 14.8 J 放电治疗，心动过速终止后再次发作，考虑转复后室性早搏（蓝色箭头）诱发心动过速发作（右侧红色箭头），ICD 给予 29.4 J 放电后心动过速终止，但患者心率较快。

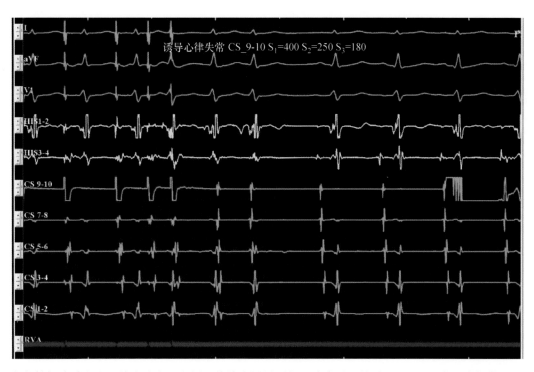

图 25-8　术中射频消融电生理检查腔内心电图。静脉应用异丙肾上腺素后，给予 CS 9-10 心房递减刺激 $S_1S_2S_3$ 400 ms/250 ms/180 ms 刺激，可见 2 跳心房回波，前传较前一跳刺激明显出现跳跃现象，并且发生了两次折返，患者房室结双径路诊断明确。

返，房室结双径路诊断明确。给予房室结双径路消融，后可见前传跳跃及折返消失（图 25-9），房室结双径路消融成功。后续应用激光鞘电极导线拔除成功。综合评估，患者近年来的发作均为室上性心动过速，超声心动图提示心功能良好，遂未再行 ICD 植入术。

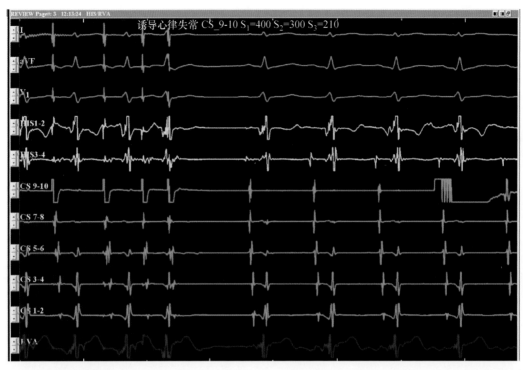

图 25-9 房室结双径路消融术后腔内心电图。再次静脉应用异丙肾上腺素，给予 CS 9-10 心房递减刺激 $S_1S_2S_3$ 400 ms/300 ms/210 ms 刺激，可见房室结不应期，较消融前房室结不应期有所改变，并且房室结双径路跳跃显现及心房回波消失，房室结双径路消融成功。

【讨论】

本例患者为中年男性，反复心悸 17 年，诊断室上性心动过速，10 年前心悸发作后晕厥，电生理检查诊断房室结双径路，给予射频消融后植入 ICD。ICD 植入后 1 年电极脱落，给予电极导线复位手术。6 年前患者囊袋破溃，考虑与电极脱落复位手术相关。患者此次因电池耗竭入院，调取患者 ICD 治疗记录后发现其心动过速发作频率一致、突发突止，ATP 无效后给予电击治疗。患者近年来心动过速发作时未发生晕厥，ICD 放电均为清醒状态下的电击，使患者十分痛苦。从发作的频率、症状及治疗效果来看，患者发作的特点与室上性心动过速相似，且既往射频消融记录也提示，当时房室结双径路消融术中并未诱发心动过速，只是给予经验性的房室结双径路消融，所以这次发作的心动过速非常有可能为房室结双径路，并在电生理检查中得到证实。患者既往晕厥发作心电图并不能明确诊断为 Brugada 综合征，结合既往吸毒史，当时的发作应该诊断为冠状动脉痉挛引发的室性心动过速更为准确。遂在进行电极导线拔除后综合评估，未再植入 ICD。

【专家点评及病例启示】

- ICD 植入指征中指出，应排除可逆原因，本例患者入院前 10 年的心电图及冠状动脉造影检查结果提示冠状动脉痉挛可能性大，且 10 年前患者存在吸毒情况，更加支持该诊断。如果存在可逆原因，应首先去除诱因。
- 起搏电极导线脱落后二次手术是导致患者感染的重要原因，二次打开囊袋会使感染的概率大大提高。研究提示，起搏器更换感染发生率明显高于新植入 ICD 的患者。
- 本例患者 ICD 记录到的腔内心电图提示心动过速频率一致，并呈突发突止，既往手术记录显示术中诱发条件不稳定，提示房室结双径路消融复发或未成功的概率高，后续电生理检查证实患者为房室结双径路发作。

【基础知识要点】

1. 缺血性心脏病 ICD 植入二级预防 I 类指征

室性心动过速、心室颤动导致的猝死，或血

流动力学不稳定的室性心动过速，或血流动力学稳定的持续性室性心动过速，排除可逆原因，若患者预期寿命超过 1 年，ICD 植入为 Ⅰ 类指征。

若缺血性心脏病患者反复发生不明原因晕厥，电生理检查可诱发出单形性持续性室性心动过速，且患者预期寿命超过 1 年，ICD 植入为 Ⅰ 类指征。

2. 冠状动脉痉挛的处理

Ⅰ 类推荐：最大耐受量的钙通道阻滞剂、戒烟。

Ⅱa 类推荐：对于药物治疗无效或药物不耐受且预期寿命大于 1 年的患者，ICD 植入。

Ⅱb 类推荐：冠状动脉痉挛导致的猝死患者，在药物治疗的基础上可以植入 ICD。

扫码见本病例授课视频（视频 25）。

视频 25

（昃峰　北京大学人民医院）

参考文献

［1］Al-Khatib S M，Stevenson W G，Ackerman M J，et al. 2017 AHA/ACC/HRS guideline for management of patients with ventricular arrhythmias and the prevention of sudden cardiac death：a report of the American College of Cardiology/American Heart Association Task Force on Clinical Practice Guidelines and the Heart Rhythm Society. J Am Coll Cardiol，2018，72（14）：e91-e220.

［2］Meisel S R，Mazur A，Chetboun I，et al. Usefulness of implantable cardioverter-defibrillators in refractory variant angina pectoris complicated by ventricular fibrillation in patients with angiographically normal coronary arteries. Am J Cardiol，2002，89（9）：1114-1116.

［3］Takagi Y，Yasuda S，Tsunoda R，et al. Clinical characteristics and long-term prognosis of vasospastic angina patients who survived out-of-hospital cardiac arrest：multicenter registry study of the Japanese Coronary Spasm Association. Circ Arrhythm Electrophysiol，2011，4（3）：295-302.

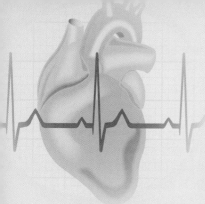

病例 26　青少年房性心动过速的诊断、标测及消融

【病史摘要】

患者女性，11 岁，因"间断心悸伴乏力 4 个月"入院。患者于入院前 4 个月无明显诱因出现心悸、乏力，发病前无发热、腹泻，活动时明显，无明显突发突止特征，持续时间从 1 min 至数分钟不等，伴头痛，偶有黑矇，心悸缓解后头痛及黑矇症状消失，无晕厥及胸痛，无发绀等情况，家长未予重视，后反复多次发作，进行性加重，持续时间明显延长，活动耐量明显降低，至当地医院查 Holter 提示窦性心动过速、室上性心动过速，为行射频消融收入院。患者平素身体健康，无遗传家族史，无手术外伤史，无过敏、输血等病史，无特殊嗜好。

【诊疗过程】

入院查体：脉搏及心率 109 次 / 分，心界不大，听诊心脏无杂音，下肢无水肿。血常规正常，凝血功能及 D- 二聚体正常。电解质正常，甲状腺功能正常，心肌酶正常。患者仍发作心悸。心电图提示"窦性心动过速"，心率 115 次 / 分（图 26-1）。超声心动图未见异常（图 26-2）。胸部 X 线检查未见异常（图 26-3）。

入院第 2 天在导管室行电生理检查及射频消融术，采用强生 Carto 三维标测系统，术中四极导管送入右心室，可调弯十极导管植入冠状窦（CS），可见腔内心电图提示 380 ms 周长的 CS9-10 A 波领先的心房：心室（AV）1：1 心动过速，

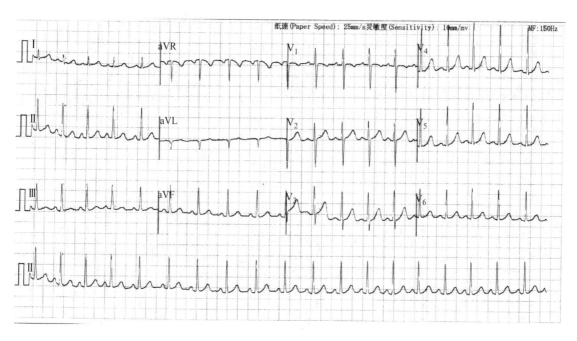

图 26-1　入院心电图。"窦性"心动过速。

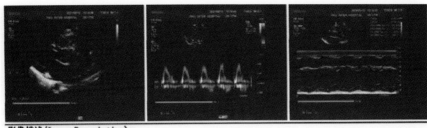

影像描述(Image Description)：

基本测量（括号内为成人正常参考值）：
主动脉窦部内径24mm，升主动脉内径21mm（≤38mm，窦管交界处上方测量）；
左房前后径31mm（男≤38mm，女≤36mm）；
室间隔舒张末期厚度6mm（<12mm）；左室后壁舒张末期厚度6mm（<12mm）；
左室舒张末期内径46mm（男≤54mm，女≤50mm）；左室射血分数：69%（≥55%）；
主肺动脉内径25mm（≤27mm）；
舒张期过二、三尖瓣正向血流速度正常范围，收缩期过主动脉瓣、肺动脉瓣正向血流速度正常范围。PW：
舒张期二尖瓣血流频谱E＞A。

具体描述：
1. 各房、室腔内径正常范围。
2. 室间隔及室壁厚度、增厚率及运动未见明显异常。
3. 各瓣膜结构、形态及运动未见明显异常。CDFI：肺动脉瓣口很少微量反流信号。
4. 大血管根部结构及运动未见明显异常。
5. 心包未见明显异常。

超声提示(Impression)：
目前静息状态下心脏结构、运动、功能及血流未见明显异常

图 26-2　入院超声心动图。

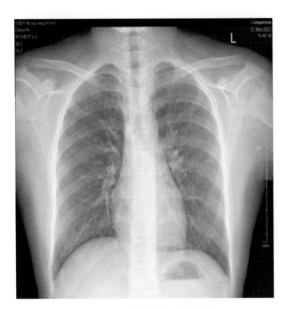

图 26-3　入院胸部 X 线检查。

体表心电图为"窦性心动过速"（图 26-4）。予CS9-10 280 ms 超速起搏后"窦性心动过速"转为 460 ms 周长的"窦性"心律，体表 P 波与之前不同（图 26-5），但 460 ms 周长的窦性心律无法维持，1 min 内转为原 380 ms 周长的心动过速并持续，暂时无法行规范电生理检查。送入强生SmartTouch 大头导管至右心房行三维标测，提示心动过速局灶激动最早点位于右心房高位间隔侧，

领先体表 P 波 85 ms（图 26-6）。间隔侧局灶激动不除外左心房起源，遂穿刺房间隔至左心房行三维标测，同样间隔侧最早激动，最早领先体表 P 波 74 ms，考虑右心房起源（图 26-7）。退回右心房再次心动过速下精细标测。于上腔静脉和右心房间隔交界处标测最早激动点，远离窦房结区域，30 W 放电 20 s 转复为 480 ms 周长的窦性心律，其间有加速现象（图 26-8），巩固消融 30 s。术后窦性心律下标测窦房结，与消融点比较，估测距离 20 mm 以上（图 26-9）。最终诊断右心房高位局灶性房性心动过速（自律性增高）。术后标准电生理检查未见异常。术后心电图（图 26-10）与术前心电图比较可见 P′ 波与窦性 P 波形态仍有少许不同（图 26-11）。

术后患者恢复良好，为窦性心动过速，心率持续在 100 次 / 分以上，出院后短期服用酒石酸美托洛尔控制心率，随访至今未复发，停用药物。

【讨论】

患者为 11 岁青少年，病史 4 个月，进行性加重。既往体健，无特殊家族史，结合查体、胸部X 线检查及超声心动图，除外先天性心脏病。否

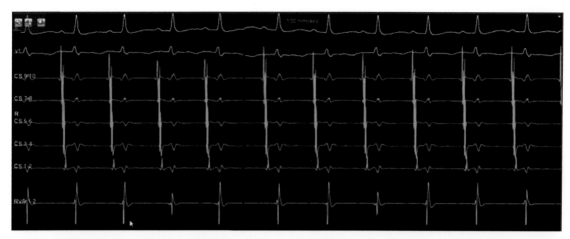

图 26-4　腔内心电图。十极电极显示 CS 9-10 领先的周长 380 ms 的 AV 1∶1 心动过速。

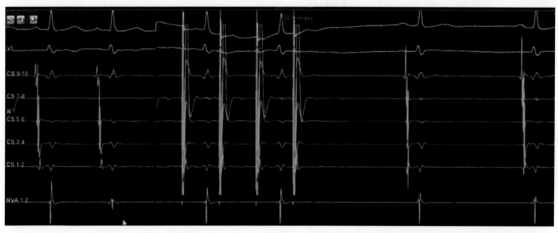

图 26-5　腔内心电图。CS 9-10 280 ms 超速起搏后 380 ms 周长的心动过速转为 460 ms 周长的节律，CS 传导顺序不变，CS 9-10 领先，仔细观察 CS 9-10 通道，超速起搏前的"窦性心动过速"PR 间期长于起搏后的 PR 间期。

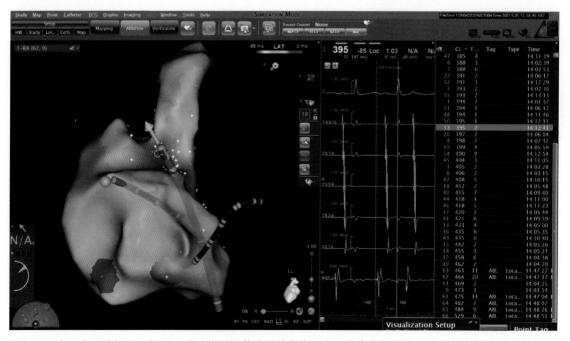

图 26-6　右心房三维标测。提示心动过速局灶激动最早点位于右心房高位间隔侧，最早领先体表 P 波 85 ms。

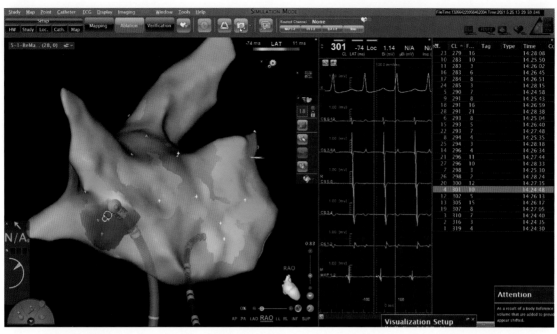

图 26-7　穿刺房间隔至左心房三维标测。间隔侧最早激动，最早领先体表 P 波 74 ms，晚于右心房最早点 11 ms。

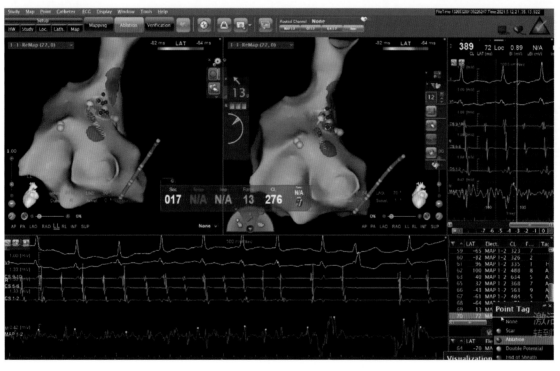

图 26-8　心动过速下进行右心房激动标测。于标测的右心房间隔顶部近上腔静脉处标测最早的激动，380 ms 周长心动过速下，大头导管压力 9 ～ 22 g，功率 30 W 放电 20 s 心动过速终止，巩固放电 18 s。

认发病前发热、腹泻等病毒感染病史，除外心肌炎。实验室检查除外贫血、凝血功能异常、甲状腺功能亢进、电解质紊乱所致的常见继发性因素。

　　本例患者的心动过速发作非突发突止，但外院 Holter 提示室上性心动过速，需行电生理检查

明确有无阵发性室上性心动过速。常规心电图未见预激波，QRS 波后未见逆行 P′ 波，可基本排除折返机制所致的心动过速，需要行电生理检查证实。

　　术中标测的所谓"窦性心动过速"可被 CS

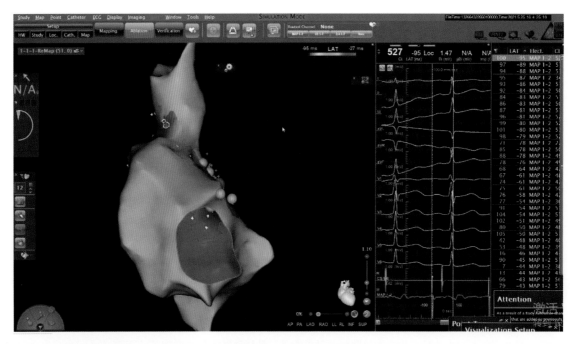

图 26-9 术后窦性心律下窦房结标测。靶点（蓝色圆点）与转律后标测的窦房结（红色标记）的相对位置（距离超过 20 mm），黄色圆点为标记的希氏束区域，证实消融靶点远离窦房结，可除外原发心动过速并非不良性窦性心动过速，为典型自律性增高的局灶性房性心动过速（右心房间隔侧近上腔静脉连接处）。

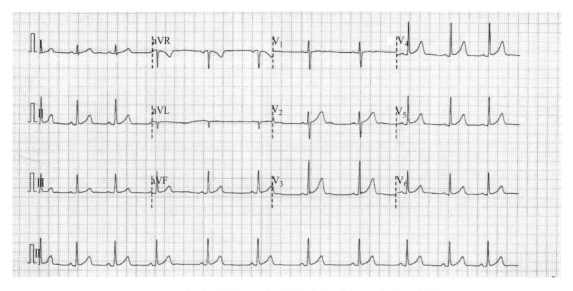

图 26-10 术后心电图。P 波形态与术前不同，心率明显减慢。

电极起搏终止并转复为 460 ms 周长的心律，提示最初"窦性心动过速"诊断错误，房性心动过速的可能性大。结合腔内心电图 CS 电极提示无隐藏的逆行心房 A 波，可除外心房扑动及折返机制所致的房室结折返性心动过速、房室折返性心动过速等，故考虑局灶性房性心动过速可能性大。由于心动过速 P 波直立，类似窦性 P 波，故右心房起源可能性大，遂行单大头导管标测右心房。右心房标测后为局灶激动，位于房间隔近上腔静脉处，房间隔侧激动需除外左心房起源，遂穿刺房间隔至左心房标测。最终确认右心房领先左心房激动后，返回右心房精细标测，靶点位于右心房间隔顶部近上腔静脉转折处，经消融有效终止转为稳定窦性心律。

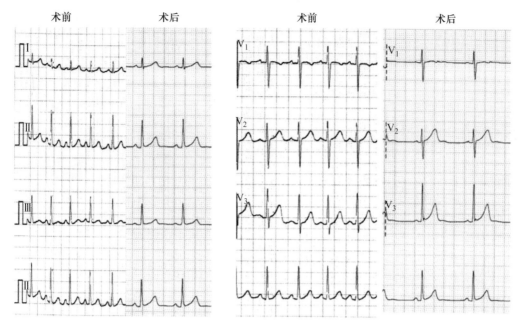

图 26-11　术前（心动过速）与术后（窦性心律）心电图比较。P 波形态不同，心率不同，PR 间期不同。

【专家点评及病例启示】

- 发育期的青少年交感神经兴奋度高，可能发生各种窄 QRS 波室上性心动过速。本例患者因合并心悸及乏力甚至黑矇近 4 个月进行性加重方才就诊，心电图提示窄 QRS 波心动过速，且合并 P/P′波，此类患者易被误诊为窦性心动过速。因此，对于不能缓解的"窦性心动过速"，需要排除房性心动过速可能。

- 术前 Holter 能提供很多信息，如房性心动过速的心率变异性减低，失去昼夜节律变化。此外，局灶性自律性增高导致的房性心动过速非突发突止，具有逐渐加速至稳定心率的"温醒"特点，术后 Holter 可提供对照信息，需重视。

- 若房性心动过速患者的标测显示局灶特征，特别是起源于间隔部位时，有必要行对侧心房继续标测证实，但有时可根据大头导管标测的 A 波形态判断起源，本例患者左心房标测时大头导管通道上 A 波可见远场电位在前，近场电位在后（图 26-12），而右心房标测时相反（图 26-13），提示右心房起源，即使此时标测的电位部分领先，也应考虑是否未标测到真正的起源靶点，需注意解读。需要注意的是，单大头导管标测时接触心房压力较高时易引起继发房性早搏及导管导致的房性心动过速，标测

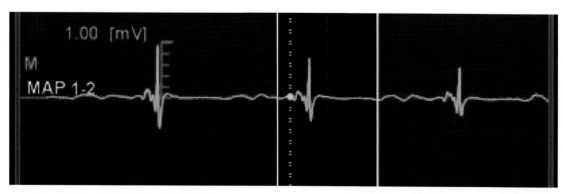

图 26-12　左心房内大头导管标测。标测通道（MAP 1-2）可见 A 波前半部钝圆部分为远场电位，后半部锐利部分为近场电位，提示左心房内标测点为远场，非靶点位置。

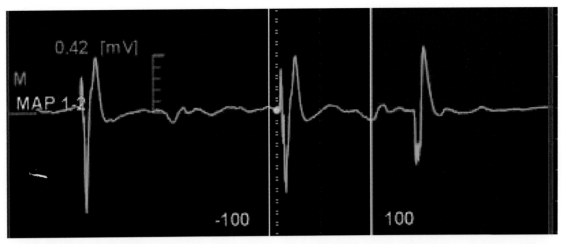

图 26-13 右心房内大头导管标测。标测通道（MAP 1-2）可见 A 波前半部为锐利的近场电位，后半部分为钝性的远场电位，提示大头所在右心房内标测点为近场，更接近靶点。

时应注意控制导管解除力度，因 A 波较小，与室性早搏时的 V 波不同，应注意观察早搏形态，更重要的是联律间期应尽量与原始心动过速匹配并稳定发作。

- 房性心动过速时 PR 间期延长（图 26-5）的原因有两个：房性心动过速时局灶起源点类似室性早搏起源于心肌，远离结间束，故传导较窦性心律延迟，心房整体激动时间延长；房性早搏起源早，处于房室结的相对不应期，故会出现房室结传导延迟。应重视该现象。

- 靶点确定后准备放电时，当靶点距离窦房结较近时，若能在周长稳定的窦性心律下标测出窦房结，则安全性更有保障。

【基础知识要点】

房性心动过速是指规律而快速（频率波动在 110 ~ 250 次 / 分）的房性节律，其起源点可能来自心房的任何部位，无须房室结和房室旁道的参与，可表现为阵发性和（或）持续性，其发生机制包括自律性增高、心房内微折返和触发活动。

房性心动过速可分为自律性房性心动过速、折返性房性心动过速和紊乱性房性心动过速。大多数伴有房室传导阻滞的阵发性房性心动过速是由心脏自律性增高引起。致病原因多为心肌梗死、慢性肺部疾病、大量饮酒及各种代谢障碍。洋地黄中毒（特别在低钾血症时）易引起自律性房性心动过速。折返性房性心动过速相对少见，折返机制多发生于手术瘢痕、解剖缺陷的邻近部位。紊乱性房性心动过速又称多源性房性心动过速，多发生于患有慢性阻塞性肺疾病或充血性心力衰竭的老年人，亦可见于洋地黄中毒和低钾血症患者，多提示弥漫性心房病变，可作为心房颤动的前奏。

房性心动过速的心电图特点包括：①心房频率通常为 110 ~ 250 次 / 分；②P 波形态与窦性 P 波不同，Ⅱ、Ⅲ、aVF 导联通常直立，也可倒置或双向，因起源点在心房的位置而不同；③常出现二度Ⅰ型或Ⅱ型房室传导阻滞，常呈 2:1 房室传导，但心动过速不受影响；④P 波之间的等电位线仍存在（与心房扑动时等电位线消失不同）；⑤刺激迷走神经不能终止心动过速，仅加重房室传导阻滞；⑥发作开始时心率逐渐加快，出现所谓"温醒"现象。

电生理检查提示房性心动过速占室上性心动过速的 5% ~ 15%，其特点包括：①心房程序刺激通常不能诱发心动过速，发作不依赖于房内或房室结传导延缓；②心房激动顺序与窦性 P 波不同；③心动过速的第 1 个 P 波与随后的 P 波形态一致，这与折返机制引起者不同；④心房超速起搏能抑制心动过速，但不能终止发作。

自律性房性心动过速的心电图特点包括：①心动过速的 P 波形态和心房激动顺序不同于窦性心律；②心房刺激不能诱发、拖带和终止心动过速，但可被超速起搏所抑制（不总是）；③心动过速发作与终止时可出现"温醒（warm-up）"与"冷却（cool-down）"现象；④房内传导或房室结传导延缓甚至房室结传导阻滞不影响心动过速的存在；⑤刺激迷走神经和静脉注射腺苷不能终止心动过速。

折返性房性心动过速的心电图特点包括：①心动过速的 P 波形态和心房激动顺序不同于窦性心律；②心房程序刺激和分级刺激能诱发和终止心动过速；③房室结传导阻滞不影响心动过速的存在；④部分心动过速能被刺激迷走神经和静脉注射腺苷所终止；⑤心房心内膜标测及起搏可判断折返环的部位、激动方向与顺序。

非折返性房性心动过速的心电图特点包括：①心动过速的 P 波形态和心房激动顺序不同于窦性心律；②心房程序刺激和分级刺激能诱发心动过速，且不依赖于房内传导和房室结传导延缓；③起搏周长、期前刺激的配对间期直接与房性心动过速开始的间期和心动过速开始的周长有关，具有刺激周长依赖的特点；④心动过速发生前，单相动作电位上有明显的延迟后除极波；⑤心房刺激能终止或超速抑制心动过速；⑥部分心动过速能被刺激迷走神经和静脉注射腺苷所终止。

体表 12 导联心电图 P 波形态或向量分析可大致判定房性心动过速的起源部位，有助于术前准备和指导消融靶点的标测。心电图诊断房性心动过速的步骤：如果 aVL 导联的 P 波负向或等电位，左心房房性心动过速可能性大，Ⅱ、Ⅲ和 aVF 导联 P 波正向，房性心动过速起源则在心房上部，如果为负向则在心房下部；若为右心房房性心动过速，Ⅱ、Ⅲ和 aVF 导联正向在心房上部，负向在下部；若为起源于右上肺静脉的房性心动过速，窦性心律时 V₁ 导联的 P 波为双相，房性心动过速时变为正向。

扫码见本病例授课视频（视频 26）。

视频 26

（陈学智　北京大学国际医院）

参考文献

［1］Roberts-Thomson K C，Kistler P M，Kalman J M. Atrial tachycardia：mechanisms，diagnosis，and management. Curr Probl Cardiol，2005，30（10）：529-573.

［2］Rosso R，Kistler P M. Focal atrial tachycardia. Heart，2010，96（3）：181-185.

［3］Page R L，Joglar J A，Caldwell M A，et al. 2015 ACC/AHA/HRS Guideline for the management of adult patients with supraventricular tachycardia：a report of the American College of Cardiology/American Heart Association Task Force on Clinical Practice Guidelines and the Heart Rhythm Society. Circulation，2016，133（14）：e506-e574.

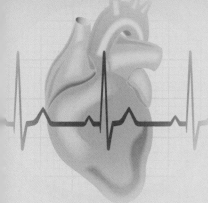

病例 27 解读心动过速的"机"密

【病史摘要】

患者男性，65 岁，主因"间断心悸 3 年，再发 2 个月"入院。患者于入院前 3 年出现心悸，持续不缓解，伴头晕、胸闷，无晕厥、胸痛等不适，就诊于我院急诊，心电图提示心房扑动，心肌酶、超声心动图评估未见异常。收入院行电生理检查，术中证实为典型心房扑动，射频消融治疗成功。2 个月前再发心悸，门诊 Holter 提示阵发性房性心动过速，房性心动过速负荷 14.5 h，建议住院进一步诊治。

患者既往高血压病史 20 年，否认糖尿病、冠心病病史。门诊复查超声心动图示左心房扩大（前后径 37.6 mm/ 面积 22 cm^2），左心室壁增厚，左心室肥厚，二尖瓣轻度反流，LVEF 68%。

【诊疗过程】

患者入院后心电图（图 27-1）示持续房性心动过速，Ⅱ、Ⅲ、aVF、V$_1$ 导联 P 波直立，提示左心房起源的房性心动过速可能。因患者房性心动过速持续发作，建议行心内电生理标测，以明确心律失常机制及射频消融治疗。术前完善经食管超声心动图确认无左心房血栓。

术中经左侧股静脉放置 CS 导管到位，显示 CS 9-10 A 波领先，心动过速周长 190 ms（图 27-2）。经右侧股静脉送 Pentaray 导管至右心房，行右心房三维重建及电激动标测，结果提示房间

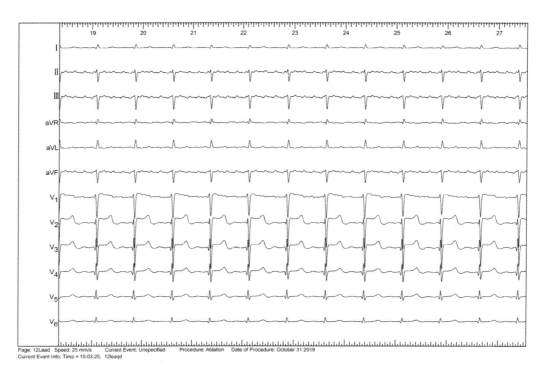

Page: 12Lead Speed: 25 mm/s   Current Event: Unspecified   Procedure: Ablation   Date of Procedure: October 31 2019
Current Event Info: Time = 15:03:25, 12leaqd

图 27-1 入院心电图。房性心动过速。

隔局部激动最早，电激动周长 129 ms，提示为左心房起源的房性心动过速（图 27-3A）。经房间隔穿刺后，送 Pentaray 导管至左心房，行左心房三维重建及电激动标测，左心房电激动周长 183 ms（图 27-3B），综合分析左心房电压、等时图（图 27-3C-D）及激动图，提示左心房大折返性心动过

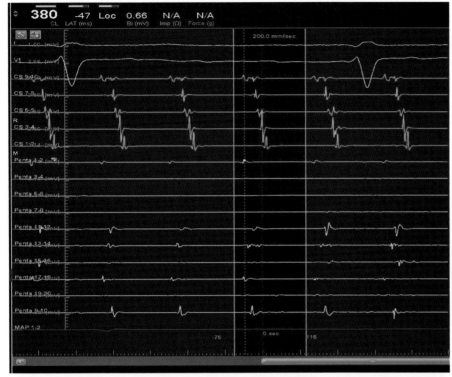

图 27-2　腔内心电图。CS 9-10 A 波领先，心动过速周长 190 ms。

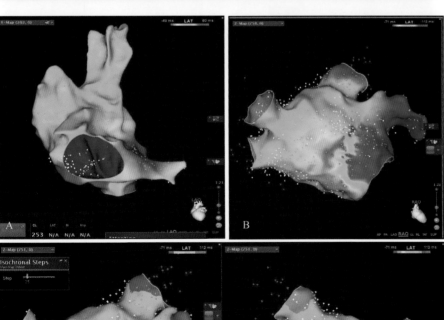

图 27-3　三维重建及电激动标测。**A.** 右心房三维重建及激动标测示房间隔局部激动最早，周长 129 ms，提示左心房起源房性心动过速；**B.** 左心房三维重建及电激动标测，周长 183 ms；**C-D.** 综合分析左心房电压、等时图及激动图，提示左心房大折返性心动过速。

速，同时左心房电压标测提示前壁存在片状低电压区。左心房多部位拖带起搏（图27-4A-B），提示左心房前壁瘢痕相关折返性心动过速，前壁瘢痕局部可标测到长时程、碎裂电位（图27-5），考虑为靶点电位，设计消融线为消融前壁瘢痕至二尖瓣环，重点消融瘢痕区内碎裂电位。消融过程中心动过速终止，转复窦性心律，继续消融至二尖瓣环（图27-6）。

患者术后监测生命体征稳定，术后2周、3个月门诊随访均为窦性心律，射频消融治疗成功。

【讨论】

本例患者入院时为持续心动过速发作，术前结合心电图预判为左心房起源房性心动过速。抗心律失常药物治疗持续房性心动过速发作效果欠佳，电生理标测明确心动过速机制后，通过射频消融治疗成功终止心动过速多可达到治愈性疗效，有效改善患者预后。

房性心动过速消融成功的关键是明确发生机制，但房性心动过速机制的异质性较强。对于存在心房基质异常的房性心动过速，传统三维标测手段有时较难明确机制，随着电生理三维标测的发展，高精密度标测手段可以在准确心房模型构建的同时获悉心房基质数据，对心房瘢痕区域重点标测，有助于识别特殊靶点电位。同时，标测技术的进步使得临床可以综合分析等时图、激动图等数据，结合经典的拖带标测手段，进一步明确心动过速的机制，明确折返环路及关键峡部，制订合理的消融策略，提高术中即刻消融成功率。

本例患者术中心动过速持续发作，周长稳定，通过高精密度标测和多种标测手段确认为左心房前壁瘢痕依赖性大折返性心动过速，关键峡部位于瘢痕区域内，靶点电位具有特征性。对于瘢痕

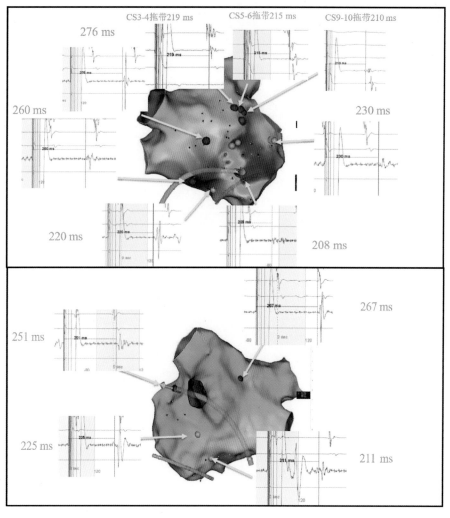

图 27-4　左心房多部位拖带起搏。提示左心房前壁瘢痕相关折返性心动过速。

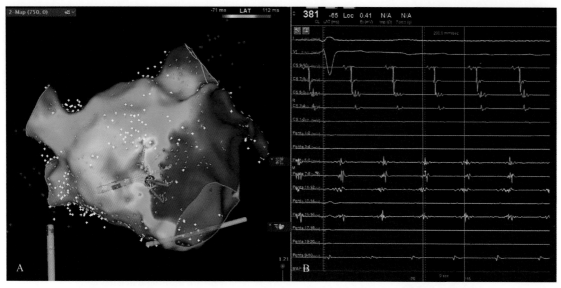

图 27-5　前壁瘢痕局部标测。可标测到长时程、碎裂电位，考虑为靶点电位。

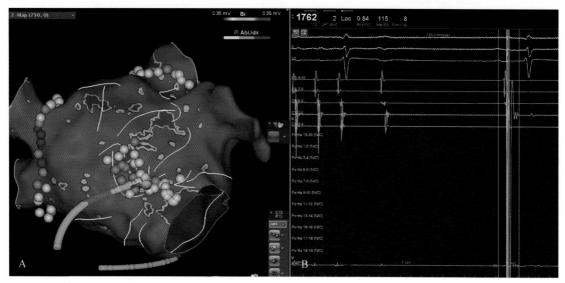

图 27-6　三维标测心动过速机制及消融终止图。设计消融线为消融前壁瘢痕至二尖瓣环，重点消融瘢痕区内碎裂电位；消融过程中心动过速终止，转复窦性心律，继续消融至二尖瓣环。

参与的心动过速，术中应重点消融瘢痕内靶点电位，并在瘢痕区域基质消融后将消融线延伸至解剖屏障（如二尖瓣、已隔离的肺静脉环），提高消融后远期成功率。

【专家点评及病例启示】

- 三维电解剖标测系统是目前房性心动过速标测和消融中最重要的工具。但是，对于基质复杂的房性心动过速，常规的激动标测非常耗时，激动图可能难以解读而无法指导有效的消融。在高密度标测的基础

上，可以通过电压、等时图等数据获悉心房基质，了解心房瘢痕区域，综合应用三维标测系统软件（CARTO 3 Version 6.0 及 7.0）可提供扩展的"早接晚（EEML）"功能等数据，能够更清楚地显示心动过速中的传导阻滞区，易于理解激动图，从而更好地判定消融的靶点。

- 术中对房性心动过速进行可靠的激动标测的前提是：①持续性房性心动过速，或可在终止后稳定地重复诱发；②房性心动过速周长相对稳定，周长变异＜10%；③单源性房性心动过速。

● 房性心动过速机制的异质性较强，除顶部依赖折返、二尖瓣环折返外，还有左心房前壁、后壁及右心房瘢痕相关折返。心房瘢痕主要与既往消融有关，亦可有自发瘢痕的参与，这些瘢痕是导致心动过速的基质，因瘢痕电位较小，容易被忽视而导致不能明确心动过速的机制。因此，对标测系统的正确设置和对房性心动过速机制的综合分析是手术成功的关键。

扫码见本病例授课视频（视频27）。

视频 27

（白瑾　北京大学第三医院）

参考文献

［1］周公哺，白瑾，李宗师，等.采用 CARTO 3 Version 6.0 系统指导心房颤动消融术后房性心动过速的标测和消融.中国心脏起搏与心电生理杂志,2022,36（4）：325-329.

［2］Saoudi N，Cosio F，Waldo A，et al. A classification of atrial flutter and regular atrial tachycardia according to electrophysiological mechanisms and anatomical basis. Eur Heart J，2001，22（14）：1162.

［3］Asferg C，Chen X，Pehrson S，et al. Catheter ablation of atypical flutter using new 3-dimensional electroanatomic mapping software focusing on areas of conduction block. Heart Rhythm Case Rep，2019，5（4）：225-228.

［4］Iden L，Weinert R，Groschke S，et al. First experience and validation of the extended early meets late（EEML）tool as part of the novel CARTO software HD COLORING. J Interv Card Electrophysiol，2020，60（2）：279-285.

［5］Vicera J J B，Lin Y J，Lee P T，et al. Identification of critical isthmus using coherent mapping in patients with scar-related atrial tachycardia. J Cardiovasc Electrophysiol，2020，31（6）：1436-1447.

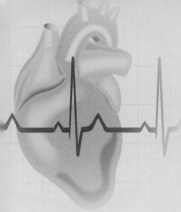

病例 28 流出道室性心动过速

【病史摘要】

患者男性，71 岁，入院前 5 年无明显诱因出现心悸，伴头晕、胸闷、乏力，无黑矇、晕厥、胸痛等不适。每次持续数分钟，自行缓解。当地医院行心电图提示为室性心动过速（VT）（图 28-1）。口服酒石酸美托洛尔（倍他乐克）、胺碘酮等药物效果不佳。患者于 2016 年接受电生理检查，冠状窦十级电极激动标测提示前室间静脉（AIV）起源 VT，局部提前体表 QRS 波 40 ms，但消融导管无法到达靶点部位，遂终止手术。后续患者心悸症状间断发作。入院前近 1 个月患者上述症状加重，心悸发作次数增加，持续时间较前延长，为求进一步诊治收入院。

【诊疗过程】

患者入院后完善相关检查，入院心电图未见明显异常（图 28-2）。超声心动图未见明显异常，LVEF 56%，LVEDD 49 mm。心脏 MRI 未见明显异常。初步诊断为阵发性 VT。

向患者交代手术风险及获益，并签署电生理检查及射频消融知情同意书，完善术前准备。患者于 2019-10-20 行 VT 射频消融术。结合患者既往电生理检查记录，将十极电极送入心大静脉（GCV）最远端 AIV 附近（图 28-3）。术中诱发心动过速，心电图与临床记录到的宽 QRS 波心动过速一致。心动过速下激动标测提示 CS 1-2 电极 V 波领先，与窦性心律时局部激动顺序存在电位反转（图 28-4）。局部电位领先体表 QRS 波约 42 ms

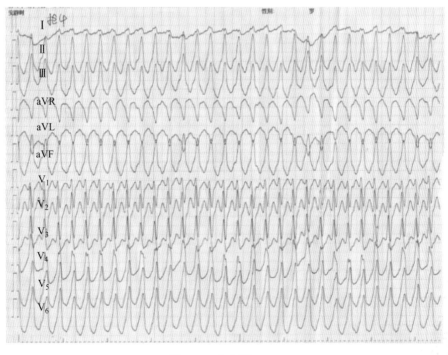

图 28-1 心电图。VT。

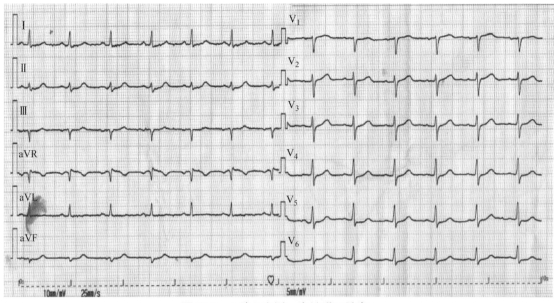

图 28-2　入院心电图。未见明显异常。

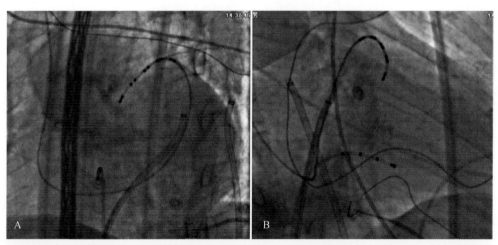

图 28-3　X 线下记录电生理导管位置。**A.** 左前斜位；**B.** 右前斜位。十极电极深置于 GCV 最远端，电极头端位于 AIV 附近。

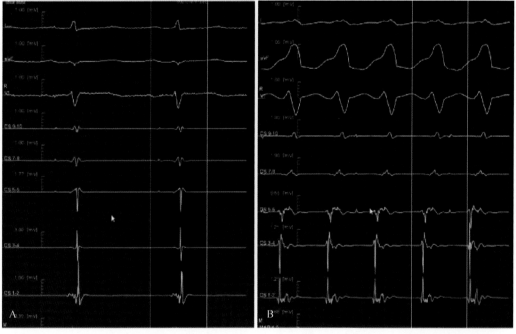

图 28-4　窦性心律及 VT 发作时的腔内心电图。VT 下 CS 1-2 V 波最领先，存在电位反转现象。

（图 28-5）。心动过速终止后，局部起搏可诱发同形态室性早搏（图 28-6）。

　　遂考虑 AIV 附近起源 VT。AIV 是 GCV 向室间沟的延续，与 GCV 呈直角。GCV 发出远端延伸支，即 Summit 交通静脉（Summit-CV），走行于右心室流出道（RVOT）与左心室流出道（LVOT）之间。如果 GCV 远端延伸的静脉分支无法到达，则可能通过解剖消融的方式损伤上述静脉附近起源的室性心律失常。尝试送 ST 导管至 GCV 最远端，但 CS 成角过大、GCV 远端血管直径小，无法送至靶点部位；遂尝试其他毗邻部位标测或寻找与 CS 1-2 电极解剖位置最毗邻的部位，因此，送导管至 RVOT，采用"倒 U"法于肺动脉左窦瓣上标记到最提前激动部位，可观察到该处局部电位领先程度甚至早于 CS 1-2（图 28-7）。于局部起搏标测，Ⅰ 导联、胸前导联 QRS 波形态不一致

（图 28-8），试消融无效。

　　当 RVOT 无效时，结合患者体表心电图胸前导联移行偏早的特点（V₁ ～ V₂ 移行），需要尝试 LVOT 标测。穿刺动脉，送导管至主动脉根部，激动标测可见左冠窦（LCC）与右冠窦（RCC）偏前部位领先，消融导管头端可记录到低振幅碎裂电位，提前体表 QRS 波约 52 ms（图 28-9）。但在 LCC 和 RCC 内分别消融后，VT 未终止。做 U 形弯，送导管至 LCC-RCC 交界处瓣下小叶三角（ILT）处，局部可标记到碎裂电位，局部领先体表 QRS 波约 50 ms（图 28-10），但起搏形态不一致（图 28-11）。以 35 W，消融 4 s，VT 即刻终止（图 28-12）。继续巩固消融。随访过程中无心动过速再发。

　　观察 LVOT 消融部位与 RVOT、CS 1-2 的相对关系，成功消融靶点毗邻 CS 1-2 电极位置

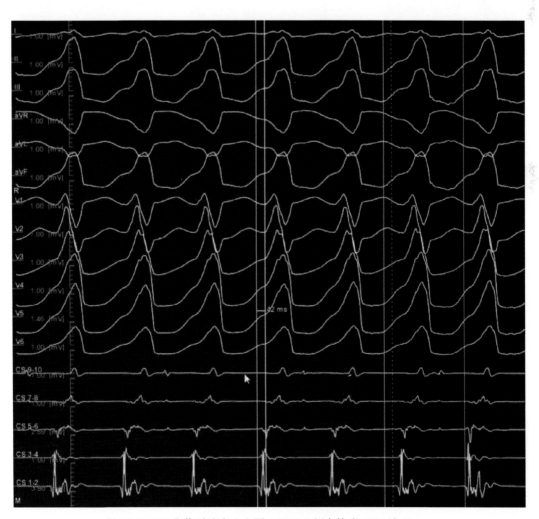

图 28-5　VT 发作时腔内心电图。CS 1-2 领先体表 QRS 波 42 ms。

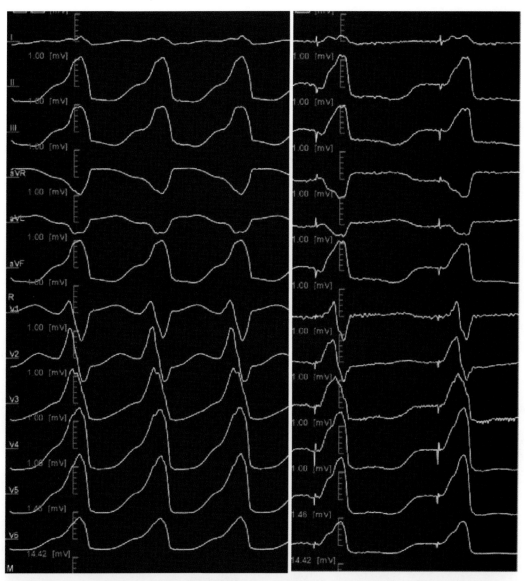

图 28-6 VT 发作时十二导联心电图与起搏 CS 1-2 图形比较。CS 1-2 起搏出同形态室性早搏。

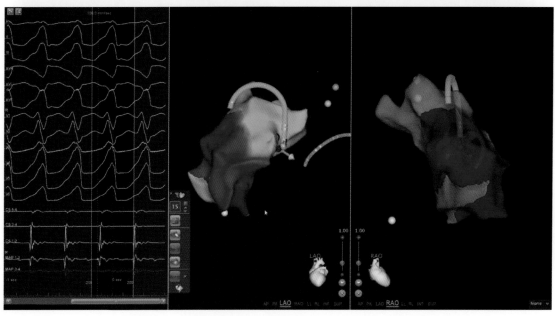

图 28-7 肺动脉左窦瓣上记录到早于 CS 1-2 电极的电位。

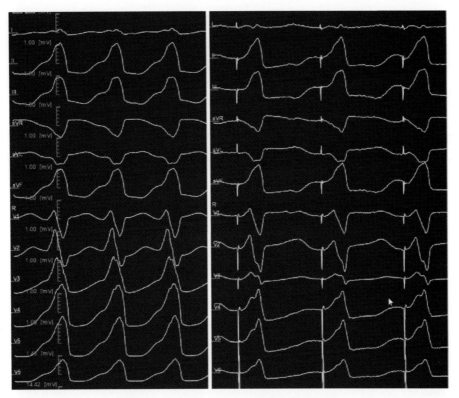

图 28-8　肺动脉左窦瓣上起搏形态不一致。

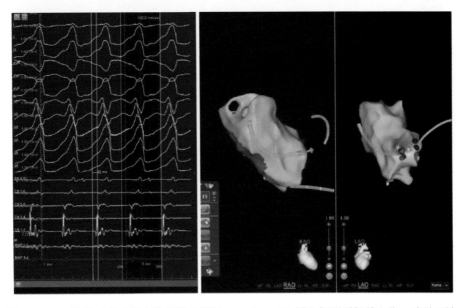

图 28-9　VT 发作时主动脉窦附近激动标测。RCC、LCC 瓣上标测到提前电位，消融无效。

（图 28-13），距离肺动脉左窦有一定距离（图 28-14）。由于 GCV 远端分支血管结构复杂，为明确 CS 1-2 电极所在位置，进行 CS 内造影，观察到 CS 1-2 电极位于 Summit-CV 内（图 28-15）。Summit-CV 走行于 RVOT 与 LVOT 形成的缝隙内，解剖上距离 RVOT 和 LVOT 均较近。

【讨论】

　　心电图解读对判断室性心律失常的起源位置至关重要，可以帮助预先判定靶点所在的区域。鉴别 RVOT 或 LVOT 后，Ⅰ 导联在判断具体起源位置时具有重要意义，主要用于判断起源点偏左

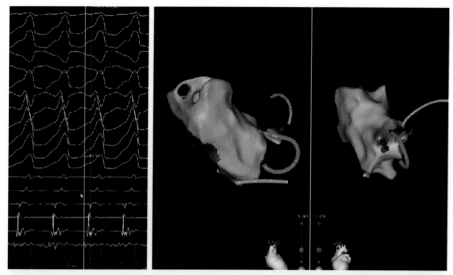

图 28-10　VT 发作时三维标测激动图。U 形弯于 ILT 处标记到提前电位，领先体表 QRS 波 50 ms。

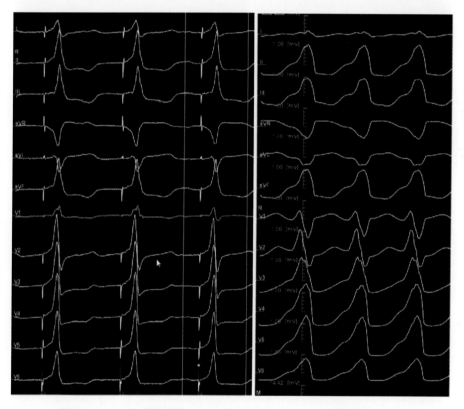

图 28-11　ILT 起搏标测与 VT 发作图比较。ILT 处起搏形态不一致。

或偏右。在室性早搏时 CS 1-2 电极领先的患者中，Ⅰ 导联 QRS 波形态呈 R 型或 m 型多提示起源部位在 Summit-CV，还可出现 R$_{Ⅱ}$ > R$_{Ⅲ}$，QS$_{aVR}$ > QS$_{aVL}$ 现象。本例患者心电图特征符合该表现。

随着三维标测技术的进步，单导管室性早搏消融已成为许多术者首选的手术方式，CS 电极的放置在室性早搏中不作为常规操作。但对于部分疑难病例，CS 电极深置至 GCV-AIV 交界处具有重要意义。该处为 Summit 心外膜所在部位，解剖上毗邻 LVOT 和 RVOT，可作为心外膜标测的常用路径。此外，由于 GCV 远端血管存在多个分支，且分支附近心肌可参与室性心律失常的发生，因此 GCV 内造影能进一步明确局部解剖特点、消融导管是否可以经该途径到达靶点区域。

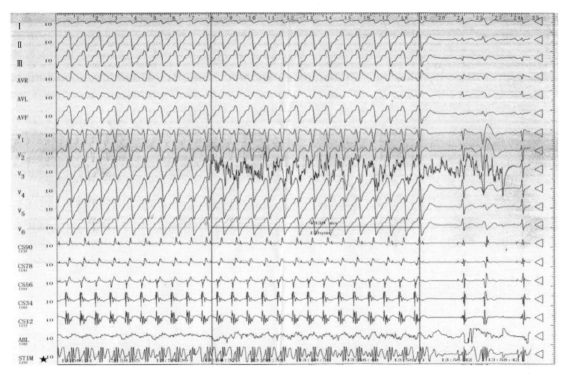

图 28-12　VT 消融局部靶点及消融反应图。ILT 处消融 4 s，VT 终止。

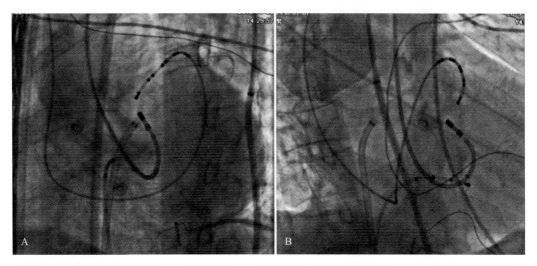

图 28-13　消融靶点影像图。**A.** 左前斜位；**B.** 右前斜位。成功消融靶点与 CS 1-2 电极的毗邻关系。

LCC-RCC 交界处瓣下 ILT 也是常见室性心律失常的起源部位。本中心既往报道了 28 例 ILT 消融成功的室性心律失常。该位置毗邻 Summit 基底部，对于起源于 Summit 基底部区域的室性心律失常，ILT 可能是通过心内膜途径进行解剖消融的重要靶点。ILT 处有效靶点电位的特点多为存在收缩期前高频电位（图 28-16）。通常采用 U 形弯的方式贴靠 ILT 可以到达 ILT 顶部，获得稳定贴靠，成功消融室性心律失常。

【专家点评及病例启示】

● 对于 ILT 成功消融的室性心律失常，心电图可能存在较大变异，其原因包括两个方面：①心脏转位导致 I 导联形态、胸前导联移行有所偏差；在大多数 ILT 成功消融的室性早搏中，I 导联 QRS 波形态呈 R 型或 m 型。②虽然 ILT 成功消融，但可能该处为通过解剖消融达到治疗心律失常的目的，而心室最早激动点并不位于 ILT。

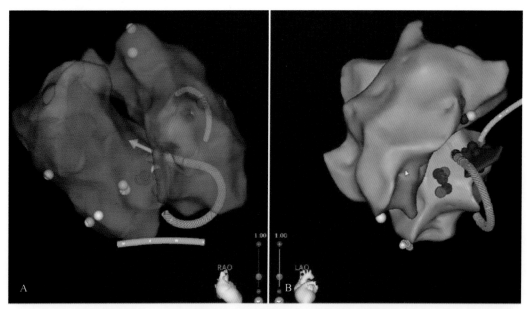

图 28-14 三维标测解剖图。成功消融靶点与 RVOT 的毗邻关系。

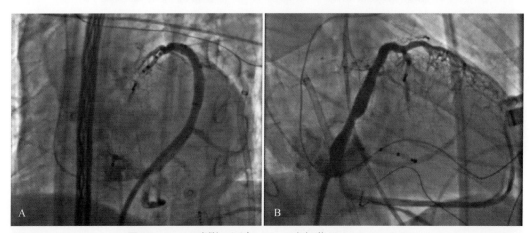

图 28-15 CS 造影。证实 CS 1-2 电极位于 Summit-CV。

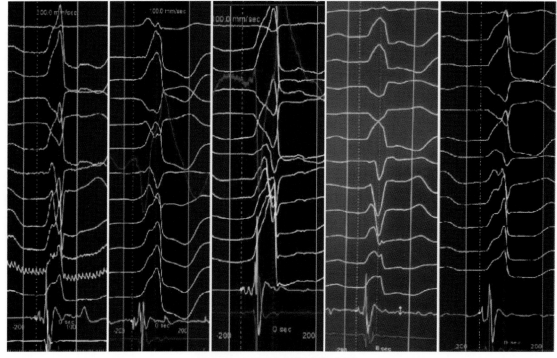

图 28-16 激动标测局部靶点图。

- 本例患者虽然 ILT 激动时间领先，但起搏标测不一致，也证实了对于 LVOT、Summit 附近起源的心律失常，起搏标测的价值有限，仅作为参考。由于 ILT 与 Summit 基底部的毗邻关系，通过 ILT 部位消融损伤 Summit 起源室性早搏是避免心外膜消融、降低手术风险的重要措施。ILT 部位消融时，直接勾住 ILT 顶部达到稳定压力的难度较大，通过 U 形弯将头端以反贴的方式在 ILT 顶部多能达到稳定的贴靠。

【基础知识要点】

在 ILT 成功消融的室性心律失常不一定起源于该部位；由于 ILT 靠近左心室 summit 基底部区域，此类心律失常有可能在 Summit-CV 中获得良好的起搏形态，而在 ILT 中起搏多无法获得同形态的 QRS 波。但是，由于 Summit-CV 难以到达，作为可到达的解剖位点，ILT 是理想的替代消融部位。另外，LVOT 瓣上内膜 LCC 标测最领先部位对消融反应不佳，同时该部位起搏多无法产生理想的 QRS 波，反映了该部位亦非激动起源点，而更可能是 Summit 基底部起源激动向内膜传导的最早突破点。因此，常规手术中，GCV 远端记录到领先位点，同时 LCC 记录到最早提前位点的室性心律失常，需要考虑 ILT 消融策略。ILT 消融效果不佳时，无水酒精消融也可作为备选消融方式。

扫码见本病例授课视频（视频 28）。

视频 28

（王云龙　北京安贞医院）

参考文献

［1］Li J W，Chen X L，Li Y C，et al. Distinct ECG characteristics of idiopathic ventricular arrhythmias originating from four regions of left coronary veins. Int J Cardiol，2014，175（1）：181-182.

［2］Atienza F，Arenal A，Perez-David E，et al. New diagnostic and therapeutic approaches to treat ventricular tachycardias originating at the summit of the left ventricle：role of merged hemodynamic-MRI and alternative ablation sources. Circ Arrhythm Electrophysiol，2013，6（6）：e80-84.

［3］Liang Z，Liu X，Li X，et al. Ventricular arrhythmias ablated successfully in the subvalvular interleaflet triangle between the right and left coronary cusps：Electrophysiological characteristics and catheter ablation. Heart Rhythm，2021，18（12）：2148-2157.

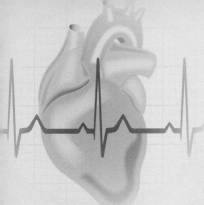

病例 29　宽 QRS 波心动过速

【病史摘要】

患者男性，56 岁，主因"发作性心悸 2 周"入院。患者于入院前 2 周无明显诱因出现心悸，不伴胸痛、黑矇等，持续数分钟至半小时不等，每日均有发作，憋气或俯身下蹲时可缓解，外院心电图提示宽 QRS 波心动过速，心率 100 次 / 分。予酒石酸美托洛尔（倍他乐克）口服，仍间断发作心悸，门诊以"阵发性室上性心动过速伴差异性传导？"收住院。

患者既往体健，无器质性心脏病史。

【诊疗过程】

患者入院心电图大致正常，未见心室预激（图 29-1）。外院心电图提示宽 QRS 波心动过速（心室率 117 次 / 分），V₁ 导联呈类 RBBB 图形，

V₁ ～ V₆ 导联呈正向同向性，未见明确室房分离现象（图 29-2）。

停用抗心律失常药物后进行心腔内电生理检查。常规放置 CS 十极电极、右心室电极和希氏束电极，心动过速可自行发作。第 1 跳为窦性激动，HV 间期 = 40 ms，无预激；第 2 跳为室性早搏，呈 LBBB 图形，疑似由右心室电极机械刺激导致；第 3 条开始，心动过速发作（图 29-3）。心动过速发作时，VA 呈 1∶1，希氏束导联 HV 间期为负值，可除外室上性心动过速伴差异性传导机制（HV 间期为正值），需鉴别 VT 伴室房 1∶1 逆传和逆向型房室折返性心动过速（AVRT），两者的区别在于心房是否为心动过速的必需成分。给予心房超速刺激可终止心动过速，提示心房参与心动过速，考虑逆向型 AVRT 可能性大（图 29-4）。CS 9-10 600 ms/500 ms 刺激可诱发心动过速（图 29-5）。最后 1 跳 S₁ 刺激，心室激动顺序改变，

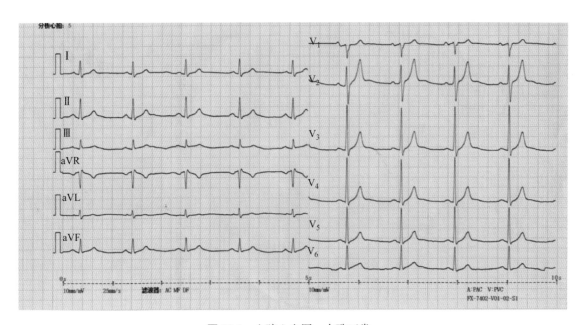

图 29-1　入院心电图。大致正常。

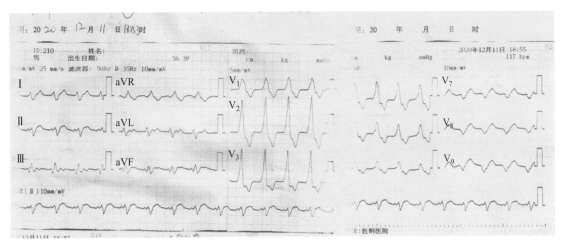

图 29-2　外院心电图。心动过速发作。

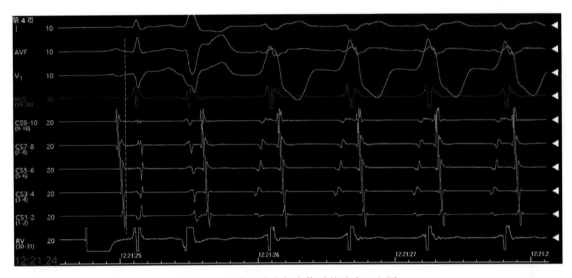

图 29-3　心动过速自行发作时的腔内心电图。

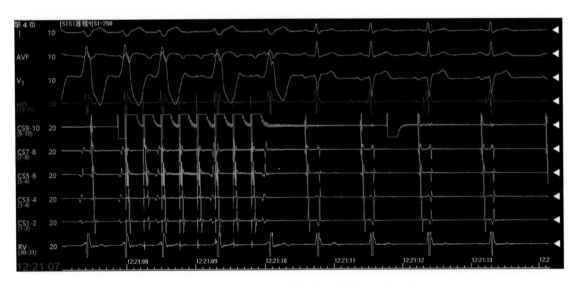

图 29-4　腔内心电图。心房超速刺激终止心动过速。

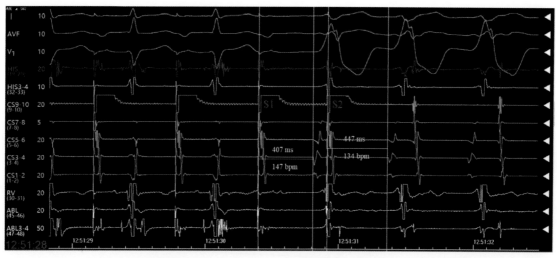

图 29-5 腔内心电图。心房刺激可诱发心动过速。

CS 3-4 心室激动最早,希氏束导联显示希氏束呈逆向激动,提示心室激动路径由房室结前传转换为旁路前传,S_2 刺激下心室激动模式亦为旁路前传,相比于普通房室旁路,此旁路前传明显较缓慢。比较最后 1 跳的 S_1 刺激与 S_2 刺激信号到 CS 3-4 导联局部 V 波的传导时间,可见 S_2 刺激下前向传导时间较最后 1 跳 S_1 刺激时延长 40 ms,提示旁路存在传导递减的特点。予 0.2 mg/kg 三磷酸腺苷弹丸式推注,房室结前传和旁路前传同时被阻断,提示旁路前传对腺苷敏感(图 29-6)。心动过速下,可见两种 VA 间期,提示存在逆传双径路(图 29-7)。心室 S_1S_2 刺激可诱发心动过速,为心室刺激经房室结逆传至心房,心房激动经旁路前传形成折返。穿刺房间隔,在心动过速下于二尖瓣标测最早心室激动,提示二尖瓣环游离壁心室激动最早,在该部位偏心室侧标测,提示局部激动较晚,旁路

心室插入点位于二尖瓣环(图 29-8)。在窦性心律下,以功率法 50 W 放电消融 20 s 后,重复诱发条件,心动过速不能被诱发,继续于局部巩固消融至 90 s。术后前传不应期改变,考虑旁路消融成功。

【讨论】

本例患者为宽 QRS 波心动过速,宽 QRS 波心动过速的鉴别诊断包括:① VT;②逆向型 AVRT;③室上性心动过速伴束支传导阻滞(心房激动经房室结前传);④室上性心动过速伴旁观者旁路前传(旁路不参与心动过速,心室激动同时经房室结和旁路前传)。本例患者既往无器质性心脏病,且通过 Valsalva 动作可终止心动过速,考虑机制为室上性心动过速可能性大。心电图可

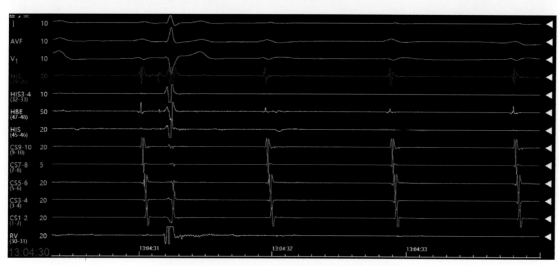

图 29-6 腔内心电图。旁路前传可被腺苷阻断。

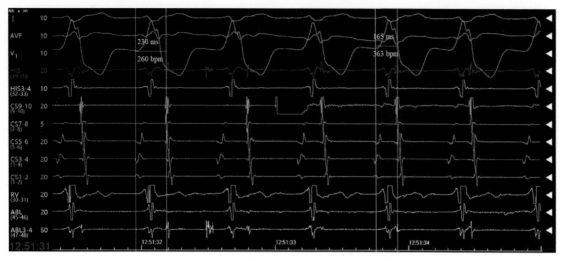

图 29-7　腔内心电图。室房逆传存在双径路现象。

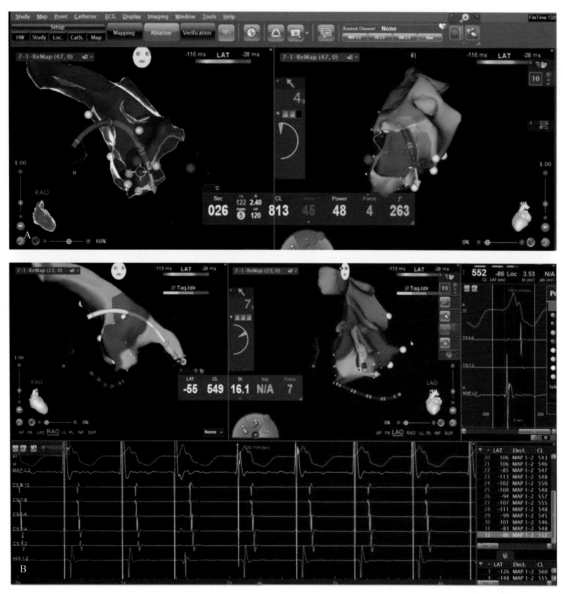

图 29-8　心动过速下三维激动标测图。**A.** 心动过速下二尖瓣环侧壁局部心室激动最早；**B.** 相应心室侧局部激动落后于瓣环。

提供诊断线索，患者 QRS 波呈现类 RBBB 形态，若为室上性心动过速伴束支传导阻滞，则心房激动通过左前或左后分支传导，左前和左后分支出口不位于心尖部或心底部，而本例患者胸前导联 QRS 波均为正向，提示心室最早激动位于心底部，因此考虑室上性心动过速伴 RBBB 可能性小。患者在窦性心律下未见预激波，考虑心动过速为室上性心动过速合并旁观者旁路前传可能性小。因此，需重点鉴别 VT 和逆向型 AVRT，两者通过心电图检查较难鉴别。

对于宽 QRS 波心动过速，电生理检查时希氏束导管至关重要。本例患者在心动过速时希氏束呈逆向激动，可除外室上性心动过速伴束支传导阻滞。宽 QRS 波心动过速对心房刺激的反应对鉴别 VT 和逆向型 AVRT 很有帮助，前者心房刺激一般不影响心动过速，且心房刺激一般不能诱发 VT；后者可被心房刺激诱发或终止。因此，通过心房刺激证实心房为心动过速的必需成分，从而除外 VT，考虑逆向型 AVRT。

本例患者在窦性心律下未见旁路前传，考虑旁路传导速度较房室结缓慢，与一般旁路不同。心房 S_1S_2 刺激也可证实，当房室结前传进入不应期后，旁路前传显现，心动过速随之发作。比较 S_1 和 S_2 刺激时的 AV 间期，发现旁路前传具备递减传导特征。心室 S_1S_2 刺激时，室房逆传通过房室结进行，旁路无逆传功能。因此，该旁路为缓慢传导，具有递减特征且仅具备前传功能，符合 Mahaim 旁路特征。在窦性心律下，予三磷酸腺苷静脉推注，证实旁路前传功能对腺苷敏感，进一步证实该旁路具备 Mahaim 特征。

经典 Mahaim 旁路一般位于三尖瓣环右侧，且多为房束纤维，起源于右心房游离壁，跨过三尖瓣环与心室肌至右心室心尖部与右束支远端相连。本例 Mahaim 旁路位于左侧，既往研究表明，相比于右侧 Mahaim 旁路，左侧 Mahaim 旁路多为"短旁路"，即旁路心室插入点位于二尖瓣环（房室旁路）。因此，在心动过速下沿二尖瓣环标测最早心室激动点，发现最早心室激动点位于二尖瓣环游离壁，且偏心室侧局部激动晚于瓣环，证实本例患者的 Mahaim 旁路也属于"短旁路"。在窦性心律下于此处进行消融后，心动过速不能诱发，电生理检查提示旁路前传被阻断，左侧 Mahaim

旁路消融成功。

【专家点评及病例启示】

- 行心腔内电生理检查时，希氏束电极应摆放到位，这对于宽 QRS 波心动过速的鉴别诊断十分重要。同时，应重视心房刺激的各种反应。
- 左侧 Mahaim 较为少见，与右侧 Mahaim 相比，其多为"短旁路"，心室插入点位于二尖瓣环。

【基础知识要点】

Mahaim 旁路常见于三尖瓣环侧壁，连接右心房和右束支（"房-束"束），偶有其余部位（左侧游离壁、左后侧壁、左后间隔）和其他连接类型（"结-室"束、"结-束"束、"房-室"束）Mahaim 旁路的病例报告。

Mahaim 旁路具有以下特征：①窦性心律下无预激或预激不明显；②呈单向传导（仅可前传，无逆传）；③递减传导；④具备自律性，对于腺苷敏感；⑤心动过速呈宽 QRS 波，V_1 导联为左束支传导阻滞图形。Mahaim 旁路导致心动过速的机制为经 Mahaim 旁路前传，经房室结或其他旁路逆传。

扫码见本病例授课视频（视频 29）。

视频 29

（李鼎　周旭　北京大学人民医院）

参考文献

[1] Aliot E，de Chillou C，Revault d'Allones G，et al. Mahaim tachycardias. Eur Heart J，1998，19 Suppl E：E25-31.

[2] Sternick E B，Sanchez-Quintana D，Wellens H J，et al. Mahaim Revisited. Arrhythm Electrophysiol Rev，2022，11：e14.

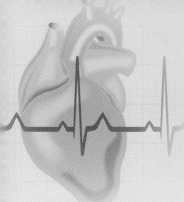

病例 30 多变的宽 QRS 波心动过速

【病史摘要】

患者男性，50 岁，因"间断心悸 5 年余，再发 1 周"入院。患者 5 年来反复发作心动过速，突发突止，否认意识障碍，多数可自行终止，未诊治。入院前 1 周心悸再发，持续时间延长，否认头晕、黑矇，否认胸闷、胸痛，于当地医院就诊，自诉当时心电图诊断室性心动过速（心电图未见），曾建议植入 ICD，患者拒绝，当地医院予维拉帕米（异搏定）静脉推注后终止。

既往高血压 10 年，未规律服药，血压控制在约 140/90 mmHg。

【诊疗过程】

入院后完善相关检查，心电图提示窦性心律，可见室性早搏。Holter 提示窦性心律，频发室性早搏 3200 次 /24 小时。超声心动图示 LVEDD 5.5 cm，EF 72.68%，室间隔厚度（IVSd）1.25 cm。为排查冠状动脉病变，择期行冠状动脉造影，结果提示未见冠状动脉狭窄。冠状动脉造影术中，拔除导引导管后，心电监护仪突然提示 VT，实时心电监护可见宽 QRS 波心动过速，心律整齐，频率 200 次 / 分，血压 115/82 mmHg。患者诉心悸不适，否认头晕、恶心，感觉症状与既往发作相同，予快速静脉推注 10 mg 三磷酸腺苷，终止发作。

患者围术期检查未发现器质性心脏病，遂择期行心内电生理检查，常规放置希氏束、右心室、CS 十极导管。术中放置导管时房性早搏诱发心动过速，为宽 QRS 波心动过速，心动过速周长（TCL）为 277 ms，体表心电图如图 30-1，室性早搏发生逆传阻滞心动过速终止（图 30-2）。CS 导

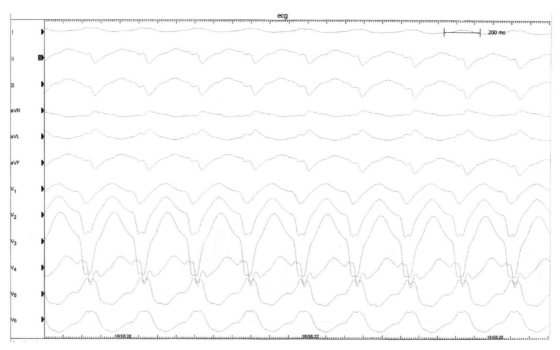

图 30-1　心动过速发作图形。术中发作的宽 QRS 波心动过速，呈 LBBB 图形。

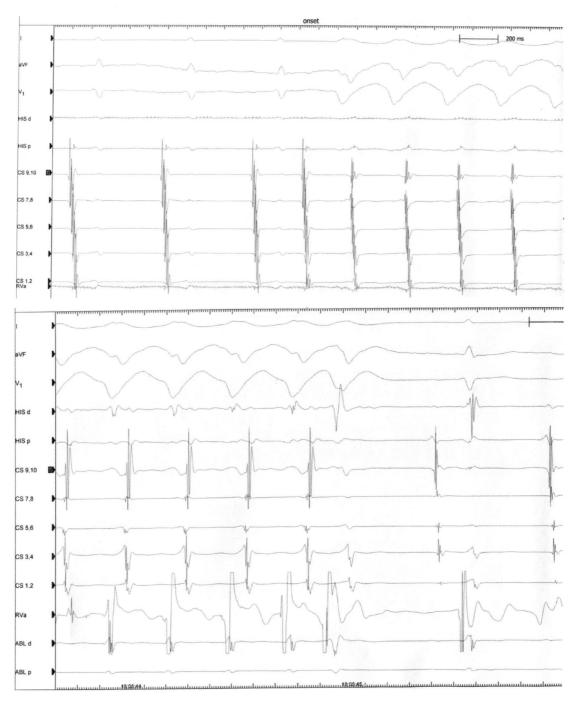

图 30-2 心腔内电生理检查。房性早搏诱发宽 QRS 波心动过速，室性早搏逆传阻滞心动过速终止。

管心房激动早于希氏束导管 A 波，希氏束导管激动顺序为 H-V-A，心室起搏下静脉推注三磷酸腺苷 20 mg 不能阻断室房传导。心动过速发作过程中，1 个室性早搏后心动过速转为窄 QRS 波心动过速（图 30-3），TCL 缩短为 247 ms，心房激动顺序无变化，考虑左侧旁路介导的顺向型 AVRT 伴差异性传导。穿刺股动脉，予肝素 3000 U，置

入消融导管，心室起搏下，主动脉逆行标测二尖瓣环，于左后间隔记录到最早心房激动，设置功率 40 W，温度 60℃，放电消融 10 s 室房分离，继续巩固消融 120 s。术后观察期间再次发作 TCL 305 ms 的窄 QRS 波心动过速，CS 7-8 心房激动最早，呈无休止发作（图 30-4）。发放希氏束不应期刺激，心房被提前激动，提示为旁路介导的

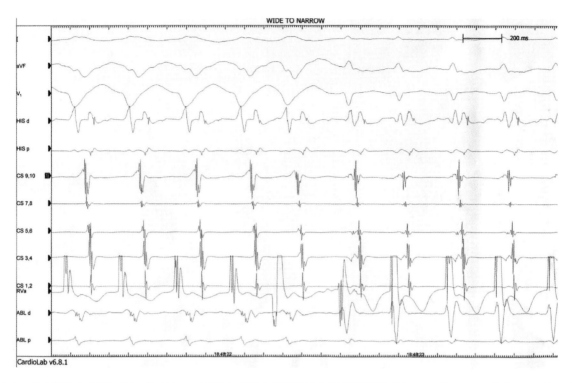

图 30-3 术中腔内心电图。TCL 为 277 ms 的宽 QRS 波心动过速在室性早搏后转变为 TCL 为 247 ms 的窄 QRS 波心动过速，心房激动顺序不变。

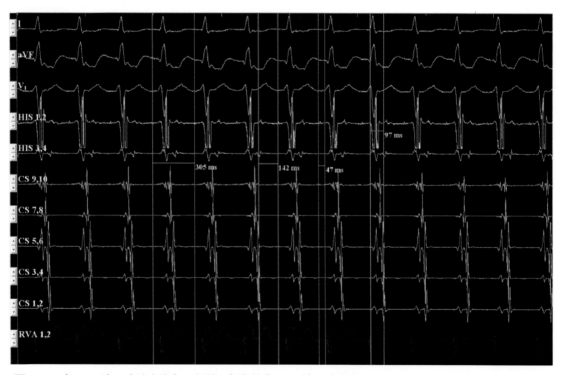

图 30-4 窄 QRS 波心动过速腔内心电图。复发的窄 QRS 波心动过速，TCL 305 ms，CS 7-8 心房激动最早。

AVRT。CS 造影未见明显解剖异常。置入冷盐水灌注导管，心动过速下于 CS 9-10 和 CS 7-8 间记录到旁路电位，局部心房激动最早，VA 融合，设置功率 25 W 放电 1 s 心动过速终止，心室起搏室房分离，继续巩固消融 60 s（图 30-5）。术后重复电生理检查未诱发心动过速。

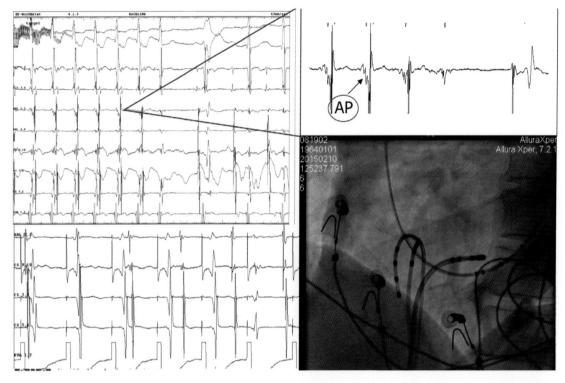

图30-5 消融局部靶点及X线影像。消融导管于CS内（CS 9-10与CS 7-8间）记录到旁路电位，该处放电消融后心动过速终止，心室起搏室房分离。AP，旁路电位。

【讨论】

本例患者为中年男性，反复心悸5年，突发突止，具有典型室上性心动过速的特点。当地医院记录到宽QRS波心动过速，并考虑VT，建议植入ICD。由于VT诊断不明确，遂行基础心脏病原因筛查，于冠状静脉造影时再次记录到宽QRS波心动过速，静脉推注三磷酸腺苷可终止发作。但是，本例患者无器质性心脏病病史，发作时血流动力学稳定，且具有室上性心动过速突发突止的典型特点，VT诊断仍存疑，故有心内电生理检查指征。电生理检查术中房性早搏诱发宽QRS波心动过速，呈LBBB图形，激动顺序为H-V-A，需要鉴别室上性心动过速伴差异性传导、束支折返性VT、Mahaim旁路介导的逆向型AVRT。术中心动过速时出现的室性早搏导致LBBB恢复，提示为功能性束支传导阻滞；TCL在束支传导阻滞恢复后由277 ms缩短为247 ms，符合Coumel现象，提示左侧旁路介导的心动过速。该患者房性早搏诱发心动过速，室性早搏终止发作，心室起搏下静脉推注三磷酸腺苷未阻滞室房逆传，且患者无器质性心脏病病史，结合希氏

束导管激动顺序，考虑左侧旁路介导的顺向型AVRT伴功能性LBBB。经左后间隔最早心房激动处消融后短暂室房分离，反复消融仍有心动过速复发，TCL延长为305 ms，且为无休止性发作，考虑由旁路受损、传导变慢所致。经CS内记录到旁路电位，于CS内消融阻断旁路，终止发作，心室起搏呈室房分离，且不能诱发心动过速。

该病例提示，对于心外膜旁路，虽然内膜面消融可以短暂阻断旁路，但由于旁路位于外膜，消融不能彻底阻断旁路，仅为旁路传导受损，反而导致心动过速更易发作。术中需注意观察CS内有无旁路电位，如果旁路电位明确，应及时转CS内行外膜消融。

【专家点评及病例启示】

- 本例患者反复心悸，突发突止，虽然外院记录到宽QRS波心动过速，诊断VT，但是患者无器质性心脏病，与病史矛盾，在明确诊断前，不应盲目植入ICD。

- 在电生理检查中，房性早搏诱发宽QRS波心动过速，室性早搏能终止发作。发作时

舒张晚期室性早搏使宽 QRS 波心动过速转为窄 QRS 波心动过速，且 TCL 缩短。心室静脉推注三磷酸腺苷也证实存在旁路。

- 虽然该患者的腔内心电图提示为左后间隔旁路，但反复消融仅能短暂阻断旁路，提示旁路距离二尖瓣环较远。仔细观察 CS 电位，发现清晰旁路电位，提示为 CS 心外膜旁路。及时发现心外膜旁路可减少内膜面不必要的消融，还能降低复发率。

【基础知识要点】

1. 经 CS 消融心外膜旁路

CS 被认为是第五心腔，常规电生理检查中易被忽视，但其有独特的肌袖连接左右心房，如果肌袖延伸连接到心室，则形成 CS 旁路。CS 肌袖可分别覆盖 3% 的心中静脉（MCV），或 2% 的后静脉（PCV）近端，或同时连接 MCV 及 PCV（5%）。可在 98% 的 MCV、11% 的 PCV 及 2% 的 CS 记录到 CS 肌袖电位。约 5% 后间隔及左后间隔旁路不能从心内膜消融成功，需要经 CS 消融。36% 的成人后间隔及左后间隔旁路为 CS 肌袖相关，其中 58% 为既往消融失败的病例。

2. 蝉联现象（lingking）

当心动过速为 LBBB 图形时，易被误诊为 VT。若 LBBB 可被室性早搏纠正，则可证实为功能性束支传导阻滞，窦性心律下不存在束支传导阻滞也支持功能性阻滞。发生左束支差异性传导的原因是右束支下传的激动经室间隔使左束支连续发生隐匿性传导，即蝉联现象。当右心室室性早搏发生时，室性早搏导致左束支提前激动，使得下一次经房室结下传前向激动到达左束支时，左束支不应期结束，从而恢复传导，心动过速转为窄 QRS 波心动过速，折返路径从右束支转为左束支，所以 TCL 缩短，即 Coumel 现象。

扫码见本病例授课视频（视频 30）。

视频 30

（刘元伟　北京清华长庚医院）

参考文献

［1］Coumel P，Attuel P. Reciprocating tachycardia in overt and latent preexcitation. Influence of functional bundle branch block on the rate of the tachycardia. Eur J Cardiol，1974，1（4）：423-436.

［2］Langberg J J，Man K C，Vorperian V R，et al. Recognition and catheter ablation of subepicardial accessory pathways. J Am Coll Cardiol，1993，22（4）：1100-1104.

［3］Müller M J，Fischer O，Dieks J，et al. Catheter ablation of coronary sinus accessory pathways in the young. Heart rhythm，2023，20（6）：891-899

［4］Lehmann M H，Denker S，Mahmud R，et al. Linking：a dynamic electrophysiologic phenomenon in macroreentry circuits. Circulation，1985，71（2）：254-265.

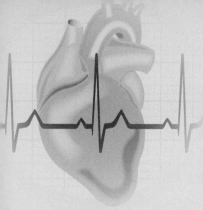

病例 31 蹊跷的卒中——孤立性左心房静止的诊断及治疗

【病史摘要】

患者男性，29岁，因"发作性心悸6年，右侧肢体活动障碍4个月"入院，自2010年起经常出现心悸，多次 Holter 检查发现"频发房早，房性心动过速，阵发性心房颤动"，曾服用比索洛尔及普罗帕酮，但效果不佳。2016年1月患者突发右侧肢体活动障碍伴肌力减弱，感觉减退，言语不清，右眼颞侧视野缺损，头颅 MRI 显示左侧大脑半球多发皮质梗死及皮质下梗死，后给予华法林抗凝治疗。患者既往无甲状腺功能亢进、风湿性心脏瓣膜病、心肌病、高血压及糖尿病史，无长期吸烟饮酒史，无呼吸睡眠暂停综合征，无家族遗传性心脏病史。自幼年起有间断发热，体温波动于 37.2～38℃，每年发作数次，抗生素治疗无效，未明确病因。

【诊疗过程】

入院后行实验室检查，包括核抗原（ENA）谱6项、抗核抗体5项、抗心磷脂抗体、红细胞沉降率（ESR）、CRP、免疫球蛋白及补体、血生化、血常规均在正常范围，国际标准化比值（INR）2.28。标准12导联心电图显示窦性心律，但各个导联 P 波细小，呈现"胚胎样"改变（图31-1）。Holter 显示频发房早（1711次），短阵房性心动过速（20阵），未发现心房颤动。经胸超声心动图显示左心房扩大（前后径42 mm，上下径62 mm，左右径44 mm），右心房及左心室大小正常，LVEF 64%，瓣膜未发现异常，二尖瓣 A 峰明显缩小。头颅 MRI 显示左侧大脑皮质下梗死灶（图31-2）。颈动脉超声检查未发现粥样硬化斑块，因既往发现心房颤动，且仍有心悸症状，遂决定行电生理检查及射频消融术。术前经食管超声心动图未发现左心耳血栓，但左心耳最大血流速度仅有 0.20 cm/s。

在 CARTO 三维标测系统下行电生理检查，LASSO 电极左心房基质标测显示大片低电压区，仅房间隔及左上肺静脉顶部残存少量电压正常区域（图31-3），左心耳及左上肺静脉未记录到电位

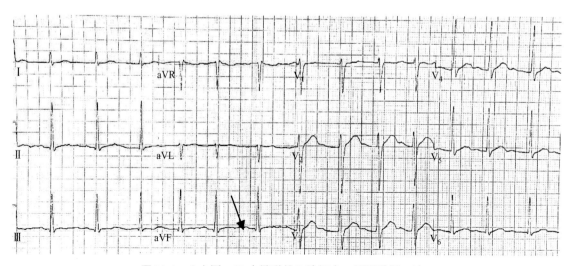

图 31-1 心电图。12个导联的 P 波细小，呈胚胎样 P 波。

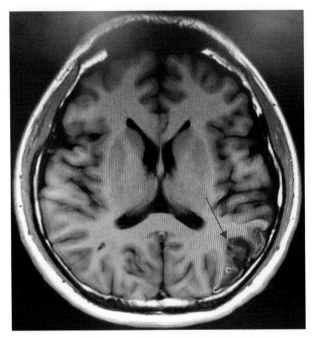

图 31-2　头颅 MRI。左侧大脑梗死灶伴皮质受累。

（图 31-4），而右心房未发现低电压区（图 31-5），考虑为孤立性左心房静止，未行射频消融术。患者缺血性卒中与左心房纤维化相关，左心耳及心房收缩运动减弱或消失，可能继发血栓形成，因患者服用华法林后不能定期检测凝血指标，遂改为达比加群酯 150 mg，2 次 / 日长期抗凝治疗。

【讨论】

患者为青年男性，既往有心房颤动病史，但

无甲状腺功能亢进、器质性心脏病、大量饮酒史及睡眠呼吸暂停等心房颤动的常见诱发因素，无早发性心房颤动家族史。在缺血性卒中发生前，非瓣膜性心房颤动卒中风险评估 $CHA_2DS_2-VAS_C$ 积分为 0 分，根据指南，该患者属于低危患者，不需要抗凝治疗，但患者最终发生了缺血性卒中，颈动脉超声未发现粥样硬化斑块，结合卒中发生特点及影像学累及大脑皮质的特点，依据 STAF 积分，可除外血管源性卒中，诊断为心源性卒中。上述结果提示 $CHA_2DS_2-VAS_C$ 积分在预测卒中风险方面存在不足，某些导致卒中的高危因素并未包含其中。$CHA_2DS_2-VAS_C$ 积分主要依靠患者的临床参数（如是否伴有高血压、糖尿病、心力衰竭、冠心病，以及年龄、既往卒中史等）来预测未来卒中的风险，而不是依据患者血栓形成的病理生理机制，因此预测的准确性并不理想。此外，该患者多次心电图检查并未发现心房颤动，仅有房性早搏及短阵房性心动过速，提示心房颤动本身并非导致缺血性卒中的直接因素。

该患者的电生理标测显示左心房弥漫性纤维化，而右心房正常，表现为孤立性左心房静止。上述病理改变与心电图表现一致，心电图各导联 P 波细小，不易被发现，考虑只有右心房的激动向量体现在心电图上，而左心房无明显电活动，使反映左心房激动的 P 波后半部分消失。此外，左心房弥漫性纤维化也不能提供维持和促发心房颤动的基质，这可能是患者后期心房颤动负荷很

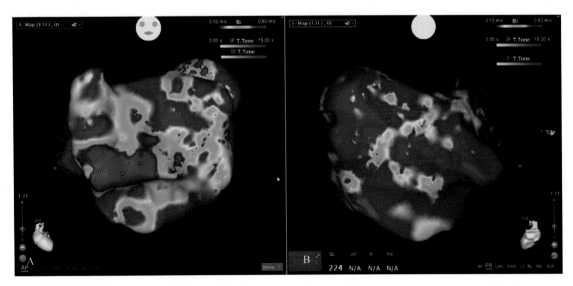

图 31-3　左心房基质标测。大片低电压区（红色区域，局部电压＜ 0.1 mV），仅间隔部及左上肺静脉顶部有少量正常电压区（紫色区域，局部电压＞ 0.5 mV）。**A.** 前后位；**B.** 后前位。

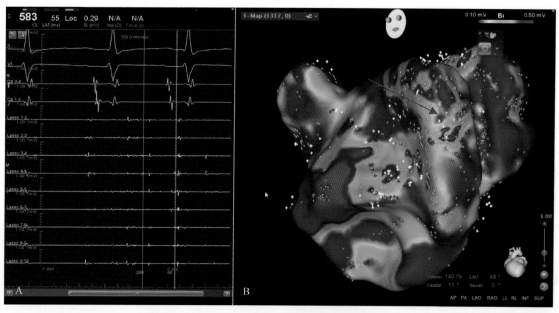

图 31-4　LASSO 电极置于左心耳根部未记录到电位。

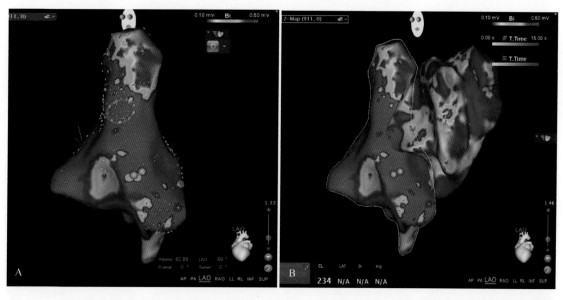

图 31-5　右心房基质标测。电压正常（紫色区域）。A. 单纯右心房标测；B. 左右心房融合后所见孤立性左心静止。

小的原因。

心房纤维化是独立于心房颤动的致缺血性卒中的危险因素。术前通过心电图 P 波、左心耳机械动力学评估（如最大血流速度）、心脏 MRI 等可有效预测纤维化程度，不仅有助于预测心房颤动消融的效果，也能指导后续的抗凝治疗。虽然心房颤动时 90% 的血栓来源于左心耳，但该患者为弥漫性纤维化导致左心房静止，亦不能除外血栓来源于左心房壁，因而未采用左心耳封堵术，建议患者长期抗凝。因患者服用华法林后不能常规检测 INR，而新型口服抗凝药在卒中预防方面不劣于华法林，且具有无须监测凝血功能、受食物和药物的影响较小等优点，故选择长期口服达比加群酯 150 mg，2 次 / 日预防卒中。

在病因学方面，该患者表现为典型的心房心肌病（AC），幼年时曾出现反复发热，且抗生素治疗无效，不能排除自身免疫性炎症性疾病累及左心房。同时，需除外遗传学因素，目前发现 LMNA、SCN5A 基因突变可导致心房纤维化，表现为早发性心房颤动，后期逐渐累及心室肌导致心功能不全及室性心律失常。

【专家点评及病例启示】

- 该患者青年早发心房颤动，CHA_2DS_2-VAS_C积分0分，但发生缺血性卒中，根据STAF积分及影像学特征诊断为心源性卒中，提示CHA_2DS_2-VAS_C积分在预测卒中方面存在不足。

- 患者行电生理标测显示左心房弥漫性纤维化，右心房电压正常，为孤立性左心房静止，是典型的AC。心房纤维化是卒中的独立危险因素，但CHA_2DS_2-VAS_C积分不能准确预测纤维化程度。

- 体表心电图P波或心房颤动时的颤动波（f波）、经食管超声心动图左心耳血流动力学评估（最大血流速度）、超声心动图二尖瓣A峰幅度、心脏MRI有助于判断心房纤维化程度，严重纤维化是心房颤动消融后复发及长期抗凝的预测因子。

- *LMNA*、*SCN5A*基因突变或非特异性炎症可能是患者出现早发性AC及心房颤动原因，基因筛查在青年心房颤动患者诊断中具有一定价值。

- AC是不明原因栓塞性卒中（ESUS）的重要原因，对于ESUS患者需加强AC的筛查。

【基础知识要点】

1. AC 的临床特点

2016年欧洲心律协会（EHRA）/美国心律学会（HRS）/亚太心律学会（APHRS）共识对AC的定义为：任何导致心房结构、形态、收缩力、电生理特性中的一种或多种复合改变，并且这些改变可能引起心房重构、传导异常等临床相关症状的一类心房疾病。AC与缺血性卒中（多数为隐源性卒中）关系密切，AC可能通过多种机制引发缺血性卒中，而心房颤动只是AC的一种表现。Martin发现心房组织的病理改变（如纤维化和血管内皮功能障碍）可能会在未发作心房颤动的情况下导致血栓形成，从而引发卒中，提示AC是导致卒中的独立危险因素。心房静止表现为心房电活动及机械活动消失，是晚期AC的表现，有时可表现为孤立性左心房或右心房静止。Howard发现在18岁以下的心房静止患者中，65%存在*SCN5A*基因突变，Ishikawa发现*LMNA*基因突变可导致心房静止及Emery-Dreifuss综合征，后者主要表现为外周肌肉萎缩。ARCADIA（atrial cardiopathy and antithrombotic drugs in prevention after cryptogenic stroke）试验及ATTICUS（apixiban for treatment of embolic stroke of undetermined source）试验证实AC患者发生卒中后，早期抗凝治疗能减少卒中的复发。该研究提示，若存在AC而未出现心房颤动时即进行抗凝治疗，可减少卒中的风险。但对于无已知心房颤动的AC患者，尚无大型临床试验验证左心耳封堵术是否能预防缺血性卒中。

2. 如何鉴别心源性卒中和血管源性卒中

根据TOAST分型，缺血性卒中可分为大动脉粥样硬化、心源性栓塞、小动脉闭塞、其他明确病因的卒中及病因未明的卒中（即隐源性卒中）。进一步诊断治疗仍无法明确病因的隐源性卒中即为ESUS。心源性血栓通常为红色血栓，而动脉中发生的血栓多为白色血栓。心源性卒中表现为突然发作，患者既往无卒中或短暂性脑缺血发作（TIA）病史；存在不同动脉分布区栓塞：空间多发（前后循环同时梗死、双侧梗死），时间多发（不同时间的梗死灶）；梗死血管分布主要是皮质，或皮质下大病灶豆纹动脉区梗死；易发生出血转化；有其他系统性血栓栓塞的征象（如肾及脾楔形梗死、下肢动脉栓塞）。

临床可采用STAF积分进行鉴别：①年龄≥62岁，计2分；②卒中后NIHSS值≥8分，计1分；③左心房扩大，前后径>35 mm，计2分；④无主动脉弓及颈动脉斑块，计3分。总分为8分，如果积分>5分，则心源性卒中的可能性为90%；如果积分<5分，则血管源性卒中的可能性为90%。

扫码见本病例授课视频（视频31）。

视频31

（时向民　解放军总医院心血管病医学部）

参考文献

［1］Li M，Ning Y，Tse G，et al. Atrial cardiomyopathy：from cell to bedside. ESC Heart Failure，2022，9（6）：3768-3784.

［2］Ishikawa T，Mishima H，Barc J，et al. Cardiac emerinopathy：a nonsyndromic nuclear envelopathy with increased risk of thromboembolic stroke due to progressive atrial standstill and left ventricular noncompaction. Circ Arrhythm Electrophysiol，2020，13（10）：e008712.

［3］Howard T S，Chiang D Y，Ceresnak S R，et al. Atrial standstill in the pediatric population：a multi-institution collaboration. JACC Clin Electrophysiol，2023，9（1）：57-69.

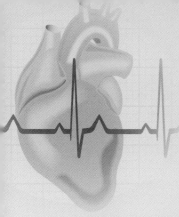

病例 32　反复复发室性心动过速的机制与反思

【病史摘要】

患者男性，27 岁，因"左心室特发性室性心动过速（ILVT）8 年，于多家医院行 3 次射频消融术后仍有反复发作"来诊。患者本次室性心动过速发作的心电图和窦性心律心电图见图 32-1 和图 32-2。室性心动过速图形呈右束支传导阻滞伴电轴右偏，频率 150 次 / 分，QRS 波时限约 120 ms，

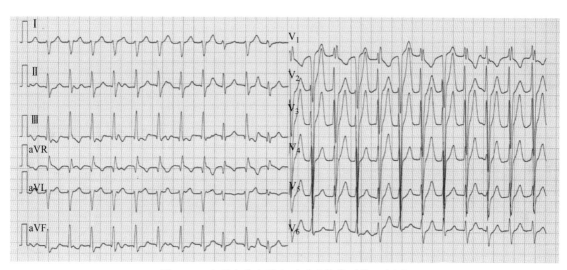

图 32-1　患者本次室性心动过速发作时的心电图。

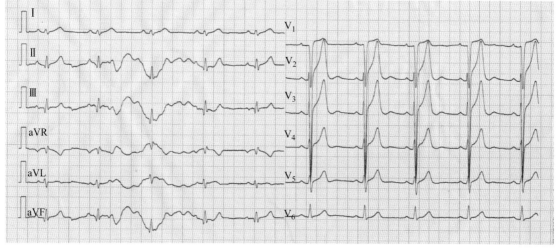

图 32-2　患者本次入院后窦性心律心电图。

室性心动过速时可见室房分离、室上性夺获及室性融合波。与既往心动过速心电图（图32-3）及外院第3次消融前Holter和体表心电图（图32-4）相比，患者本次室性心动过速发作心电图中QRS波变窄，且下壁导联R波振幅增高。患者超声心动图基本正常。

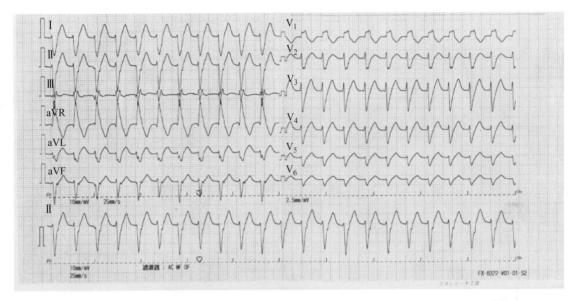

图32-3 患者既往首次发作室性心动过速时的心电图。

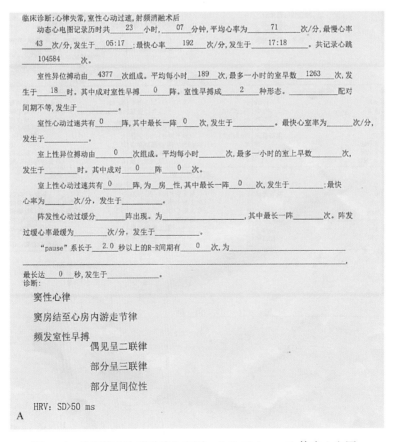

图32-4 外院第3次消融前心电图。**A-B.** Holter；**C.** 体表心电图。

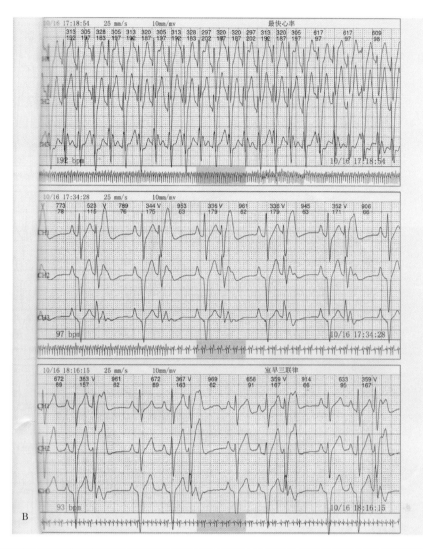

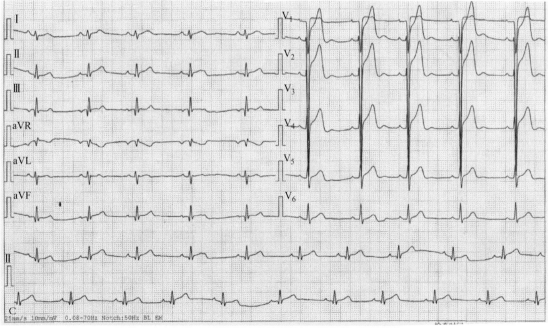

图 32-4　续

【诊疗过程】

患者在局部麻醉下行射频消融术，术中患者反复自发室性心动过速（图 32-5），发作时反复出现室上性夺获。经右侧股静脉送入 DuoDeca 电极标测到窦性心律下 HV 间期为 66 ms（图 32-6）。

术中患者室性心动过速极易诱发或自发，经左侧股动脉送入 20 极 DuoDeca 电极于左心室间隔部（图 32-7），经右心室刺激终止室性心动过速后，见 1 跳窦性心律后室性心动过速自发。室性心动过速发作时可见 DuoDeca 电极上 P 电位顺序明显改变。在 7-8、8-9 通道上可见提前出现的 pre-PP 电位，此现象反复出现（图 32-8），室性早搏终止室性心动过速后，窦性心律时室性心动过速再发，V 波前出现此 pre-PP 电位（图 32-9）。心动过速下消融导管于此处放电消融，终止心动过速并不再能诱发（图 32-10）。

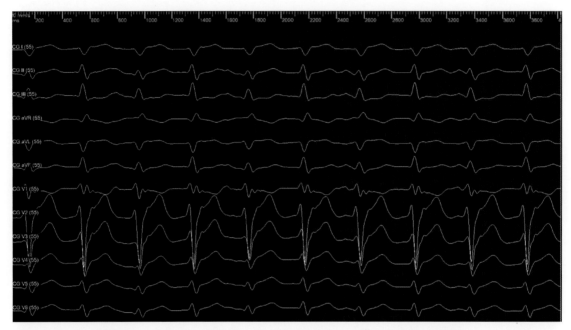

图 32-5 术中反复自发室性心动过速时的体表心电图。可见室上性夺获。

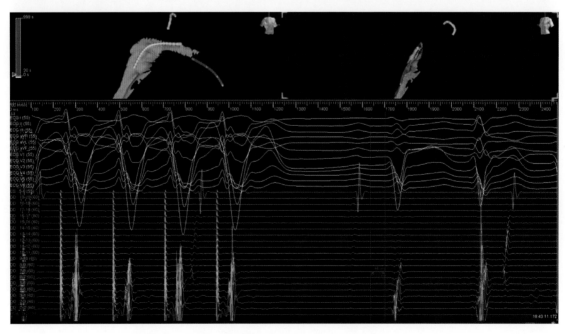

图 32-6 窦性心律时腔内心电图。测量 HV 间期为 66 ms。

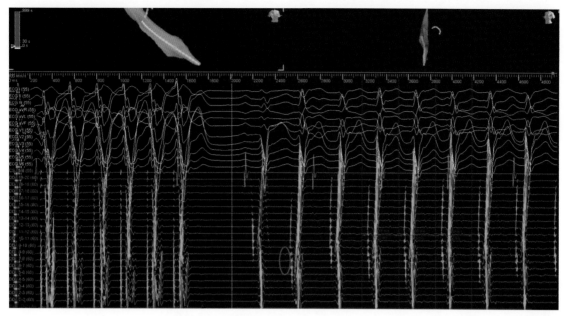

图 32-7 右心室刺激终止室性心动过速后，患者室性心动过速再次自发。发作时可见 Pre-PP 电位（红色圈中）。

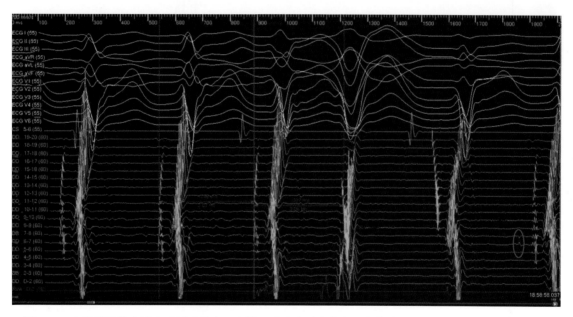

图 32-8 室性早搏使室性心动过速终止，室性心动过速再次自发。发作时可见 pre-PP 电位（红色圈中）。

【讨论】

目前多认为左后分支参与的 ILVT 是由浦肯野纤维网和心肌组织参与的大折返性心动过速。本例患者经多次消融后仍有室性心动过速发作，且心电图形态较既往发作有明显改变，患者窦性心律心电图可见下壁导联出现 Q 波，且 PR 间期接近 200 ms，腔内心电图 HV 间期延长。推测患者的心动过速折返环路可能存在多个出口，而此前

的消融后室性心动过速改变了折返环出口，即可出现室性心动过速再发且呈现不同形态。如果消融造成左后分支区域过度损伤，则可能在窦性心律下出现类左后分支阻滞图形。

基于当前对 ILVT 电生理机制的理解，目前多数中心射频消融采用的主要方法是在心动过速下进行激动顺序标测寻找 P1 电位或最早 P2 电位作为靶点进行消融，其成功率较高。然而，上述激动标测策略是基于室性心动过速能稳定诱发、持

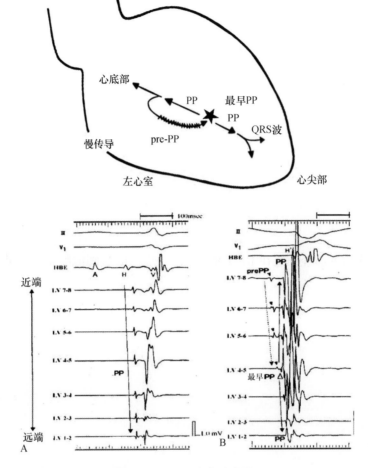

图 32-9 pre-PP 电位示意图。

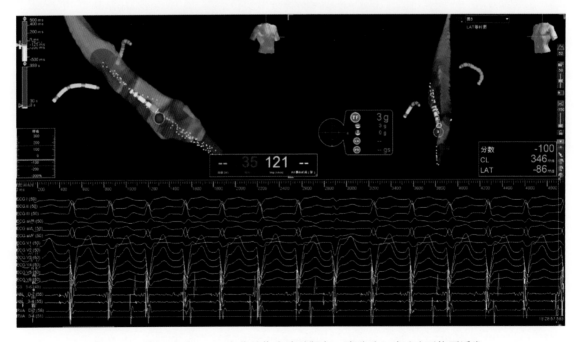

图 32-10 将记录到 pre-PP 电位处作为消融靶点，消融后心动过速不能再诱发。

续发作且患者能耐受。但是，部分 ILVT 患者在术中不能诱发心动过速或不能持续，且浦肯野纤维系统位于心内膜面，标测过程中导管操作可产生一过性机械损伤，使心动过速不能诱发，即无法进行激动标测。对于这两种情况，Ouyang 等应用三维标测系统于窦性心律下标测，消融电极标测发现在后间隔的小范围内可记录到在心室波之后出现的高频低振幅电位，并与心动过速发作时标测舒张期电位的位置基本一致，对不能诱发的病例可在该部位消融。有研究显示，可在左心室后间隔部通过标测浦肯野电位结合起搏标测进行线性消融，消融线位置大约在垂直左心室长轴中后间隔区域。但是，许多研究已经证实在 ILVT 消融中是否出现左后分支阻滞图形与消融成功与否无关，因此对于不能诱发或诱发不持续的患者，不应再盲目进行左后分支区域消融。

【专家点评及病例启示】

- 有学者报道，ILVT 患者室性心动过速发作时，在 P 电位（PP）前可记录到 pre-PP 电位，此处是 ILVT 折返环路的前传支（图 32-9）。ILVT 消融术中记录到稳定清晰的 pre-PP、P1 电位或最早 P2 电位（图 32-11）对于消融成功及降低复发率有很大帮助。

- 当不能记录到清晰的 P1 电位时，可将最早 P2 电位作为消融靶点。相对于消融导管，电极更细小、极间距更窄的电极导管可以更清晰地记录到这些电位。消融时应记录到清晰稳定的电位，避免盲目在 PP 区域过度消融。

- 多数浦肯野纤维网在心内膜面分布很表浅，局部导管操作可能造成机械损伤而使心动

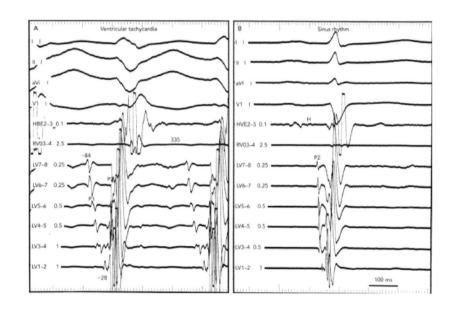

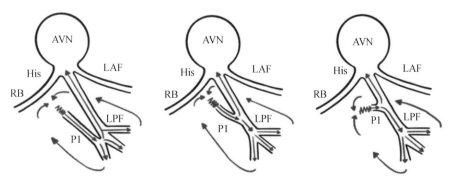

图 32-11　ILVT 的 P1 与 P2 电位示意图

过速不易诱发，这也提示如果稳定贴靠下放电数秒仍未成功即说明未标测到正确靶点。

【基础知识要点】

ILVT 多见于年轻男性，且大多数不合并器质性心脏病，其心电图呈典型右束支传导阻滞伴电轴左偏，占特发性室性心动过速的 10% ～ 15%。左后分支起源的 ILVT 占全部 ILVT 的 90% 以上，其 QRS 波相对较窄，并可由心房程序刺激诱发。早期研究认为，此类 ILVT 是局限于左后分支内浦肯野纤维网参与的折返性心动过速，但近来发现其可以起源于浦肯野纤维网中的任何部分。

左束支分布范围较右束支广泛，在主动脉瓣无冠窦下方分为较细小的左前分支、相对粗大的左后分支及左上间隔支，在左心室间隔面心内膜下构成复杂的网状结构。不同个体的浦肯野纤维网形态存在很大变异，且同一心脏的不同部位浦肯野纤维的分布密度也存在差异，通常乳头肌附近区域和间隔中部密度较大，而基底部区域较小。部分浦肯野纤维可深入到内膜下 1/3 的室壁厚度。浦肯野纤维-心肌交界处有双向传导功能，正常情况下，浦肯野纤维至心肌的正常传导后，心肌至浦肯野纤维的逆向传导即被阻断。但是，有研究认为，并不是每一次心搏时所有的浦肯野纤维-心肌处均会被激动，未被激动的连接处即存在逆向传导的可能，即有可能形成折返。此外，有观点认为，部分浦肯野纤维在正常心律时存在前传速度缓慢，当适时早搏刺激时，此纤维前传再经正常浦肯野纤维逆传形成折返（类似于房室结区域慢径特性）。心动过速时浦肯野纤维前传形成 P1 电位，而逆传的浦肯野纤维形成 P2 电位。

扫码见本病例授课视频（视频 32）。

视频 32

（李鼎　北京大学人民医院）

参考文献

[1] Aiba T，Suyama K，Aihara N，et al. The role of Purkinje and pre-Purkinje potentials in the reentrant circuit of verapamil-sensitive idiopathic LV tachycardia. Pacing Clin Electrophysiol，2001，24（3）：333-344.

[2] Nogami A，Naito S，Tada H，et al. Demonstration of diastolic and presystolic Purkinje potentials as critical potentials in a macroreentry circuit of verapamil-sensitive idiopathic left ventricular tachycardia. J Am Coll Cardiol，2000，36（3）：811-823.

[3] Liu Q，Shehata M，Jiang R，et al. Macroreentrant loop in ventricular tachycardia from the left posterior fascicle：new implications for mapping and ablation. Circ Arrhythm Electrophysiol，2016，9（9）：e004272.

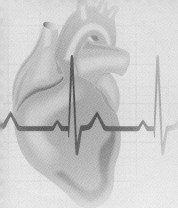

病例33 外科术后心房扑动消融

【病史摘要】

患者女性，58岁，因"反复心悸2年"入院。患者于入院前2年出现心悸不适，伴活动后气促，症状逐渐加重。起初未予在意，后于2020-12在我院检查时，超声心动图提示二尖瓣重度关闭不全伴轻度狭窄，三尖瓣重度关闭不全；LVEF 56%。心电图提示心房颤动。后于我院心外科入院行二尖瓣换瓣术＋三尖瓣成形术＋冠状动脉旁路移植术＋心房颤动射频消融术＋左心耳切除术。术后恢复良好，一直服用华法林＋阿司匹林肠溶片（拜阿司匹林）。本次入院前1个月患者再次出现心悸，心电图提示心房扑动（图33-1）；Holter显示全程持续心房扑动。遂入我院心内科拟行射频消融术。自发病以来，患者精神可，饮食、睡眠可。

【诊疗过程】

入院后行超声心动图检查，结果提示：心脏结构及功能基本正常，二尖瓣机械瓣工作正常，二尖瓣、三尖瓣轻度反流；房室腔室不大；LVEF 57%（图33-2）。由于患者一直服用华法林＋阿司匹林肠溶片，其PT-INR数值为2.3，不需要行食管超声心动图准备，因此决定直接行射频消融术治疗其心房扑动。拟采用波士顿科技公司的Rhythmia系统进行标测和治疗。

术中置入冠状窦（CS）电极后，腔内信号图表明患者发作的心律失常确实为心房扑动，CS 9-10领先，心动过速周长（TCL）为210 ms。遂行CS 9-10和CS 1-2的200 ms拖带，以鉴别心房扑动起源于左心房还是右心房（图33-3A-C）。拖带证实起搏后间期（PPI）减去TCL（PPI-TCL）均

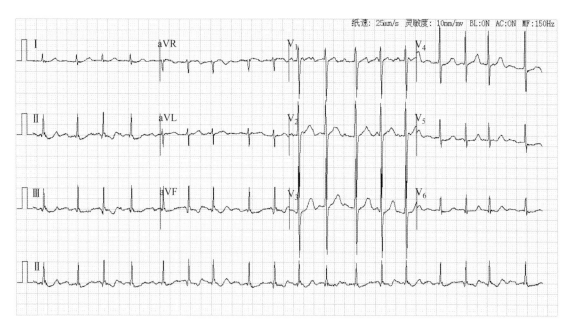

图33-1 入院前1个月心电图。心电图提示为不纯心房扑动。

M型 (mm):		B型 (mm):		多普勒 (cm/s):		心功能:		
AO:	27	LV:	41	AO:	124	EDV:	64	ml
RV:	19	LA:	38			ESV:	27	ml
RVOT:	22	RV:	30					
LA:	35	RA:	38	PA:	80	SV:	37	ml
LVIDd:	37							
LVIDs:	19	PA:	21					
IVS搏幅:	7	主动脉瓣环:		MVe:	266			
IVSd:	11	二尖瓣环:		MVa:				
LVPW搏幅:	11	三尖瓣环:						
LVPWd:	11			TVa:	80	EF:	67	%
MV形态:				TVa:				
前后叶方向:				返流:				
EPSS:				PG:		mmHg		

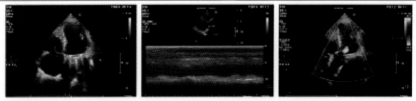

超声描述:
1. 各房室腔不大、主动脉及肺动脉内径正常、室间隔与左室后壁不厚,呈逆向运动、搏动幅度正常。未见区域性室壁运动异常,房室间隔连续性完整。
2. 二尖瓣位人工机械瓣结构正常,启闭活动良好,Color Doppler探测:收缩期二尖瓣未见异常返流信号,余房室瓣、半月瓣结构正常,启闭运动自如。Color Doppler探测:收缩期三尖瓣可见轻度返流。Vmax252 cm/s,PG25 mmHg,按简化伯努力方程推测肺动脉收缩压约35 mmHg(25 mmHg+10 mmHg);舒张期主动脉瓣可见轻度返流信号。肺动脉瓣未见异常返流信号。
3. 心包结构正常。

超声诊断:
二尖瓣置换术+三尖瓣成形术后:
1. 二尖瓣位人工机械瓣功能正常
2. 主动脉瓣返流(轻度)
3. 三尖瓣返流(轻度)
4. 肺动脉高压(轻度)
5. LVEF正常

图 33-2　患者超声心动图

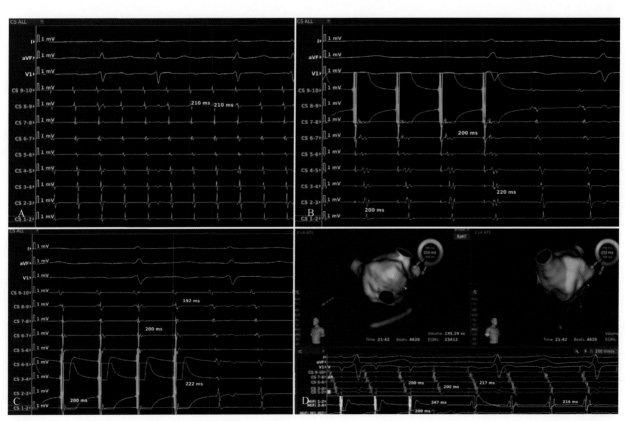

图 33-3　心房扑动发作时的腔内信号图及拖带。**A.** TCL 为 210 ms;**B-C.** CS 9-10 和 CS 1-2 用 200 ms 拖带,PPI-TCL 均小于 30 ms;**D.** 消融导管在右心房游离壁拖带 PPI-TCL 为 134 ms。

小于 30 ms，用消融导管至右心房游离壁拖带表明，PPI-TCL 为 134 ms，进一步证实右心房参与的可能性极小（图 33-3D）。表明心房扑动来源于左心房的大折返，初步考虑左心房二尖瓣峡部依赖的可能性较大。穿刺房间隔后，应用 Rhythmia 网篮进行标测（该网篮有 64 个电极），标测的激动图（图 33-4）证实心房扑动为二尖瓣峡部依赖的大折返心房扑动，在左心房前壁标测到缓慢传导的电位及稍低的电压。标测时同时检测到患者 4 个肺静脉及左心房后壁均无电位，表明外科消融较彻底，没有残余肺静脉电位。从标测看，左心房前壁有 1 个缓慢传导区和复杂电位，电压也稍低（图 33-5A-B），考虑二尖瓣峡部常较厚，阻断率不高，遂决定从右肺静脉前庭消融到二尖瓣环，消融过程中心房扑动周长逐渐延长并终止（图 33-5C）。

经过心房刺激后再次诱发心房扑动，TCL 延长为 274 ms，经激动标测证实仍为左心房二尖瓣峡部依赖的大折返心房扑动，表明消融前壁线虽然终止了心房扑动，但未阻断，只是减慢了传导。补充消融前壁线未终止心房扑动（图 33-6），遂决定消融二尖瓣峡部，但消融时 TCL 基本没有变化，心动过速未终止。最终决定尝试 Marshall 静脉的酒精消融，造影显示该患者的 Marshall 静脉较粗大，故在整体交换型（OTW）球囊帮助后，向 Marshall 静脉内注射无水酒精 3～4 ml，注射 2 次后 TCL 延长，顺序转变（图 33-7）。后在心内膜靠近二尖瓣环处补充消融 2 点，心动过速终止（图 33-7）。双向起搏验证，二尖瓣峡部完全阻断，心房快频率刺激不能诱发心动过速，手术结束。

【讨论】

本例患者为外科迷宫术后心房扑动，基于既往经验，此类患者左心房起源的概率较大。该患者在放置 CS 电极并拖带后，证实为左心房起源。在穿刺间隔用网篮系统进行激动标测后，证实该心房扑动为围绕二尖瓣环折返的心房扑动。由于患者既往迷宫术对肺静脉和后壁的消融均非常彻底，考虑可以行二尖瓣峡部消融以阻断其折返环。考虑标测过程中观察到左心房前壁有低电压的缓慢传导区，判断可能是电学峡部，低电压相对易于操作和消融透壁，且术者具有自右肺静脉前庭至二尖瓣环消融阻断的经验，遂决定先尝试消融此间隔至二尖瓣环 12 点左右的前壁线。事实证明，患者经此消融线能终止心动过速。但验证时仍能诱发心动过速，重新激动标测证实，该线只是延长了传导时间，并未真正阻断。考虑患者年轻，心房相对健康，因此难以透壁。虽然反复巩固消融此消融线，但是不能终止心动过速。因此，改为二尖瓣峡部线，但仍然不能阻断，这可能与患者二尖瓣峡部手术后有折叠或自身较厚相关。最终改行 Marshall 静脉消融，酒精推注过程中，TCL 激动顺序改变，最后在内膜面补充消融二尖瓣峡部后心动过速终止，验证了二尖瓣峡部被双向阻断。术中首先想消融的是电学峡部，但难以阻断，后改为二尖瓣峡部，再加上 Marshall 酒精消融后，终获成功。术后患者随访恢复良好，未再发作心动过速，持续应用华法林抗凝药物。

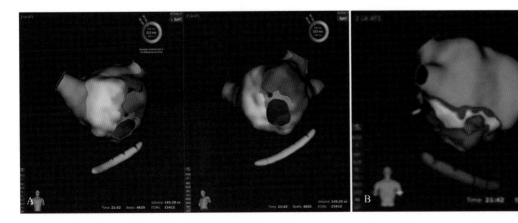

图 33-4　**A.** 左心房激动图，表明为二尖瓣峡部依赖的大折返心房扑动；**B.** 电压图，左心房后壁和肺静脉均无电位。

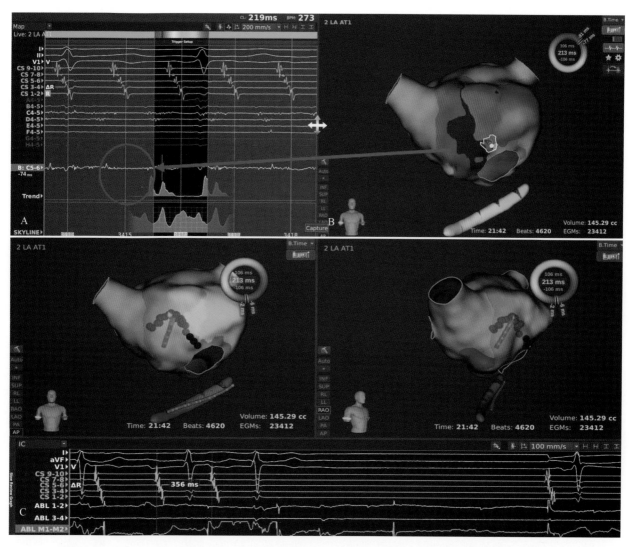

图 33-5 **A-B.** Lumipoint 软件分析可见前壁复杂电位（箭头和红圈）；**C.** 消融前壁时心房扑动终止。

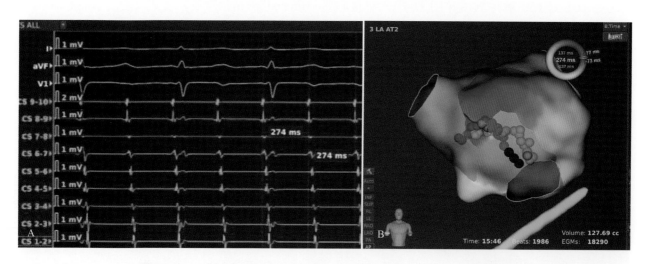

图 33-6 **A.** 重新诱发的 TCL 为 274 ms；**B.** 补充消融不能终止心动过速。

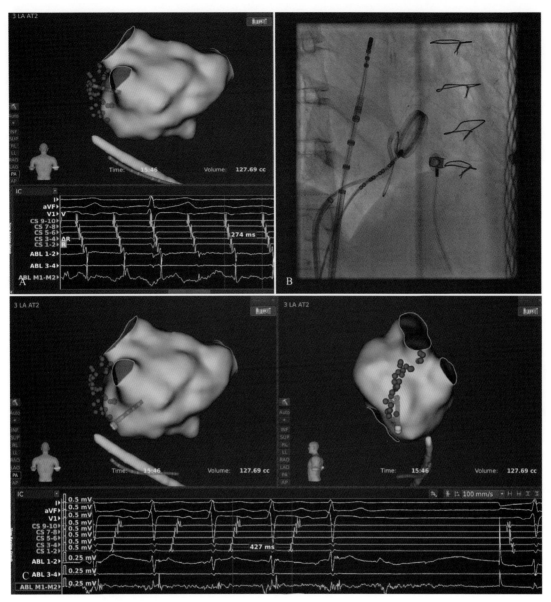

图 33-7　**A.** 常规消融不能终止心动过速；**B.** 行 Marshall 酒精消融后 TCL 和顺序改变；**C.** 心内膜面靠近二尖瓣环的位置补充消融，成功终止心动过速。

【专家点评及病例启示】

- 本例患者行外科手术后发作心房扑动，有心悸不适症状，发作时心动过速，心室率 90～110 次。此类患者若有条件应首选射频消融，属于指南推荐的 I a 类指征。

- 治疗过程中可以选择直接用三维系统标测右心房和左心房，也可以用相应的导管在右心房和 CS 进行相应的拖带刺激，确定是右心房还是左心房大折返。

- 对于大折返心房扑动进行消融，最好是消融电学峡部和解剖峡部重叠的区域，该患者起初尝试消融前壁缓慢传导的低电压区，虽能终止心动过速，但不能彻底阻断，所以线性消融时，永久、彻底的阻断非常重要。

- 该病例在前壁消融失败时，改为二尖瓣峡部解剖消融，同时应用了 Marshall 酒精消融，再加上内膜面补充消融，彻底阻断了二尖瓣峡部，心房扑动不能再诱发。这表明二尖瓣峡部依赖的大折返进行峡部消融，有时联合酒精消融，确实能够更好地阻断二尖瓣峡部。

【基础知识要点】

1. 拖带刺激

1977 年 Waldo 在对心脏外科术后出现心房扑动的患者进行电生理检查时，首次发现心动过速的拖带现象，目前拖带已成为心脏电生理领域的一个重要理论和技术。拖带现象被认为是折返性心动过速特有的心电现象，是指在心动过速不存在保护性传入阻滞的情况下，用高于心动过速的频率进行超速起搏，心动过速的频率提高到起搏频率，而当起搏停止时，心动过速的频率降回到原来的频率。

2. Marshall 静脉消融

Marshall 静脉是胚胎时期左主静脉退化残留的遗迹，它不仅是连接 CS 与左心房的心外膜通道，同时含有传导肌束、自主神经纤维等，在房性心律失常的触发和维持中发挥重要作用。此外，Marshall 韧带多在二尖瓣峡部心外膜面及左心耳和肺静脉前庭之间走行，通过灌注酒精有助于阻断二尖瓣峡部和更充分地毁损肺静脉前庭部位。

扫码见本病例授课视频（视频 33）。

视频 33

（王月刚　南方医科大学南方医院）

参考文献

［1］Hindricks G，Potpara T，Dagres N，et al. 2020 ESC Guidelines for the diagnosis and management of atrial fibrillation developed in collaboration with the European Association for Cardio-Thoracic Surgery（EACTS）：The Task Force for the diagnosis and management of atrial fibrillation of the European Society of Cardiology（ESC）Developed with the special contribution of the European Heart Rhythm Association（EHRA）of the ESC. Eur Heart J，2021，42（5）：373-498.

［2］Brugada J，Katritsis D G，Arbelo E，et al. 2019 ESC Guidelines for the management of patients with supraventricular tachycardia. The Task Force for the management of patients with supraventricular tachycardia of the European Society of Cardiology（ESC）. Eur Heart J，2020，41：655-720.

［3］Valderrábano M，Liu X，Sasaridis C，et al. Ethanol infusion in the vein of Marshall：adjunctive effects during ablation of atrial fibrillation. Heart Rhythm，2009，6（11）：1552-1558.

［4］MacLean W A，Plumb V J，Waldo A L. Transient entrainment and interruption of ventricular tachycardia. Pacing Clin Electrophysiol，1981，4（4）：358-366.

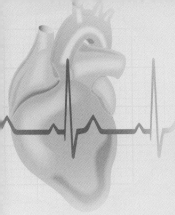

病例34 左上间隔分支型室性心动过速的标测和消融

【病史摘要】

患者男性，34岁。因"反复心悸10余年"收住我院。患者于入院前10余年开始发作心动过速，曾在外院诊断为室上性心动过速，2次行射频消融未成功。心动过速早期发作为间歇性，入院前1年发作加重，1周前变为无休止性，偶有短暂的窦性心律出现。心动过速发作时最快心率150～160次/分，维拉帕米静脉注射有效。否认器质性心脏病史。

【诊疗过程】

入院时体格检查无阳性体征。超声心动图及胸部X线检查均正常。心电图示窄QRS波（103 ms）心动过速，呈不完全性右束支传导阻滞（RBBB）图形伴电轴右偏，可见房室分离和窦性夺获，胸导联R波移行于V₄导联（图34-1）。初步诊断为左心室特发性室性心动过速。

签署手术知情同意书后，行电生理检查。局部麻醉下常规穿刺左侧锁骨下静脉放置十极标测导管于CS，穿刺股静脉分别放置四极标测导管于希氏束和右心室心尖部。体表心电图导联（Ⅰ、Ⅱ、aVF和V₁导联）和腔内心电图同时记录于多导电生理仪。程序刺激强度采用舒张期阈值的2倍。

术中患者心动过速为无休止状态，腔内心电图提示TCL为444 ms，可见房室分离和窦性夺获（图34-2）；以快于心动过速的频率行心房S₁S₁刺

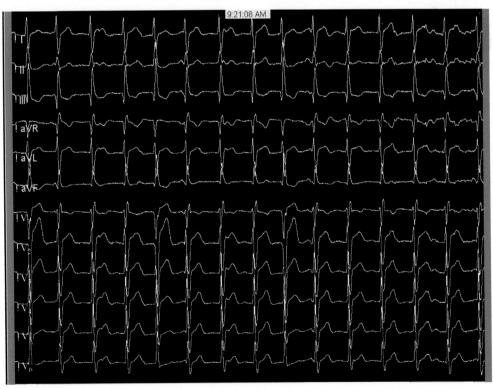

图34-1 心动过速发作时的12导联心电图。心动过速时QRS波时限正常，呈RBBB图形伴电轴右偏。可见房室分离和窦性夺获（第1、5和9个心搏为窦性夺获）（走纸速度为25 mm/s）。

激不能激动心室，表现为房室分离（图34-3），提示室性心动过速。

根据患者心动过速发作时呈不完全性 RBBB 图形的特点，判断室性心动过速起源于左心室，

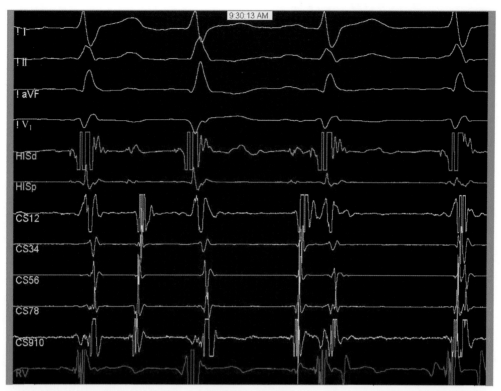

图 34-2 心动过速时的腔内心电图。可见房室分离和窦性夺获（第2个心搏）。同步记录（从上到下）体表心电图 I、II、aVF 和 V₁ 导联，以及希氏束远端（HISd）和希氏束近端（HISp）、CS 远端至近端（CS 1-2 至 CS 9-10）和右心室心尖部（RV）双极电图（走纸速度为 100 mm/s）。

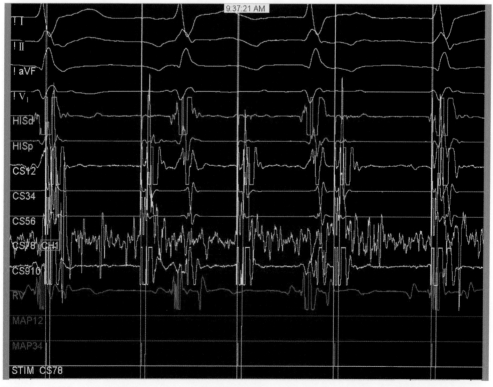

图 34-3 心房行 S₁S₁ 刺激。可见不能激动心室，表现为房室分离。同步记录（从上到下）体表心电图 I、II、aVF 和 V₁ 导联，以及希氏束远端（HISd）和希氏束近端（HISp）、CS 远端至近端（CS 1-2 至 CS 9-10）、右心室心尖部（RV）、标测导管远端（MAP 1-2）和近端（MAP 3-4）双极电图（走纸速度为 100 mm/s）。

故在 EnSite NavX 系统（Endocardial solutions，St. Paul，MN，USA）指导下行激动标测。穿刺右侧股动脉，送入 4 mm 中弯冷盐水消融导管（Therapy Cool Path Duo，Irvine Biomedical，Inc. a St. Jude Medical Company，USA）于左心室。先行左心室解剖结构重建，在导管操作过程中，可

出现窦性心律（图 34-4），导管操作引发的室性早搏可终止心动过速（图 34-5）。室性心动过速的 QRS 波宽度为 103 ms，而窦性心律的 QRS 波宽度为 119 ms，伴左后分支阻滞。在左后分支和左前分支区域行激动标测均未标测到理想靶点，即 V 波或浦肯野电位（PP）较体表心电图 QRS 波

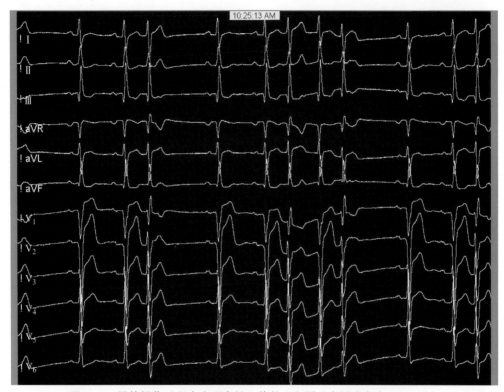

图 34-4　导管操作过程中出现窦性心律的心电图（走纸速度为 25 mm/s）。

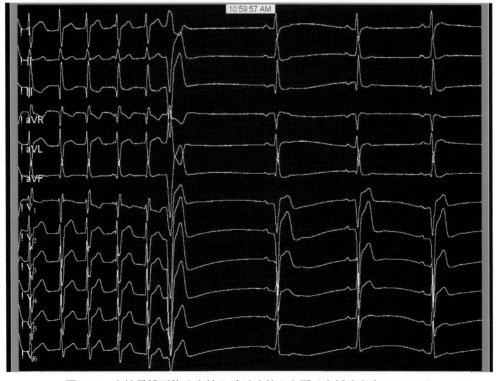

图 34-5　室性早搏可终止室性心动过速的心电图（走纸速度为 25 mm/s）。

提前均＜ 20 ms（图 34-6），遂逐步将标测导管移至左上间隔部位，可记录到 PP（或左束支电位）。窦性心搏时，激动方向是从希氏束向标测导管近端传导，然后向远端传导（HV 间期＝ 58 ms）；在室性心动过速时，激动方向发生逆转（HV 间期＝ 23 ms），从标测导管远端向标测导管近端传导，然后向希氏束传导（图 34-7）。室性心动过速时 PP 较体表心电图 QRS 波提前 40 ms。关闭冷盐水，采用温控模式，先以 15 W，55℃试消融 1 s，室性心动过速终止，逐步滴定功率至 30 W，共放电

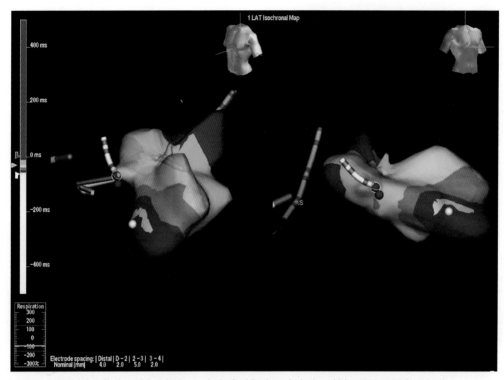

图 34-6 激动三维标测图。红点为消融靶点，白点为开始标测的最早激动部位。

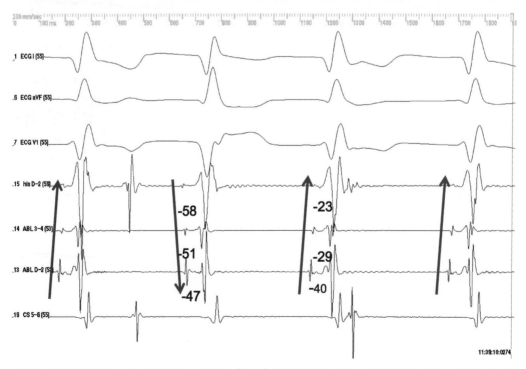

图 34-7 室性心动过速及窦性夺获时的腔内心电图。第 2 个心搏为窦性夺获。同步记录（从上至下）体表心电图Ⅰ、aVF 和 V₁ 导联，以及希氏束远端（HIS D-2）、消融导管远端（ABL 3-4）和近端（ABL D-2）的双极电图。数字为 PP 或 HIS 电位较体表心电图 QRS 波激动提前值（ms）（走纸速度为 200 mm/s）。

90 s，无房室传导阻滞及左束支传导阻滞发生（图 34-8），且 AH 间期和 HV 间期均正常。放电终止后，在成功消融靶点处以心动过速的频率起搏所产生的 12 导联 QRS 波图形与室性心动过速时完全相同，且刺激信号至 QRS 波起点的间期等于室性心动过速时 PP 至 QRS 波起点的间期（图 34-9）。观察

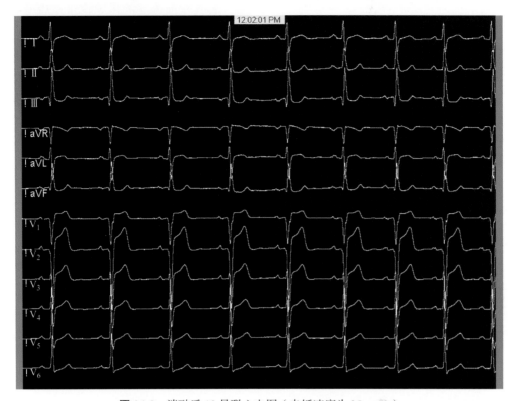

图 34-8　消融后 12 导联心电图（走纸速度为 25 mm/s）。

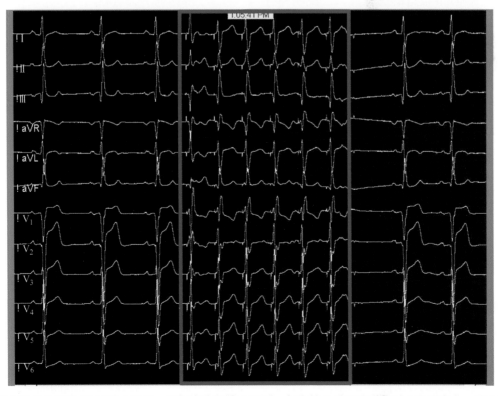

图 34-9　消融靶点处起搏 12 导联心电图。红框内为起搏心电图，与室性心动过速发作时心电图完全一致（走纸速度为 25 mm/s）。

30 min 后静脉滴注异丙肾上腺素前后行心室和心房 S_1S_1 刺激及 S_1S_2 刺激均未诱发室性心动过速。至今随访 12 年，患者再无心动过速发作。

【讨论】

分支型室性心动过速以左后分支型室性心动过速和左前分支型室性心动过速多见，而左上间隔分支型室性心动过速极少见。目前多数研究认为，左后分支型室性心动过速是以左后分支及其周围异常浦肯野组织组成折返环的大折返性室性心动过速，其可能环路是前传支为心底部至心尖部的维拉帕米依赖性缓慢传导区，逆传支为左后分支。左前分支型室性心动过速可能的折返环是以左前分支为逆传支，异常的浦肯野组织为前传支，具有维拉帕米敏感性和缓慢传导特征。左后分支型室性心动过速或左前分支型室性心动过速消融可将舒张晚期浦肯野电位（DP）作为靶点，如未记录到 DP，则以最早收缩期前 PP 作为消融靶点。

本例患者为正常 QRS 波心动过速，其心动过速时 QRS 波宽度仅为 103 ms，且胸导联移行于 V_4 导联，与 Nogami 报道的病例类似，说明室性心动过速的起源位置非常高且接近正常的传导系统。经激动标测在左后分支区域及左前分支区域均未记录到较 QRS 波提前大于 20 ms 的 PP，仔细标测后在左上间隔区域记录到 PP（或左束支电位），其激动顺序在窦性心律（HV 间期 = 58 ms）和室性心动过速（HV 间期 = 23 ms）时相反，故其折返环可能为左前分支和左后分支均是室性心动过速的前传支，它们之间是由异常浦肯野组织组成的共同逆传支，具有维拉帕米敏感性和缓慢传导的特征，在此靶点消融成功。本例最终在消融靶点处标测到了理想的 PP，且激动顺序在窦性心律和室性心动过速时发生了反转，我们推测其为左上间隔局灶起源的微折返性室性心动过速。此外，在靶点部位获得的 12 导联心电图起搏图形与室性心动过速完全一致，且刺激信号至 QRS 波起点的间期等于室性心动过速时 PP 至 QRS 波起点的间期，说明靶点在其折返环出口部位。由于左前分支和左后分支均是室性心动过速的前传支，所以室性心动过速时 QRS 波较窄，有时会被误诊

为室上性心动过速。本例患者发生室性心动过速时，虽然左后分支和左前分支均是室性心动过速的前传支，但由于其窦性心律时存在左后分支阻滞，故其左前分支的传导快于左后分支，从而出现电轴右偏。

左上间隔分支型室性心动过速的消融靶点靠近希氏束及左束支，消融有发生房室传导阻滞和左束支传导阻滞的风险，故需仔细标测，消融功率宜采用滴定法，功率可从 15 W 开始逐步滴定至 30 W，温度不超过 55℃。采用冷冻消融可能也是避免房室传导阻滞的一个较好选择。

【专家点评及病例启示】

- 该病例展现了左上间隔分支型室性心动过速的诊断和消融全过程。本病例心动过速时 QRS 波比窦性心律时更窄，说明心动过速起源的部位靠近正常的传导系统，且心动过速时在常规的左前分支、左后分支区域未标测到理想靶点，而在左上间隔区域标测到了左束支电位，其激动顺序在窦性心律和室性心动过速时逆转，在该区域起搏标测形态与心动过速完全相同，最终通过能量滴定的方式进行导管消融取得了成功，且远期随访结果非常理想。

- 该病例的诊治过程提示我们，规范的心电生理检查非常重要，无论何种心动过速，在电生理诊断不明确的情况下均应避免盲目消融。对于高位间隔部位的消融，须高度关注消融能源选择和能量把控，导管消融过程中宜采用能量滴定的方式，避免损伤传导系统，导致严重的临床并发症。目前，冷冻消融导管为我们提供了更多选择。

【基础知识要点】

特发性左心室分支性室性心动过速分为左前分支型、左后分支型和左上间隔型。左前分支型室性心动过速最为常见，约占 90%，心电图表现为 RBBB 图形伴电轴左偏；左后分支型室性心动过速少见，约占 10%，心电图表现为 RBBB 图形伴电轴右偏；左上间隔分支型室性心动过速罕见

（＜1%），心电图表现为窄 QRS 波心动过速伴电轴右偏或不偏。

目前左心室分支型室性心动过速被认为是折返机制，左后分支或左前分支型室性心动过速是以左后分支或左前分支及其周围异常浦肯野组织组成折返环的大折返性室性心动过速，其可能环路是前传支为心底部至心尖部的维拉帕米依赖性缓慢传导区，逆传支为左后分支或左前分支，类似于房室结折返性心动过速慢-快型。而左上间隔分支型室性心动过速的折返环可能为左前分支和左后分支均是室性心动过速的前传支，它们之间是由异常浦肯野组织组成的共同逆传支，具有维拉帕米敏感性和缓慢传导特征，类似于房室结折返性心动过速快-慢型（图 34-10）。

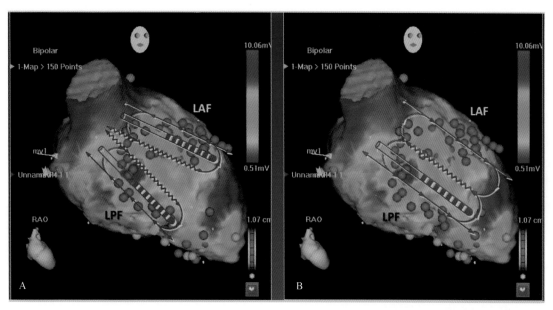

图 34-10　左心室分支型室性心动过速折返示意图。**A.** 左后分支型和左前分支型室性心动过速折返示意图；**B.** 左上间隔分支型室性心动过速折返示意图。

扫码见本病例授课视频（视频 34）。

视频 34

（李京波　上海交通大学医学院附属第六人民医院）

参考文献

[1] Okishige K, Mogi J, Goseki Y, et al. Ventricular tachycardia with narrow QRS duration, a right bundle branch block pattern, and right axis deviation abolished by catheter manipulation. J Electrocardiol, 1996, 29（2）: 161-168.

[2] Nogami A. Idiopathic left ventricular tachycardia: assessment and treatment. Card Electrophysiol Rev, 2002, 6（4）: 448-457.

[3] Guo X G, Liu X, Zhou G B, et al. Clinical, electro-cardiographic, and electrophysiological characteristics of left upper septal fascicular ventricular tachycardia. Europace, 2018, 20（4）: 673-681.

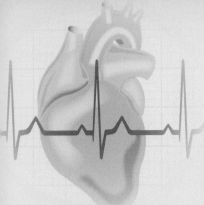

病例 35 双心房心动过速

【病史摘要】

患者女性，26岁，因"发现心电图异常1年余"入院。患者于入院前1年因妊娠在当地行产前检查时发现心电图异常，当时无心悸、气促，无头晕、晕厥、抽搐，未进行正规治疗。近1年无明显相关症状，本次因担心影响再次妊娠而就医。既往于本次入院前2年行产前检查时发现房间隔缺损，于2020-11在当地医院行房间隔缺损修补术。

【诊疗过程】

入院后完善相关检查，心电图提示持续性房性心动过速伴2∶1下传（图35-1）。超声心动图显示房间隔修补术后，左心房稍大（35 mm），

LVEDD（50 mm）和右心房（35 mm）为正常高值，二尖瓣、三尖瓣反流（轻度），左心功能正常（EF 61%）。经食管超声心动图检查左、右心房，以及左、右心耳未见明显血栓。因患者呈无休止心动过速，经与患者及家属充分沟通后，拟行心内电生理检查及射频消融术。

术中常规消毒、铺单、局部麻醉后穿刺颈内静脉、股静脉，依次置入血管鞘，并经鞘管放置CS十极固定弯标测电极，右心室四极固定弯标测电极。患者仍呈无休止心动过速发作，遂首先进行CS 1-2电极和CS 9-10拖带。患者TCL为338 ms，予以310 ms的拖带周长（PCL）拖带，计算起搏后间期（PPI）和TCL的差值，CS 1-2拖带后PPI－TCL = 16 ms，CS 9-10拖带后PPI－TCL = 2 ms，均显示完美拖带心动过速（图35-2和图35-3），拖带结果显示左、右心房可能均参与心动过速维持。

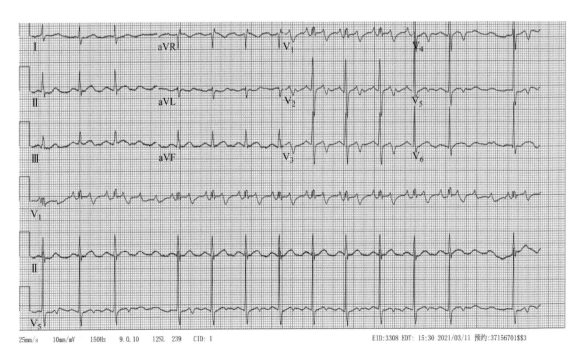

25mm/s　　10mm/mV　　150Hz　　9.0.10　　12SL 239　　CID: 1　　　　　　　　　　　　EID:3308 EDT: 15:30 2021/03/11 预约:37156701$$3

图35-1 患者入院心电图。无休止房性心动过速，呈2∶1，4∶1房室传导。

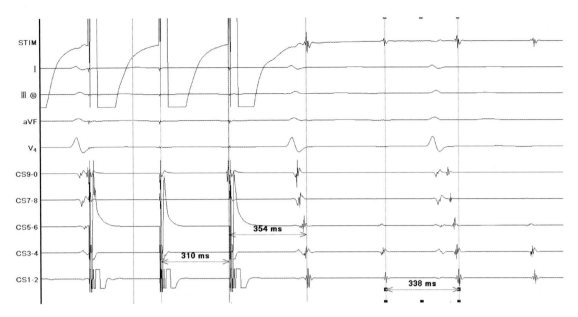

图 35-2 CS 1-2 拖带。TCL = 338 ms，PCL = 310 ms，PPI － TCL = 16 ms。

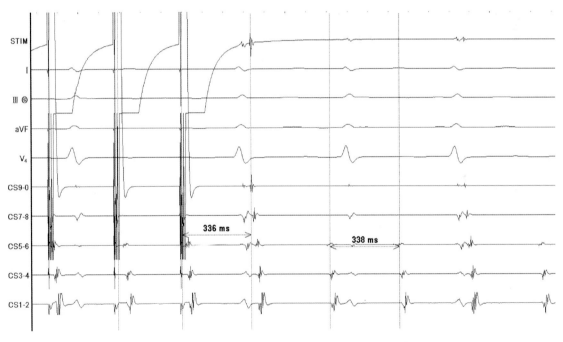

图 35-3 CS 9-10 拖带。TCL = 338 ms，PPI = 336 ms，PPI － TCL = － 2 ms。

为求进一步证实，将 CARTO PENTARAY 多极标测导管（美国强生公司）经股静脉鞘管送入右心房，行右心房三维电激动解剖标测，激动标测显示右心房为被动激动，右心房激动时间为 175 ms，最早激动位于右心房高位间隔处（图 35-4）；右心房基质标测显示右心房大面积低电压区域，仅在游离壁靠近三尖瓣环处残留少量正常心房肌组织（图 35-5）。根据拖带和标测结果，穿刺房间

隔，由穿刺鞘管将 CARTO PENTARAY 多极标测导管送入左心房，左心房激动标测显示左心房构成折返环的大部分，左心房激动时间为 266 ms，但左心房激动时间仍 < TCL（图 35-6），后壁和底部也存在低电压区域，构成了心动过速折返环的部分阻滞区（图 35-7）。因此，构建双心房激动图，结果显示双心房激动时间为 330 ms，可完整解释心动过速的折返途径（图 35-8）。结合基质标

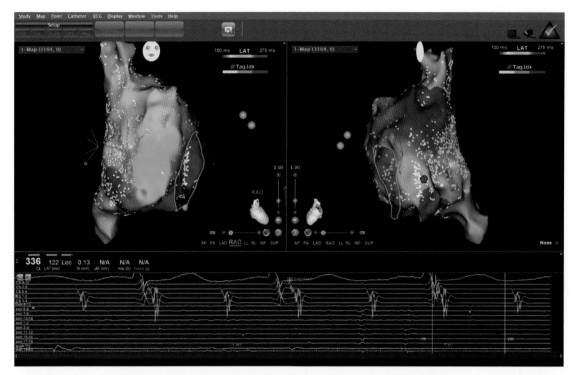

图 35-4 激动标测。右心房为被动激动，激动由高位间隔区域传入。

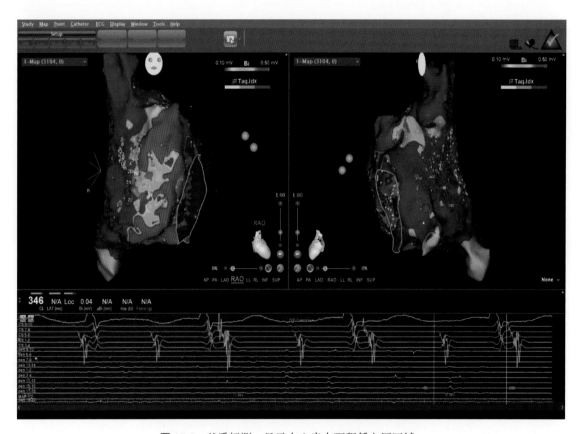

图 35-5 基质标测。显示右心房大面积低电压区域。

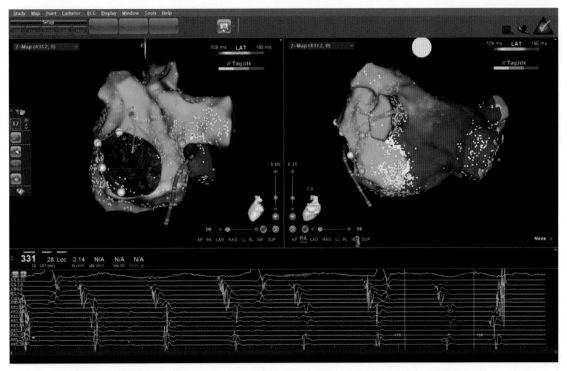

图 35-6 激动标测。显示左心房构成折返环的大部分，但左心房激动时间仍 < TCL。

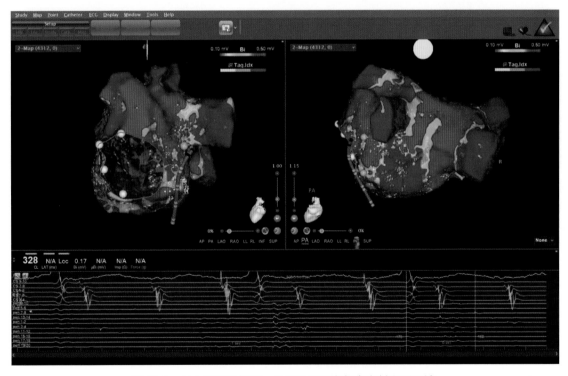

图 35-7 左心房基质标测。显示后壁和底部存在低电压区域。

测图和心房间连接的常见分布位置，在右心房 CS 口附近大面积低电压区域内标测到少量残存异常电位（图 35-4 蓝点示），在此处消融后心动过速终止且不能再次被诱发。

【讨论】

双心房心动过速（BiAT）是由双侧心房和两条心房间通道介导的一种罕见的房性心律失常。

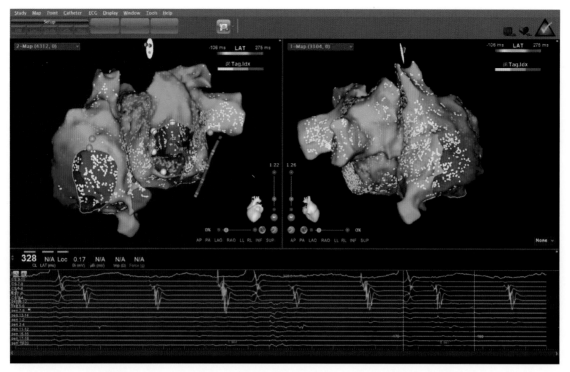

图 35-8　双心房激动图。显示双心房激动时间为 330 ms，基本等于 TCL。

根据心房激动传导顺序，可将 BiAT 分为三类：①由 Bachmann 束及双心房下后部连接处参与构成折返环；②由卵圆窝替代 Bachmann 束，其余折返环构成与第一类相同；③由 CS 及双心房下后部连接处参与构成折返环。

BiAT 患者多具有以下特点：①多有心房疾病或心脏手术病史，尤其是房间隔缺损的心脏手术史。②左、右心房通常具有广泛的基质病变，形成大面积的低电压和瘢痕区交错的区域，构成双心房间折返的病理基础。双心房多点拖带起搏多可证实 BiAT 的大折返机制（PPI-TCL < 20 ms）。③由于双心房参与心动过速折返环的构成，患者体表心电图上 P′ 波形态多变，故根据体表心电图 P′ 波形态难以准确推断其心电生理机制，这不同于单心房构成折返环的大折返房性心动过速或心房扑动；但由于房间隔处的左右心房间连接必然参与心动过速折返环的构成，且多数情况下左心房在折返环中占主要成分，双心房房性心动过速的体表心电图多呈现左心房起源的房性心动过速特点，即 V₁ 导联 P′ 波为正向或低平，而罕有呈负向波成分。④心内生理检查通常显示双心房多部位拖带良好，符合双心房参与心动过速大折返环的特点；⑤消融靶点通常选择在房间隔左、右心房连接部位。

【专家点评及病例启示】

- BiAT 非常罕见，其病史特点、心内电生理标测结果和多部位拖带仍符合心电生理的普遍规律。遇到此类病例时，应遵循心电生理的基本原理，不要把心动过速折返环的思路局限于单一心房，同时熟悉心房的解剖连接，即可明确诊断并成功消融。

- 心房存在广泛病变时，即使发现二尖瓣峡部或三尖瓣峡部拖带良好的情况，如果存在其他不符合三尖瓣峡部或二尖瓣峡部依赖性房性心动过速的特点，不能武断地直接消融三尖瓣峡部或二尖瓣峡部，避免造成更加复杂的折返或改变心动过速折返通路，掩盖了临床心动过速的真正机制，导致消融失败或术后复发。

【基础知识要点】

折返是一种心脏节律，指电激动沿环路传播并返回起点，再次以相同顺序激动该环路。折返心律的发生条件包括：①存在两条不同的传导通路，其传导速度和不应期存在差异；②两条传导通路中的一条通路在某些情况下发生单向传导阻滞；③两条传导通路存在共同连接，构成折返环，且环路的物理长度必须大于或等于折返波的波长（环路阻滞的传导速率与不应期的乘积）。

拖带是由基础节律与程序刺激引起的起搏节律相互作用产生的一种稳定状态，拖带现象的存在表明基础节律系折返机制。隐匿性拖带是指起搏拖带心动过速但并未改变体表心电图 P 波（针对房性心律失常）或 QRS 波（针对室性心律失常）的形态，又称隐匿性融合拖带。隐匿性拖带说明起搏点位于折返环内或瘢痕区内邻近折返环并与之相通且共享同一出口的旁观部位。结合基质标测有助于设计消融位点或消融径线。

扫码见本病例授课视频（视频 35）。

视频 35

（刘振江 吴智鸿 中南大学湘雅二医院）

参考文献

［1］Ip J E，Cheung J W，Liu C F，et al. Biatrial tachycardia：distinguishing between active and passive activation. Circ Arrhythm Electrophysiol，2016，9（5）：e003175.

［2］Zhang J，Hu W，Zhao A，et al. Macroreentrant biatrial tachycardia relevant to interatrial septal incisions after mitral valve surgery：electrophysiological characteristics and ablation strategy. Heart Rhythm，2020，17（12）：2135-2144.

［3］Kitamura T，Martin R，Denis A，et al. Characteristics of single-loop macroreentrant biatrial tachycardia diagnosed by ultrahigh-resolution mapping system. Circ Arrhythm Electrophysiol，2018，11（2）：e005558.

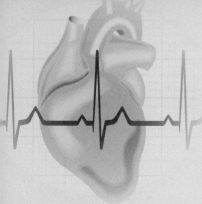

病例 36　心房颤动射频消融后复发行冷冻消融

病例 36-1

【病史摘要】

患者男性，79 岁，因"心悸 12 年余"入院。患者于入院前 12 年因"感冒"时心悸入院，行心电图检查示阵发性心房颤动，无晕厥、黑矇，于外院行射频消融治疗后好转。入院前 10 年患者无明显诱因再次出现心悸，行心电图检查提示心房颤动，最高心率可达 200 次 / 分，再次于外院行射频消融治疗。术后半年，患者无明显诱因再发心悸，症状及性质同前，心电图提示心房颤动，后患者症状反复发作，来我院进一步治疗。

患者既往高血压病史 40 年。冠心病病史，冠状动脉旁路移植术后 10 年。肾囊肿切除术后 10 年。下肢静脉曲张剥脱术后 10 年。糖尿病病史 8 年。十二指肠溃疡病史 8 年。脑栓塞病史 3 年。

患者姐姐有冠心病、冠状动脉旁路移植术病史，否认心律失常相关病史。

【诊疗过程】

入院查体：脉搏 100 次 / 分，血压 139/88 mmHg。双肺呼吸音清，未闻及明显干、湿啰音。心率 111 次 / 分，心律绝对不齐，心音强弱不等，未闻及病理性杂音。入院心电图（图 36-1）提示快心室率心房颤动。经胸超声心动图（图 36-2）提示双心房扩大，左心房前后径达 56 mm，LVEF 56.1%。经食管超声心动图（图 36-3）提示左心耳内未见明确血栓形成。患者为持续性心房颤动，CHA$_2$DS$_2$-VASC 评分 6 分，病程中合并急性脑栓塞病史，存在心房颤动消融术＋左心耳封堵术指征。

完善术前准备，于导管室行心房颤动消融术＋左心耳封堵术，局部麻醉下行房间隔穿刺，穿刺

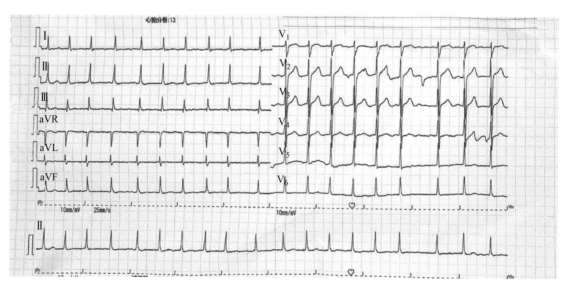

图 36-1　入院心电图。快心室率心房颤动。

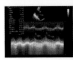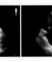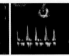

M型/二维测量结果
主肺动脉内径: 2.5 厘米
主动脉根部内径: 3.1 厘米
升主动脉内径: 3.6 厘米
右房上下径: 6.2 厘米
右房左右径: 5.1 厘米
右房舒张末期内径: 4.2 厘米

室间隔舒张末期厚度: 0.97 厘米
左室舒张末期内径: 4.7 厘米
左室收缩末期内径: 3.3 厘米
左室后壁舒张末期厚度: 1.1 厘米
LV mass(C)d: 165.1 克

射血分数(Teich): 56.1 %
舒张末期容积(Teich): 100.3 毫升
收缩末期容积(Teich): 44.1 毫升

主动脉瓣上最大流速: 92.3 厘米/秒
主动脉峰值压力阶差: 3.4 mmHg

二尖瓣E峰速度: 117.7 厘米/秒

三尖瓣反流最大流速: 307.8 厘米/秒
三尖瓣反流最大压差: 37.9 mmHg
肺动脉最大流速: 66.2 厘米/秒
肺动脉峰值压力阶差: 1.8 mmHg

大血管 主动脉根部内径正常，肺动脉主干内径正常。
心房 左房扩大，右房扩大。
左心室 左室内径正常，左室壁厚度正常。
右心室 右室扩大。
二尖瓣 二尖瓣结构和功能未见明显异常。CDFI：二尖瓣轻度反流。
三尖瓣 三尖瓣结构和功能未见明显异常。CDFI：三尖瓣轻度反流。连续多普勒估测肺动脉收缩压为42mmHg。
主动脉瓣 主动脉瓣结构和功能未见明显异常。CDFI：主动脉瓣轻微反流。
肺动脉瓣 肺动脉瓣结构和功能未见明显异常。
心包 心包未见增厚，心包腔内未见无回声区或其他异常回声。

结论
双房扩大
右室扩大
二尖瓣轻度反流
三尖瓣轻度反流
肺动脉收缩压轻度增高

图 36-2　经胸超声心动图。双心房扩大，左心房前后径达 56 mm，LVEF 56.1%。

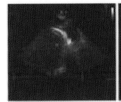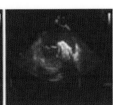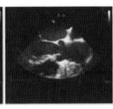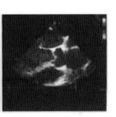

心房 左房未见血栓等占位病变。左心耳未见血栓形成，房间隔连续性完整。
二尖瓣 二尖瓣结构未见明显异常。
三尖瓣 三尖瓣结构未见明显异常。
主动脉瓣 主动脉瓣结构未见明显异常。

结论
左心耳内未见明确血栓形成

图 36-3　经食管超声心动图。未见左心耳血栓形成。

成功后，给予肝素 6000 U 抗凝治疗。在左心耳封堵前，用环肺静脉电极在 ENSITE 三维系统标测肺静脉电位，虽然患者既往经过两次射频消融，但 4 个肺静脉均有电位，没有形成肺静脉隔离，遂先行肺静脉消融（冷冻球囊），再行左心耳封堵术，4 个肺静脉均冷冻消融 180 s，肺静脉隔离时间（TTI）均在 60 s 以内，冷冻消融结束后应用伊布利特转复心房颤动为窦性心律（图 36-4）。在左心耳造影后，进行左心耳封堵术。术后予以硫酸氢氯吡格雷抗血小板治疗、艾多沙班抗凝治疗、胺碘酮维持窦性心律治疗。术后 1 年半随访，患者仍维持窦性心律。

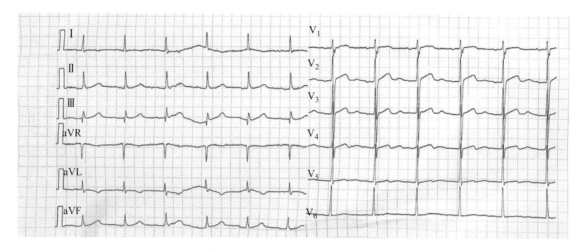

图 36-4 术后心电图。窦性心律。

病例 36-2

【病史摘要】

患者男性，71岁，因"间断心悸、胸闷 10 余年，再发加重 2 个月"入院。患者于入院前 10 余年无明显诱因出现心悸、胸闷，行心电图检查示阵发性心房颤动，无晕厥、黑矇。2010 年在外院行心房颤动射频消融治疗后好转。此后仍有间断心悸发作，完善心电图检查提示心房颤动。患者分别于 2012 年和 2016 年行心房颤动射频消融术，术后症状好转。本次入院前 2 个月，患者白天休息时出现间断心悸、胸闷，症状性质与前相似，来我院进一步治疗。

患者既往有冠心病病史，于 13 年前在外院行冠状动脉造影并于右冠状动脉置入支架 2 枚，规律服用抗血小板药物。2 年前复查冠状动脉造影提示"LAD 远段发出对角支后 70%×20 mm 狭窄，右冠状动脉原支架通畅，右冠状动脉近段可见 40%×20 mm 狭窄，近中段 30%×50 mm 狭窄"，未干预，规律服用氯吡格雷、比索洛尔、阿托伐他汀（立普妥）等药物至今。高血压病史 10 年，最高血压 160/90 mmHg，目前服用苯磺酸氨氯地平（络活喜），血压控制在（120～130）/（70～80）mmHg。糖尿病病史 2 年，目前服用二甲双胍，血糖控制可。吸烟史 50 年，3～4 支/天。

【诊疗过程】

入院查体：脉搏 64 次/分，血压 138/68 mmHg。双肺呼吸音清，未闻及干、湿啰音。心率 64 次/分，心律齐，各瓣膜区未闻及病理性杂音。入院心电图（图 36-5）提示窦性心律，完全性右束支传导阻滞。Holter（图 36-6）提示窦性心律＋异位心律，阵发性心房颤动，占总心率 85%，完全性右束支传导阻滞。经胸超声心动图（图 36-7）示左心房增大，左心房前后径 44 mm，LVEF 61.3%。经食管超声心动图示左心耳内未见明确血栓形成。患者阵发性心房颤动诊断明确，具有心房颤动消融指征。

在局部麻醉下行房间隔穿刺，穿刺成功后，予肝素 5000 U 抗凝治疗，环肺静脉电极导管标测发现左上肺、左下肺静脉有电位，考虑该患者已经历 3 次射频消融术，仍有肺静脉漏点，故选择对左侧肺静脉分别进行冷冻消融（图 36-8）。术后给予利伐沙班抗凝治疗、胺碘酮维持窦性心律药物治疗。术后 1 年随访，患者 Holter 提示窦性心律。

【讨论】

上述两例患者均为老年男性，反复心悸 10 余年，心房颤动诊断明确，合并高血压、糖尿病等病史，经胸超声心动图均提示左心房扩大，存在多个心房颤动复发的危险因素，复发风险较大。

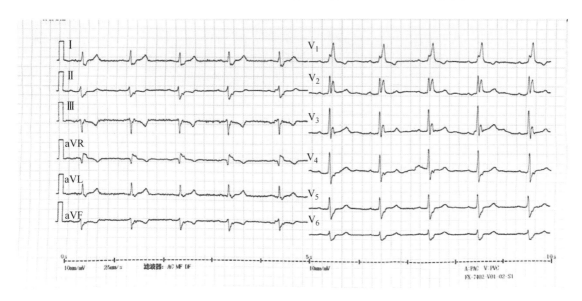

图 36-5　入院心电图。窦性心律，完全性右束支传导阻滞。

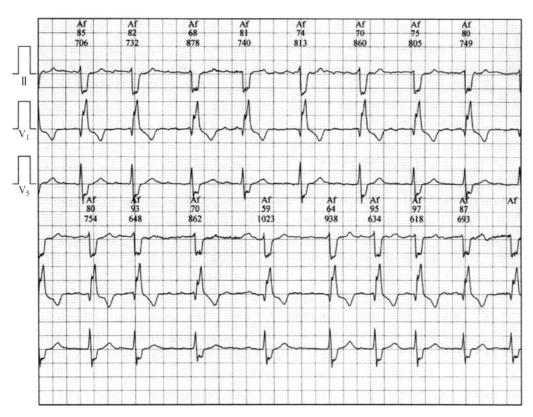

图 36-6　Holter。窦性心律＋异位心律，阵发性心房颤动，占总心率85%，完全性右束支传导阻滞。

上述病例在经历 2 次及 2 次以上心房颤动射频消融术后仍有症状性心房颤动发作，需考虑以下可能：①环肺静脉未完全电隔离，存在漏点；②环肺静脉已完全隔离，心房颤动复发与肺静脉外触发点相关。术中经环肺静脉电极导管标测发现肺静脉存在漏点，考虑患者经历 2 次及以上射频消融术后均未达到环肺静脉完全电隔离。

对于心房颤动射频消融术后复发患者，在应用压力导管大头前，肺静脉隔离再通率很高，即使应用压力导管大头，肺静脉电隔离后再通率也

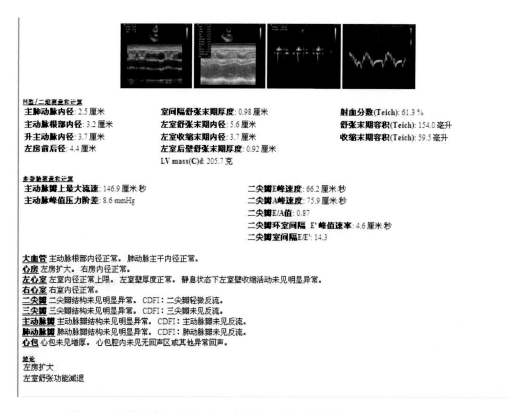

图 36-7　经胸超声心动图。左心房增大，左心房前后径 44 mm，LVEF 61.3%。

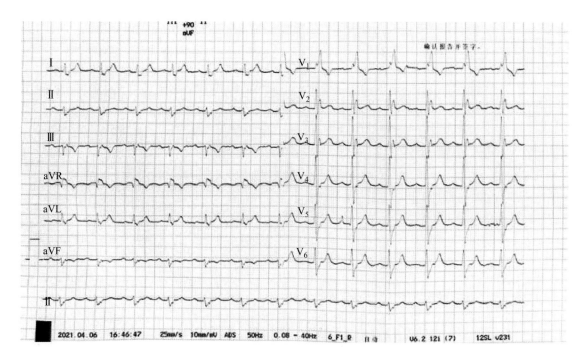

图 36-8　术后心电图。窦性心律，完全性右束支传导阻滞。

高于二代冷冻球囊消融。而冷冻消融的特点为损伤隔离带连续且透壁。因此，上述病例考虑采用冷冻球囊消融。两例患者术后随访均成功维持窦性心律。

【专家点评及病例启示】

- 第 1 例患者诊断持续性心房颤动，CHA$_2$DS$_2$-VASC 评分 6 分，病程中规律抗凝治疗仍出现急性脑栓塞，有冠心病病史、冠状动脉旁路移植术史，长期服用抗血小板药物，左心耳封堵术指征明确。

- 两例患者心房颤动诊断明确，心房颤动消融术指征明确，目前肺静脉电隔离仍是心房颤动消融术的基石。
- 肺静脉电隔离存在漏点是心房颤动射频消融术后复发的常见原因，心房颤动 Redo 射频消融可采取补点消融。
- 对于 2 次及以上心房颤动射频消融后复发的病例，如果有肺静脉隔离再通，应当考虑应用冷冻球囊导管消融。

【基础知识要点】

1. 左心耳封堵术的适应证

心房颤动是临床常见的心律失常之一，心房颤动相关脑卒中和体循环栓塞是其最大的危害。在非瓣膜性心房颤动患者中，90% 的左心房血栓位于左心耳，左心耳封堵可有效降低心房颤动患者的卒中风险。经导管左心耳封堵术是常用方法之一，其适应证包括：具有较高卒中风险（CHA_2DS_2-VASC 评分：男性 ≥ 2 分，女性 ≥ 3 分），有长期服用抗凝药物的禁忌证，但能耐受短期（2 ～ 4 周）单药抗凝或双联抗血小板药物治疗者。对于口服抗凝药物期间出现卒中或体循环栓塞事件患者，可考虑左心耳封堵术。

2. 经冷冻球囊导管消融心房颤动的适应证

经冷冻球囊导管消融（CBA）是相对较新的消融方法，也可以实现环肺静脉电隔离。STOP-AF 试验等多项研究显示，CBA 治疗心房颤动具有良好的安全性和有效性。其适应证包括：①对药物治疗不敏感、反复发作且有症状的阵发性心房颤动，推荐 CBA 作为导管消融治疗心房颤动的常规方法之一；②对于症状性、对药物治疗不敏感的持续性心房颤动，目前对 CBA 的推荐等级为Ⅱa；③对于 75 岁以上伴心房颤动的老年患者，现有研究显示，CBA 是安全可行的，且与射频消融相比，高龄心房颤动患者可能更适合 CBA，因为 CBA 治疗具有易于耐受、手术时间更短等优点。

扫码见本病例授课视频（视频 36）。

视频 36

（王龙　北京大学人民医院）

参考文献

［1］Lip G Y，Hammerstingl C，Marin F，et al. Left atrial thrombus resolution in atrial fibrillation or flutter：Results of a prospective study with rivaroxaban（X-TRA）and a retrospective observational registry providing baseline data（CLOT-AF）. Am Heart J，2016，178：126-134.

［2］中华医学会心血管病学分会，中华心血管病杂志编辑委员会. 中国左心耳封堵预防心房颤动卒中专家共识（2019）. 中华心血管病杂志，2019，47（12）：937-955.

［3］中华医学会心电生理和起搏分会，中国医师协会心律学专业委员会. 经冷冻球囊导管消融心房颤动中国专家共识. 中国心脏起搏与心电生理杂志，2020，34（2）：95-109.

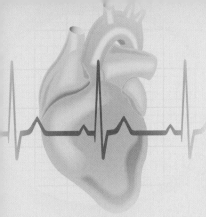

病例 37 束支折返性室性心动过速的思考

【病例摘要】

患者男性，51 岁，主因"间断胸痛 10 余年，心悸 1 周"入院。患者于入院前 10 余年无明显诱因出现心悸，伴大汗、胸闷、憋气，无胸痛，无恶心、呕吐，无头晕、黑矇，症状持续不缓解，就诊于当地医院，诊断急性前壁心肌梗死，于前降支置入支架 1 枚。入院前 2 个月突发胸痛伴大汗，当地医院诊断急性前壁心肌梗死再发，于前降支再次置入支架 2 枚。入院前 1 周患者再次无诱因发作心悸伴头晕，无胸痛，无黑矇、晕厥，就诊于当地医院，诊断室性心动过速，予电复律转复为窦性心律后转入我科，超声心动图提示 LVEDD 67 mm，EF 35%，左心室壁阶段性运动异常，左心功能减低，心包积液少量。给予胺碘酮、β 受体阻滞剂等治疗效果不佳，仍间断反复发作。

【诊疗过程】

入院后完善相关检查，窦性心律心电图表现为 RBBB 伴左前分支阻滞，发作室性心动过速时与窦性心律心电图的 QRS 波形态相似（图 37-1）。结合患者病史，考虑室性心动过速类型不除外束支折返性室性心动过速（BBR-VT）。入院诊断：冠心病；陈旧性前壁心肌梗死；心功能 II 级；阵发室性心动过速；BBR-VT？因患者药物治疗效果不佳，心动过速仍反复发作，若行 ICD 植入，存在电风暴风险，患者室性心动过速发作时血流动力学稳定，且 BBR-VT 消融成功率高，拟行心脏电生理检查及导管消融术。

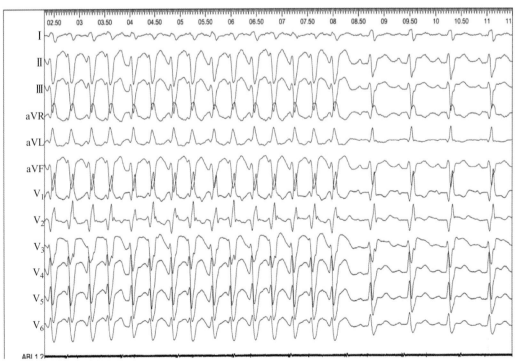

图 37-1 患者室性心动过速发作及终止后心电图。可见窦性心律时呈现 RBBB 及左前分支阻滞，室性心动过速发作时 QRS 波与窦性心律 QRS 波相似。

术中电生理检查显示：窦性心律下 AH 间期 110 ms，HV 间期 90 ms（图 37-2），提示患者希浦系统存在病变，术中诱发与临床发作图形一致的室性心动过速，室性心动过速时标测 HV 间期为 70 ms（图 37-3），希氏束电位明显提前，且室性心动过速下 HV 间期略小于窦性心律下的 HV 间期，可诊断 BBR-VT。后于左心室激动标测，标测结果为左后分支前传，左前分支逆传而形成单纯左侧前后分支参与的 BBR-VT，右束支不参与心动过速（图 37-4）；左心室基质标测在前间

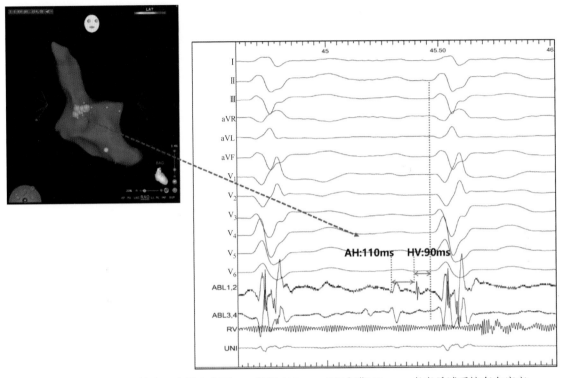

图 37-2　术中电生理检查。窦性心律下 AH 间期 110 ms，HV 间期 90 ms，考虑希浦系统存在病变。

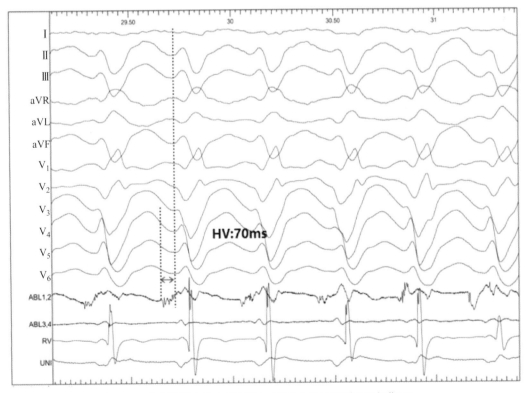

图 37-3　术中诱发室性心动过速。室性心动过速时 HV 间期 70 ms。

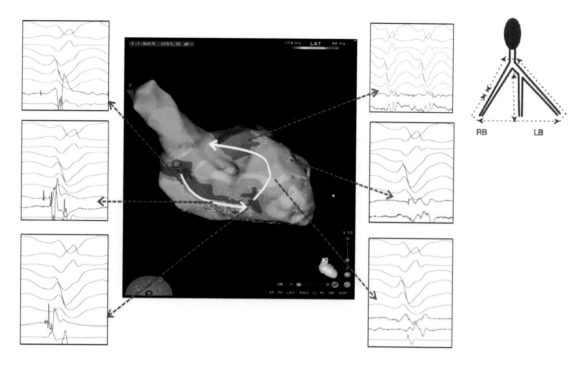

图 37-4 左心室激动标测。室性心动过速围绕左后分支前传，通过远端局部心肌后经左前分支逆传，且希氏束激动晚于左前分支近端。

隔（左前分支）区域标测到低电位（图 37-5），同时在窦性心律下标测左前分支及左后分支传导，左前分支区域可记录到延迟传导的束支电位，提示左前分支传导缓慢（图 37-6）。机制明确后，于左前分支近端缓慢传导区域消融后心动过速终止，转为窦性心律（图 37-7），术毕反复心房、心室刺激不能诱发出心动过速。目前随访 2 年余，患者

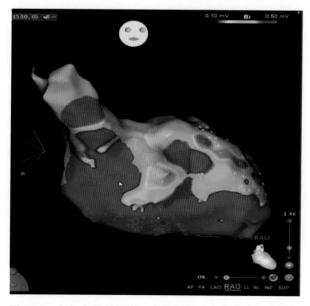

图 37-5 左心室基质标测。在前间隔（左前分支）区域标测到低电位。

无心动过速复发。

【讨论】

本例患者为中年男性，本次入院前 10 年及 6 个月前发生两次前壁心肌梗死，心肌梗死后 5 个月出现频发室性心动过速，考虑室性心动过速与心肌梗死密切相关。前壁心肌梗死后，前降支及其分支-穿隔支缺血导致前间隔区域心肌坏死，从而累及左前分支供血，导致左前分支传导缓慢，这为 BBR-VT 的形成提供了电解剖基础。患者术中室性心动过速发作，标测希氏束电位明显提前于 QRS 波，室性心动过速时 HV 间期为 70 ms，通过激动标测提示室性心动过速为左后分支前传，通过远端局部心肌后经左前分支逆传，并行左心室多位点拖带证实室性心动过速为大折返机制，结合患者存在广泛的希浦系统病变，最终诊断为 BBR-VT。

明确室性心动过速机制后选择消融靶点十分重要。理论上，消融左前分支或左后分支近端均可有效阻断折返环，从而终止心动过速。但患者自身存在 RBBB 伴左前分支阻滞，若消融左后分支近端会造成 QRS 波进一步增宽，影响心脏功

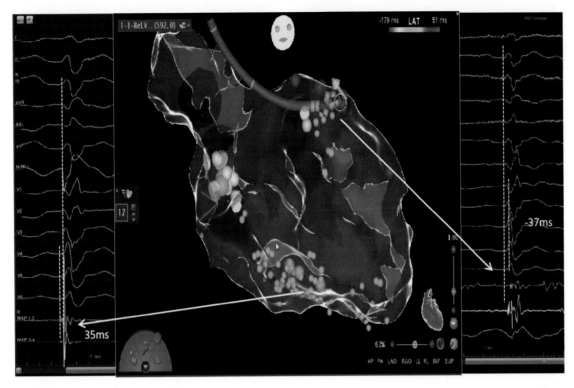

图 37-6　左心室基质标测。左前分支区域可记录到局部束支电位晚于 QRS 波，左后分支局部束支电位提前体表 QRS 波，提示左前分支传导异常。

能，甚至存在房室传导阻滞的风险。患者室性心动过速时左前分支近端传导明显延迟且局部明显碎裂电位，故确定左前分支近端为折返机制中的缓慢传导区，消融该区域后心动过速终止。此外，患者为缺血性心脏病导致的恶性心律失常，在抗血栓治疗、调脂治疗的基础上，应长期服用美托洛尔、沙库巴曲缬沙坦等改善心力衰竭及预后的药物。如果室性心动过速消融不成功或室性心动过速复发，仍然建议植入 ICD 进行二级预防。

【专家点评及病例启示】

- 本例患者反复发作，药物治疗效果不佳，根据发作心电图考虑 BBR-VT，消融成功率高，首选射频消融治疗，若室性心动过速消融不成功或室性心动过速复发，建议植入 ICD 进行二级预防。
- BBR-VT 患者存在希浦系统器质性或功能性传导延缓，多数患者窦性心律时存在 HV 间期延长，或窦性心律正常但心率增快后 HV 间期延长；室性心动过速时 QRS 波前有稳定的希浦系统电位，多数患者室

性心动过速时 HV 间期较窦性心律时显著延长，部分患者室性心动过速时 HV 间期等于或短于窦性心律时，且室性心动过速发作时 HH 间期的变化先于 VV 间期变化，有助于 BBR-VT 的诊断。

- 对于左前分支及左后分支参与的 BBR-VT，理论上消融任何分支均可成功阻断折返环，但患者电生理检查证实左前分支病变，存在缓慢传导，消融左后分支后会造成左束支传导阻滞，患者本身存在完全性右束支传导阻滞，消融后存在完全性房室传导阻滞的风险，故选择消融左前分支近端，避免传导系统进一步受损。

【基础知识要点】

1. BBR-VT 的病因及临床分类

BBR-VT 是人类心室折返激动中具有明确折返环路的室性心动过速，由传导系统大折返引起，折返环包括希氏束远端、左右束支、浦肯野纤维系统和心室肌。射频消融治疗效果好。BBR-VT 通常发生在器质性心脏病的基础上，如扩张型

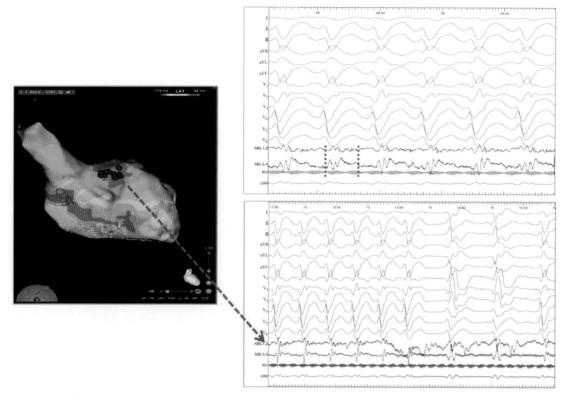

图 37-7 室性心动过速时左前分支近端标测到长程碎裂电位。提示传导明显延迟，为折返机制中的关键部位，消融后心动过速终止。

心肌病（约占 50%）、心脏瓣膜疾病、缺血性心肌病、心肌炎，偶见于肥厚型心肌病、Ebstein 畸形，以及室内传导阻滞而无器质性心脏病的患者。患者的临床表现多较严重，心动过速的频率较快，可有明显心悸、低血压、晕厥或心脏停搏，常需电复律等紧急处理。

Mehdirad 等将 BBR-VT 分为 3 类：①A 型：即典型 BBR-VT，激动由右束支前传，左束支逆传，激动心室。激动顺序为右束支-室间隔心肌-左束支。心动过速发作时 QRS 波形态呈左束支传导阻滞图形。此型最常见，约占 BBR-VT 的 98%。②B 型：又称分支型 BBR-VT，其折返由左束支的前、后分支组成。激动顺序为左前（后）分支-心室肌-左后（前）分支。心动过速发作时 QRS 波形态呈 RBBB，本例患者为此类型。③C 型：激动顺序与 A 型相反，即左束支-室间隔心肌-右束支。心动过速发作时 QRS 波形态呈 RBBB。

2. BBR-VT 的电生理诊断

BBR-VT 的电生理诊断标准包括：①窦性心律时基础 HV 间期明显延长。②心动过速的 HV 间期大于窦性心律时的 HV 间期。③室性心动过速时 V 波前有稳定的希浦系统电位。④心动过速时 HH 间期的变化领先于 VV 间期的变化。⑤消融病变束支后心动过速终止，反复刺激不再诱发。

扫码见本病例授课视频（视频 37）。

视频 37

（樊少博　马薇　天津市胸科医院）

参考文献

[1] Mehdirad A A，Keim S，Rist K，et al. Asymmetry of retrograde conduction and reentry within the His-Purkinje system：a comparative analysis of left and right ventricular stimulation. J Am Coil Cardiol，1994，24（1）：177-184.

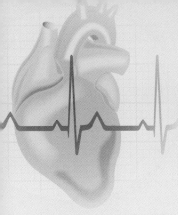

病例 38　心房颤动消融后难以终止的心房扑动

【病例摘要】

患者男性，56岁，因"反复发作性心悸2年，加重3个月"入院。患者于入院前2年因心悸就诊，当地医院完善心电图及Holter诊断为阵发性心房颤动、心房扑动（图38-1），予抗凝及控制

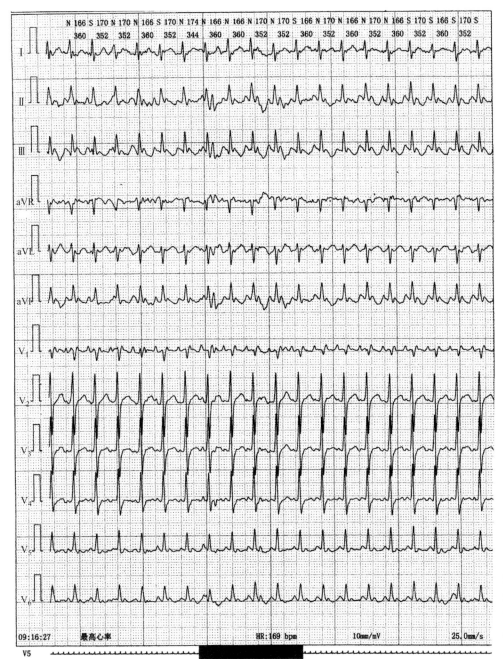

图38-1　患者首次射频消融前心房颤动心电图。可见P波消失，代之以f波，R-R间期绝对不等。

心室率等治疗。入院前3个月患者行射频消融术，术后仍反复发作心悸，且较前加重，心电图提示为心房扑动（图38-2），多次行药物复律及电复律。患者既往有高血压、糖尿病、痛风病史，2个月前外院诊断为焦虑状态。

【诊疗过程】

患者入院后完善心电图，提示为规律房性心动过速，术前完善常规检查，未见手术禁忌证，

行经食管超声检查除外左心耳血栓，向患者交代射频消融术的必要性和风险后，准备行二次射频消融术。

术中放入CS电极后，可见AA间期固定，CS 1-2领先（图38-3），考虑为左心房扑动。行房间隔穿刺，应用HD-Grid多极标测导管进行标测，证实为二尖瓣峡部依赖的心房扑动。同时检测肺静脉隔离情况，发现右上肺静脉、右下肺静脉和左下肺静脉内均存在Spike电位，未达到肺静脉电隔离（图38-4）。首先进行肺静脉电隔离，而

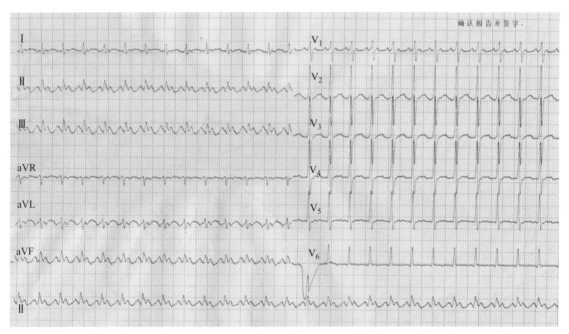

图38-2 射频消融后患者仍反复发作心悸时的心电图。记录到规律的心动过速，考虑为心房扑动。

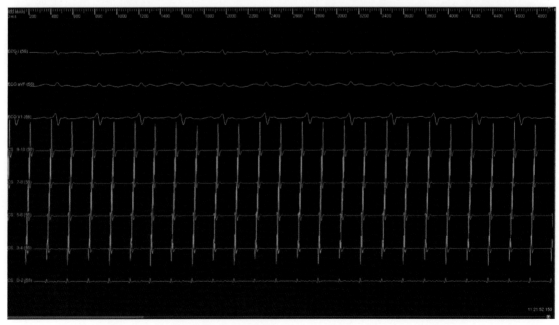

图38-3 CS电极记录。AA间期固定，CS 1-2领先，提示为左心房扑动。

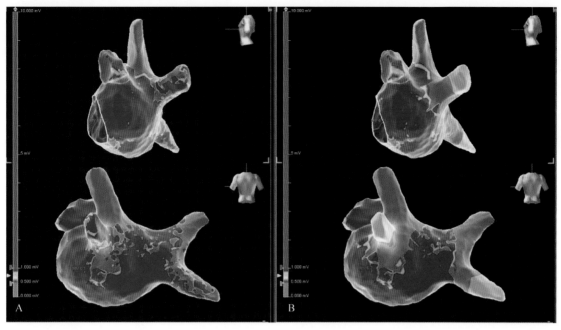

图 38-4 二次射频消融验证肺静脉。使用 HD-Grid 标测后发现右上肺静脉、右下肺静脉和左下肺静脉内均存在 Spike 电位，未达到肺静脉电隔离。

后从心内膜面进行二尖瓣峡部消融，消融后心房扑动未能终止，周长未发生改变，再次使用 HD-Grid 进行激动标测，证实仍为二尖瓣峡部依赖的心房扑动。将消融导管送至 CS 内，从心外膜面进行二尖瓣峡部消融，可见心房扑动折返周长延长，但仍未停止，再次标测后可见二尖瓣峡部低电压区面积扩大，但仍未达到完全阻滞。随后行 Marshall 静脉酒精消融，在推注无水酒精 8 ml 后，心房扑动终止，恢复窦性心律（图 38-5），再次行起搏和电压标测验证，达到了二尖瓣峡部阻滞。再次验证肺静脉完全电隔离，验证二尖瓣峡部阻断，结束手术。

【讨论】

对于阵发性心房颤动，尤其是药物治疗无效且伴有症状者，导管消融为 I 类指征。导管消融治疗的核心在于肺静脉隔离，肺静脉持久隔离的患者远期心房颤动的复发率降低。在阵发性心房颤动患者中，其他附加线和局部电位的消融均未显示能进一步升高心房颤动消融的成功率，反而不完全阻断的线性消融（如二尖瓣峡部）可能给未来发生折返性房性心动过速等创造条件。

心房颤动消融术后出现心房扑动是常见的临床问题，此时心房扑动的机制多为折返，包括漏

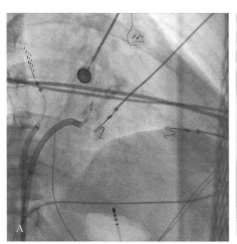

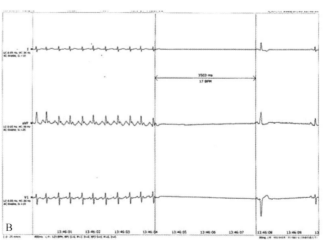

图 38-5 Marshall 静脉酒精消融后心房扑动终止。

点间折返、顶部折返和二尖瓣峡部折返等。对于这类折返性心房扑动的治疗，应用高密度标测电极清楚展示折返的机制是关键。二尖瓣峡部依赖的心房扑动可通过二尖瓣峡部阻滞达到治疗的目的。但是，二尖瓣峡部消融并不简单，有时需要联合内膜、外膜和 Marshall 静脉酒精消融等多种方法才能达到阻断二尖瓣峡部的目的。

【专家点评及病例启示】

- 阵发性心房颤动消融治疗的核心和基石仍然是肺静脉隔离，该例患者临床表现为心房扑动，验证 4 个肺静脉中 3 个存在漏点，说明肺静脉隔离还有大量工作需要完成。
- 心房颤动术后心房扑动以折返机制多见，二尖瓣峡部依赖的心房扑动并不少见，应用高密度标测电极揭示心房扑动机制是治疗的关键。
- 对于阵发性心房颤动患者，附加线消融并未被证实可提高远期成功率，反而可能因部分线性阻断而增大发生折返性心律失常的概率。
- 相比于三尖瓣峡部消融，二尖瓣峡部消融更为复杂和困难，常需要内膜、外膜和 Marshall 等联合消融才能达到阻断的目的。

【基础知识要点】

1. 阵发性心房颤动消融指征

阵发性心房颤动伴有心悸症状，药物治疗无效后行消融治疗为Ⅰ类指征；未尝试抗心律失常药物治疗直接进行消融治疗，为Ⅱa类指征。因此，对于阵发性心房颤动患者，消融是重要且有效的治疗方法之一。

2. 心房颤动术后心房扑动的机制

心房扑动可有多种分类方法，按照折返环是否依赖于三尖瓣峡部，可分成典型心房扑动和不典型心房扑动；按照其发生于心腔内的不同部位，可分成右心房扑动和左心房扑动。心房颤动术后的心房扑动多发生于左心房，机制多为折返，且多与消融后形成的肺静脉漏点及不完全阻断线相关。

扫码见本病例授课视频（视频 38）。

视频 38

（何金山　北京大学人民医院）

参考文献

［1］Liu Y，Shehata M，Wang X. Atrial tachycardias after atrial fibrillation ablation：what matters for identification of the region of interest？ Circ Arrhythm Electrophysiol，2018，11（6）：e006480.

［2］Akhtar T，Daimee U A，Sivasambhu B，et al. Ablation outcomes for atypical atrial flutter versus recurrent atrial fibrillation following index pulmonary vein isolation. J Cardiovasc Electrophysiol，2021，32（6）：1631-1639.

［3］Gucuk Ipek E，Marine J，Yang E，et al. Predictors and incidence of atrial flutter after catheter ablation of atrial fibrillation. Am J Cardiol，2019，124（11）：1690-1696.

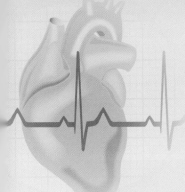

病例 39　右冠窦室性心律失常

病例 39-1

【病史摘要】

患者男性，56岁，主因"间断心悸3年"入院。心电图显示窦性心律，频发室早，Holter显示室性早搏数量＞20 000次/24 h。患者既往体健，超声心动图未见结构或功能异常，其他辅助检查均未见明显异常。

【诊疗过程】

入院后完善相关检查，签署手术知情同意书，行电生理检查明确室性早搏起源部位，采用射频消融术根治VA。患者的室性早搏定位较为简单，Ⅰ、Ⅱ、Ⅲ、aVF导联R波直立，胸前导联V₁形态为rS型，胸前导联移行在V₁、V₂导联之间，提示右心室流出道（RVOT）起源。再结合aVR、aVL导联主波负向，$R_Ⅱ > R_Ⅲ$，aVR导联负向比aVL导联更深，可以初步确定室性早搏起源于左心室流出道右冠窦（RCC）（图39-1）。

局部麻醉下行股动脉穿刺，经主动脉逆行送入冷盐水灌注消融导管。标测系统的时间窗口设置为室性早搏联律间期，激动时间参照体表心电图上室性早搏QRS波的峰值点自动计算，并进行人工校正。使用电生理导航系统CARTO3的快速解剖建模功能，采集室性早搏行激动标测，三维激动标测显示RCC的电位最早（图39-2），消

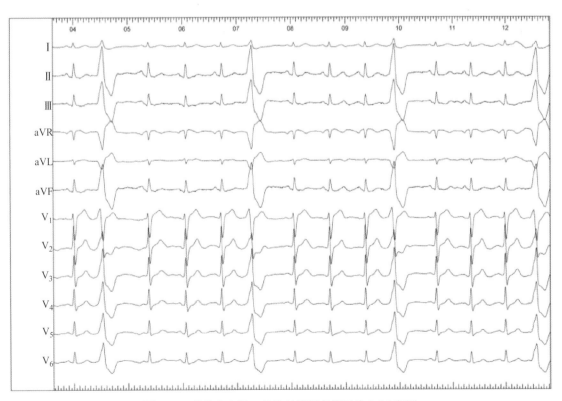

图 39-1　术前心电图。室性早搏形态提示为RCC起源。

融导管远端电极记录到最早激动 V 波，领先体表 QRS 波 30 ms（图 39-3），局部电位碎裂，提示可能为有效靶点。射频参数设置温控模式，功率 30 W，局部放电 6 s 后室性早搏消失（图 39-4）。巩固消融后观察 30 min，程序刺激、异丙肾上腺素静脉滴注均未诱发室性早搏，消融成功。

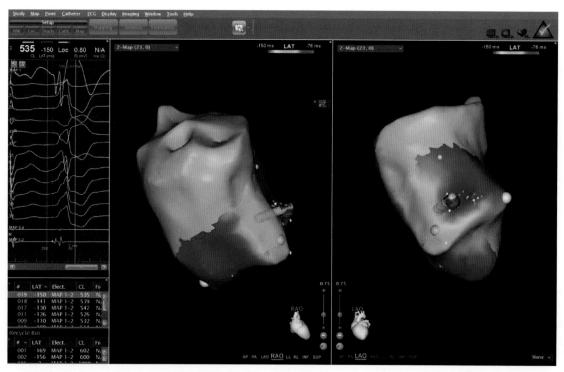

图 39-2 三维激动标测。各激动时间以不同颜色显示在三维解剖图像上，红色、紫色分别代表最早、最晚激动时间，可见室性早搏起源点在右冠窦。

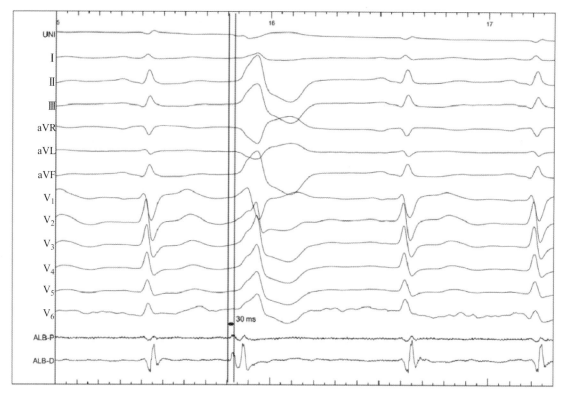

图 39-3 消融导管远端电极记录到最早激动 V 波，领先体表 QRS 波 30 ms。

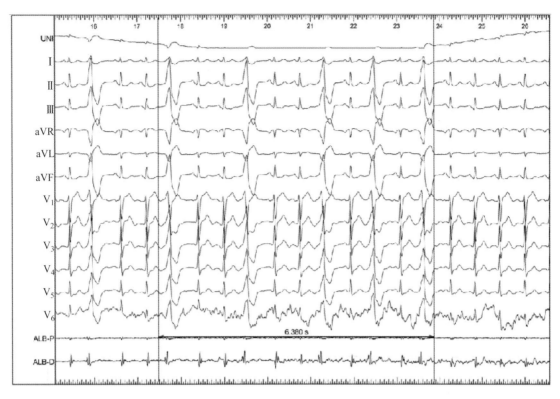

图 39-4　RCC 局部放电 6 s 后室性早搏消失。

病例 39-2

【病史摘要】

患者男性，14 岁，主因"间断心悸 1 年"入院。心电图显示宽 QRS 波心动过速，左束支传导阻滞图形，电轴右偏。Holter 显示偶发室性早搏，阵发性宽 QRS 波心动过速，左束支传导阻滞图形。患者既往体健，超声心动图未见结构或功能异常，其他辅助检查均未见明显异常。

【诊疗过程】

入院后完善相关检查，签署手术知情同意书，行电生理检查明确 VA 起源部位，采用射频消融术根治 VA。患者术前心电图显示无休止宽 QRS 波心动过速，TCL 为 340 ms，Ⅱ、Ⅲ、aVF 导联 R 波直立，R$_{Ⅱ}$ > R$_{Ⅲ}$，aVR 导联负向波比 aVL 导联更深，V$_1$ 导联呈左束支阻滞图形（图 39-5）。

虽然患者的心电图表现提示流出道室性心动过速，但术中经股静脉放置 10 极标测电极至 CS，腔内心电图显示室房 1：1 逆传，此时需与室上性心动过速鉴别。通常情况下，宽 QRS 波心动过速通过心房起搏可鉴别，故采用 CS 电极行心房 S$_1$S$_1$ 250 ms 拖带，患者 QRS 波形态不变，房室分离，TCL 不变，确诊室性心动过速（图 39-6）。

因患者室性心动过速 V$_1$ 导联为负向，胸导联移行在 V$_3$ 导联，初步考虑右心室流出道（RVOT）起源。穿刺股静脉，送冷盐水灌注消融导管至右心室，激动标测显示 RVOT 间隔部激动最早，消融导管远端电极记录电位领先体表 QRS 波 40 ms，局部电位碎裂，采用温控模式局部 30 W 放电 10 s 室性心动过速终止（图 39-7），继续巩固放电至 90 s。观察 5 min 后，患者再次发作心动过速，形态较前无明显变化，继续于 RVOT 标测靶点多次放电，均无效。怀疑室性心动过速为 RVOT 对侧的主动脉窦起源。穿刺股动脉，经主动脉送消融导管至主动脉窦，激动标测显示 RCC 局部激动最早，且有明显提前的碎裂电位，领先体表 QRS 波 42 ms（图 39-8），于此靶点放电即刻室性心动过速终止。三维重建模型显示 RCC 消融成功靶点与 RVOT 有效位置正对，相距仅 6.4 mm（图 39-9）。

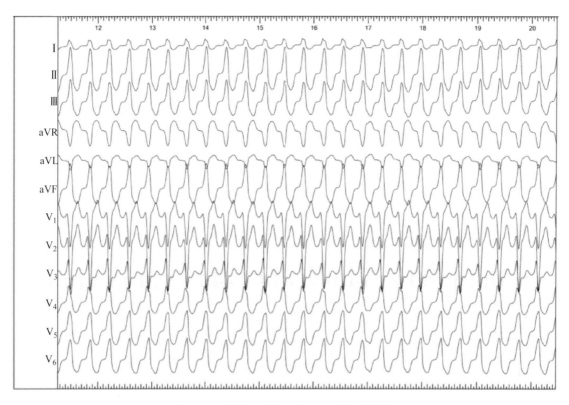

图 39-5　术前心电图。宽 QRS 波心动过速。

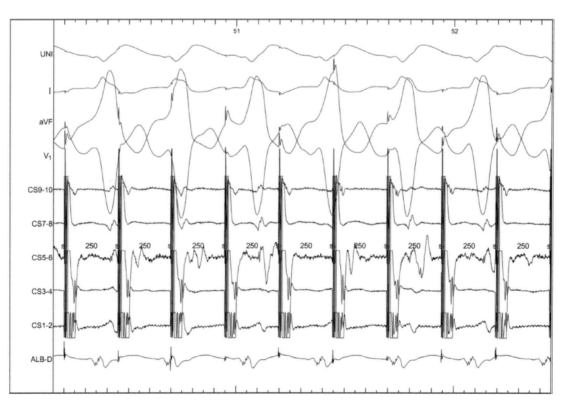

图 39-6　腔内心电图。CS 电极行心房 S_1S_1 250 ms 拖带。房室分离，确诊室性心动过速。

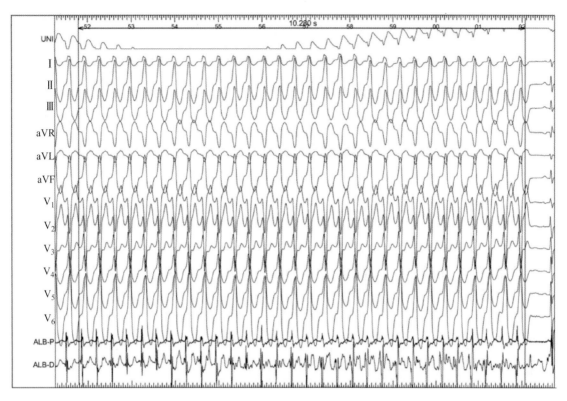

图 39-7　温控模式局部 30 W 放电。10 s 终止室性心动过速。

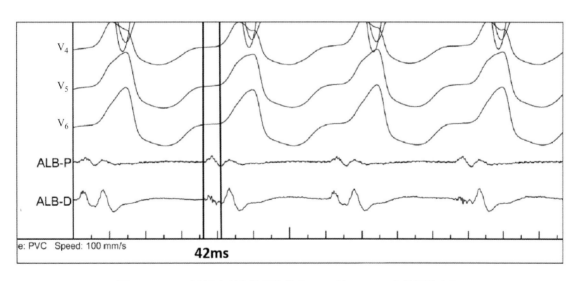

图 39-8　RCC 局部碎裂电位领先体表 QRS 波 42 ms，为最早激动点。

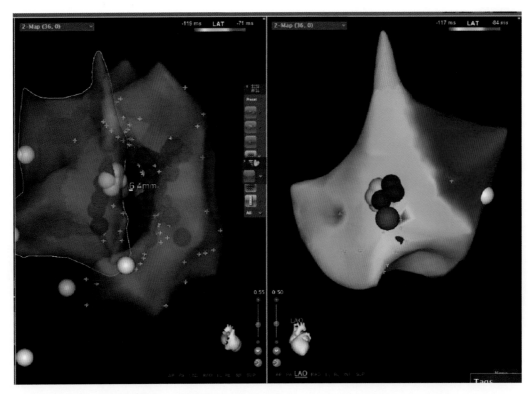

图 39-9 三维重建模型。显示 RCC 消融成功靶点与 RVOT 有效位置正对，相距 6.4 mm。

病例 39-3

【病史摘要】

患者女性，35 岁，主因"间断心悸 2 年"入院。心电图示：窦性心律，频发室早。Holter 显示室性早搏 > 20 000 次 /24 h。患者既往体健，超声心动图未见结构或功能异常，其他辅助检查均未见明显异常。

【诊疗过程】

患者术前室性早搏形态表现为 Ⅱ、Ⅲ、aVF 导联 R 波直立，aVR、aVL 导联主波负向，符合流出道起源特点，$R_{Ⅱ} > R_{Ⅲ}$，aVR 导联负向比 aVL 导联更深，胸导联移行区位于 V_3 和 V_4 导联之间（图 39-10），提示 RVOT 起源可能性大，但仔细分析，患者窦性心律下胸导联移行也在 V_3 和 V_4 导联之间，不排除 RCC 起源可能。入院后完善相关检查，签署手术知情同意书，行电生理检查明确室性早搏起源部位，采用射频消融术根治室性早搏。

术中在右心室行激动标测，显示希氏束前上方激动最早（图 39-11）。心室激动最早点位于 RVOT 低位间隔处，距离希氏束仅 11 mm，距离肺动脉瓣 23 mm（图 39-12），局部标测可见碎裂电位，提前体表 QRS 波 36 ms。采用温控模式，30 W 放电，在此靶点消融 8.6 s 后室性早搏消失（图 39-13），观察 1 min 后室性早搏再次出现。

结合以往经验，考虑 RCC 起源可能，遂经主动脉逆行送入消融导管，激动标测主动脉窦，可见 RCC 局部激动最早（图 39-14），靶点的碎裂电位提前体表 QRS 波 40 ms，放电 1 s 后室性早搏消失（图 39-15）。观察 30 min，程序刺激与异丙肾上腺素静脉滴注均无室性早搏诱发，消融成功。此次 RCC 消融成功靶点与右心室激动最早点仅"一墙之隔"，相距 5.5 mm（图 39-16）。

【讨论】

3 位患者均以心悸为主诉，症状明显，持续时间较长，无器质性心脏病史，年龄从青少年到中老年。病例 39-1 与病例 39-3 表现为频发室早，病例 39-2 表现为宽 QRS 波心动过速，电生理检

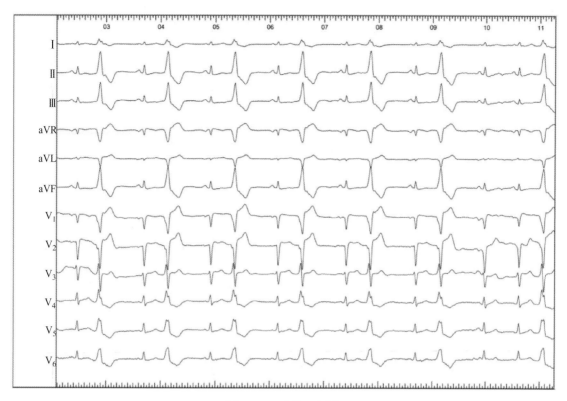

图 39-10　术前心电图。

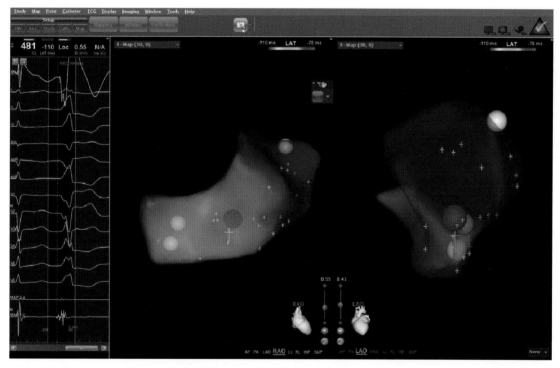

图 39-11　激动标测。显示希氏束前上方（蓝点处）激动最早。

查证实为室性心动过速，均属于 VA 的范畴。

　　3 位患者的 VA 最终成功消融靶点均在 RCC，然而体表心电图却不尽相同，通过分析解剖结构不难理解，其原因在于 RVOT 与 RCC 结构相邻，

RVOT 后方与 RCC 紧贴，这造成了 RVOT 后间隔与 RCC 前缘所产生的 VA 形态存在诸多共性，单纯心电图定性分析常难以鉴别。因 RCC 在解剖结构上属于左心室流出道（LVOT）的一部分，有学

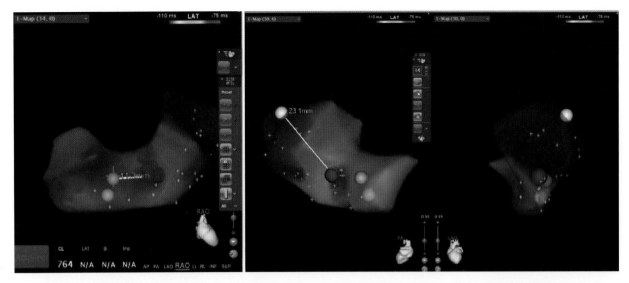

图 39-12 激动标测。心室激动位于 RVOT 低位间隔处,最早点距离希氏束仅 11 mm,距离肺动脉瓣 23 mm。

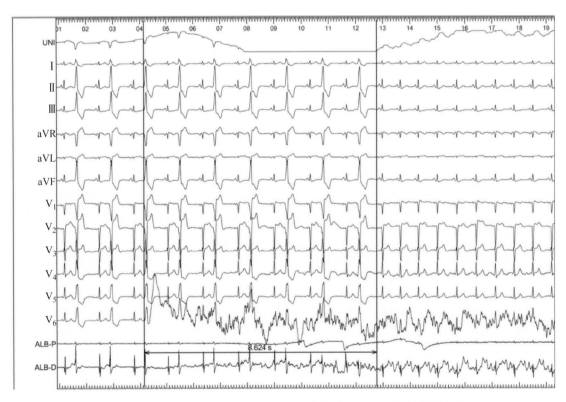

图 39-13 温控模式 30 W 放电。在 RVOT 靶点消融 8.6 s 后室性早搏消失。

者提出了一些鉴别方法,如根据 V_1、V_2 导联 R 波宽度和 R/S 比值区分 RVOT 与 LVOT 起源。从定性而言,若 VA 的 V_1、V_2 导联的 R 波高、宽,则起源偏左,若 R 波低、窄,则起源偏右;从定量分析而言,当 V_1 导联 R 波宽度 > QRS 波宽度的 50%,或 R/S > 0.3,提示 LVOT 起源,此方法特异性较高,但敏感性较低。虽然 RCC 属于 LVOT 范畴,但在解剖上,RCC 较 RVOT 更偏右,RCC

起源的室性早搏的 R/S 比值较小,通过此方法不易确诊。Betensky 提出通过胸前导联移行部位(R/S 接近 0.5)来鉴别,当 VA 的胸前导联移行晚于 V_3 导联,提示 RVOT 起源;当移行早于 V_3 导联,测量 V_2 导联 R/S 比值,若 R/S ≥ 0.6,提示 LVOT 起源,若 R/S < 0.6,提示 RVOT 起源。此方法敏感性及特异性均较高,但未引入窦性心律移行作对比,故在临床实践中对于移行偏晚的流

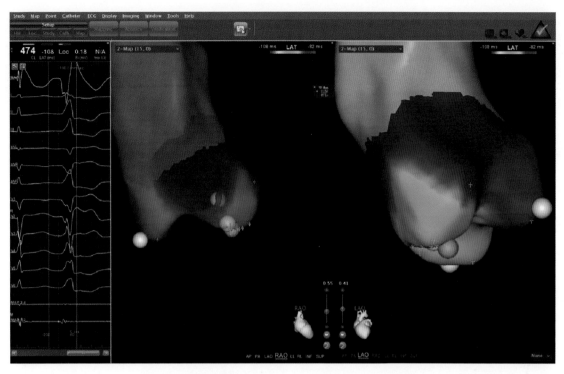

图 39-14　激动标测主动脉窦。可见 RCC 局部激动最早。

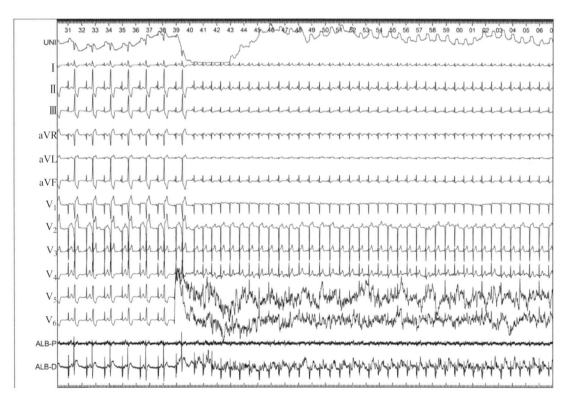

图 39-15　温控模式 25 W 放电。在 RCC 靶点放电 1 s 后室性早搏消失。

出道 VA 定位有一定局限性。Yoshida 提出胸导联移行区（TZ）指数的概念，若窦性心律下移行区位于 V_3 与 V_4 导联之间，则 TZ 指数为 3.5，发作 VA 的波形位于 V_4 与 V_5 导联之间，则 TZ 指数为 4.5。TZ 指数＝ VA 的 TZ 指数－窦性心律的 TZ 指数，若 TZ 指数≥ 1，提示 RVOT 起源，若 TZ 指数＜ 1，提示 LVOT 起源。

当确定 VA 起源于 LVOT 时，还需鉴别 RCC

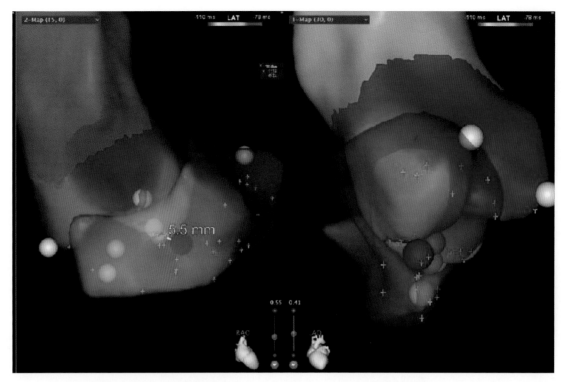

图 39-16　RCC 消融成功靶点与右心室最早点仅 "一墙之隔"，相距 5.5 mm。

与左冠窦（LCC），LCC 起源的 VA 形态通常在下壁导联可见 $R_{II} < R_{III}$，Ⅰ、aVL 导联负向，aVL 导联负向波 > aVR 导联，胸前导联移行早。起源于 RCC 的 VA 形态则表现为 $R_{II} > R_{III}$，Ⅰ 导联正向，aVL 导联负向波 < aVR 导联，胸前导联移行较晚，但不晚于 V_3 导联。在极特殊情况下，VA 起源于 LCC 与 RCC 之间，表现为 Ⅰ 导联 M 型，V_1 导联 q 波，移行区位于 V_3 导联。

　　体表心电图是定位 LVOT 起源及 RVOT 起源 VA 的基本方法，但心脏转位、形体特点等个体差异会影响精准定位。Acosta 提出了一种基于腔内心电图与电解剖标测的方法，其可提高鉴别 RVOT 与 RCC 起源的准确率。该方法认为，几乎所有 RVOT 起源 VA 的消融靶点均在肺动脉瓣下 10 mm 以内，若激动标测的最早心室激动部位相距肺动脉瓣 > 10 mm，可除外 RVOT 起源。由于肺动脉瓣的空间结构并非水平位，根据此方法需要校正肺动脉瓣位置，有学者在此基础上提出以希氏束作参考，若最早心室激动距离希氏束 ≤ 29.4 mm，可除外 RVOT 起源，此方法的敏感性为 92.6%，特异性为 100%。

　　综上，流出道起源 VA 的常规定位思路如下：第一步，根据心电图下壁导联（Ⅱ、Ⅲ、aVF）确定上下；第二步，根据 Ⅰ、V_1 导联、胸导联移行分辨左右。根据以上方法精准定位需要熟练掌握心脏解剖、心电图六轴定位及心电向量的概念，目的是快速、准确，甚至 "秒断" VA 的起源部位。当然，根据体表心电图定位仍有一定局限性，可能受患者体型、心脏转位、结构畸形等因素的影响，术前根据体表心电图大致定位的准确率不能达到 100%，体表心电图结合腔内心电图与三维电解剖标测定位消融靶点可提高定位准确率。

【专家点评及病例启示】

● 就流出道起源 VA 的共性而言，心电图 QRS 波额面电轴向下，Ⅱ、Ⅲ、aVF 导联主波向上呈单向 R 波，识别这一点较为容易。起源于 RVOT 的 VA 一般呈左束支传导阻滞图形，但仅根据左束支图形判断 VA 起源于 RVOT 并不一定准确。病例 39-2 的心电图表现虽然倾向于 RVOT 起源，但腔内电生理检查确认起源于 RCC，这并非特例，其解剖基础为 RVOT 与 RCC 组织相邻。鉴别 RVOT 与 RCC 起源也有方法可循，可以借助一些定量分析方法准确定位。

- 对于心脏结构正常的个体，室性早搏大多为良性，无须特殊干预。但是，室性早搏的临床异质性很大，一些频发室早患者可能出现胸闷、心悸、心脏停搏感。判断室性早搏是否需要干预，一方面是判断患者有无症状，另一方面是室性早搏的负荷或频次，若室性早搏负荷≥总心搏数的15%，或室性早搏频次＞10 000次/天，则有必要干预，其原因是频发室早可引起心脏扩大、心功能下降，长期发展可致室性早搏性心肌病。干预方式包括药物或导管射频消融。对于起源于流出道的症状性室性早搏，首选射频消融；对于室性早搏性心肌病，最有效的治疗措施是射频消融。病例39-1和病例39-3的室性早搏频次＞20 000次/天，且有症状，符合射频消融的手术指征。

【基础知识要点】

1. RCC起源VA的心电图特点

由于RCC与RVOT在解剖结构上非常接近，流出道起源的VA有一些共性：①下壁导联直立大R波；②aVR、aVL导联主波向下；③Ⅰ导联主波向上；④胸导移行不晚于窦性心律。

2. RVOT标测RCC起源VA靶点的相对位置

若VA定位不易鉴别，从RVOT标测RCC起源VA的最早激动点一般位于RVOT中后间隔较低位置，距离肺动脉瓣超过1 cm，距离希氏束短于3 cm。一般在RVOT最早激动点消融可以短暂终止VA发作，但为一过性，仍需从RCC寻找最终的有效靶点。

3. RCC起源VA的消融靶点特性

RCC起源VA的最早激动点一般起源于RCC窦底或前壁近LCC处，消融成功靶点可见峰电位，为避免遗漏局部较小的峰电位，在主动脉窦底标测需要放大增益。

扫码见本病例授课视频（视频39）。

视频39

（胡继强　北京中医药大学东方医院）

参考文献

［1］Wang Y，Liang Z，Wu S，et al. Idiopathic ventricular arrhythmias originating from the right coronary sinus：prevalence，electrocardiographic and electrophysiological characteristics，and catheter ablation. Heart Rhythm，2018，15（1）：81-89.

［2］Yoshida N，Inden Y，Uchikawa T，et al. Novel transitional zone index allows more accurate differentiation between idiopathic right ventricular outflow tract and aortic sinus cusp ventricular arrhythmias. Heart Rhythm，2011，8（3）：349-356.

［3］Al-Khatib S M，Stevenson W G，Ackerman M J，et al. 2017 AHA/ACC/HRS Guideline for management of patients with ventricular arrhythmias and the prevention of sudden cardiac death：a report of the American College of Cardiology/American Heart Association Task Force on Clinical Practice Guidelines and the Heart Rhythm Society. J Am Coll Cardiol，2018，72（14）：e91-e220.

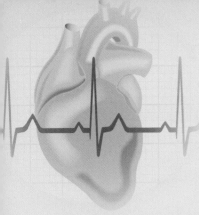

病例 40　持续性心房颤动的 "MIRACLE" 处理

【病史摘要】

患者女性，77岁，因"心悸3年"入院。患者于入院前3年出现心悸，未重视。入院前1年因"心功能下降"至当地医院就诊，心电图提示心房颤动，Holter示持续性心房颤动。超声心动图提示颈动脉粥样硬化斑块，EF 53%，左心房48 mm。给予富马酸比索洛尔、利伐沙班疗效欠佳。患者既往有高血压、糖尿病、卒中史。

【诊疗过程】

入院诊断：①持续性心房颤动；② NYHA 心功能分级 III 级；③高血压3级；④ 2 型糖尿病；⑤陈旧性脑梗死。

本例患者情况总结如下：①老年男性，持续性心房颤动、有症状，左心房增大，心功能下降，符合射频消融指征。② CHA₂DS₂-VASc 评分 7 分；HAS-BLED 评分 4 分，卒中风险高，需长期抗凝治疗，符合左心耳封堵术指征。③外地患者，当地无条件复查 Holter。根据患者情况，建议行 Marshall 静脉酒精消融＋环肺静脉电隔离＋电压标测指导下基质改良术＋左心耳封堵术＋长程心电监测仪植入术。

穿刺双侧股静脉，于左侧股静脉放置 6 F 和 11 F 鞘管，置入 CS 电极，行心腔内超声（ICE），于右侧股静脉放置 2 根 SL1 长鞘，首先完成 Marshall 静脉酒精消融，于 SL1 长鞘送入 JR 4.0 指引导管，于 CS 内找到 Marshall 静脉，随后送入导引钢丝及 2.0 mm×20 mm OTW 球囊，封堵 Marshall 静脉后注射无水酒精 5 ml，术后造影可见心肌造影剂染色；随后通过 ICE 在 Carto 指导下进行左心房建模，建模中可见华法林崎水肿发白，完成左

心房建模后，应用 ICE 指导房间隔穿刺，给予肝素维持活化凝血时间（ACT）为 300～400 s；随后送入 ST-SF 橘把大头及 PentaRay 电极，在心房颤动状态下进行左心房基质标测，低电压区设置为 0.1～0.3 mV，标测中可见左侧肺静脉完全隔离，二尖瓣峡部及左心房后壁可见低电压区。根据标测结果设置消融方案如下：完成双侧肺静脉隔离＋后壁 BOX 隔离＋二尖瓣峡部线隔离，如未恢复窦性心律，则进行电复律，随后进行窦性心律下基质标测，再次设计消融方案。

应用消融指数（AI）指导下的高效消融方式完成上述消融，其间应用 ICE 指导完成二尖瓣峡部线消融，消融过程中转为窦性心律；验证后壁 BOX 完全隔离及二尖瓣峡部线双向阻滞，随后窦性心律下基质标测，其他部位未见低电压区，进行常规电生理检查，未诱发心动过速，完成消融。

应用 ICE 指导左心耳封堵，ICE 分别于左上肺静脉、左心房顶部及二尖瓣环测量左心耳开口，结合数字减影血管造影（DSA），选择 27 mm Watchman 2.0 封堵器，符合 PASS 原则后释放封堵器。最后于心前区植入长程记录仪 Reveal LinQ。

【讨论】

此例为持续性心房颤动患者，应用了 "MIRACLE" 策略，即：① Marshall 静脉酒精消融（M）；② ICE（I）；③高效消融（R）；④ AI 指导消融（A）；⑤左心耳封堵（Closure）；⑥植入式长程记录仪监测（LinQ）；⑦电压标测指导的基质改良（Electrophysiological substrate ablation）。

（1）Marshall 酒精消融能够干预 Marshall 韧带及邻近心房肌，提高二尖瓣峡部隔离的成功率，并有助于左侧肺静脉的电隔离。VENUS 试验证实

Marshall 酒精消融有助于窦性心律的维持，降低心房颤动负荷（图 40-1）。

（2）ICE 可以进行左心房建模、房间隔穿刺、食管构建、指导线性消融、指导左心耳封堵及术中进行实时心包监测，提高手术效率和安全性（图 40-2）。

（3）AI 指导的高效消融模式可以降低手术难度、降低特殊解剖部位导管稳定贴靠的操作难度、减少补点操作及提高手术成功率；可提高单点消融的有效性；可提高整体手术的安全性，降低总体左心房导管的操作时间，降低一过性血栓风险、降低总灌注量，防止心力衰竭。

（4）消融结合左心耳封堵的"一站式"手术方式既可进行血栓管理、避免卒中发生，同时可进行节律控制、提高患者生活质量。此外，两项操作中的部分工具可以同时应用，如 ICE、房间隔穿刺针鞘，为患者节省手术费用。同时，术后无须长期抗凝治疗，可减少出血风险。

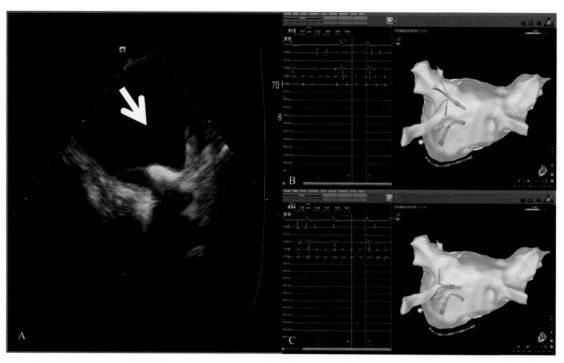

图 40-1　Marshall 静脉酒精消融。**A.** Marshall 静脉造影；**B.** 酒精消融后心肌染色；**C.** 华法林嵴水肿。

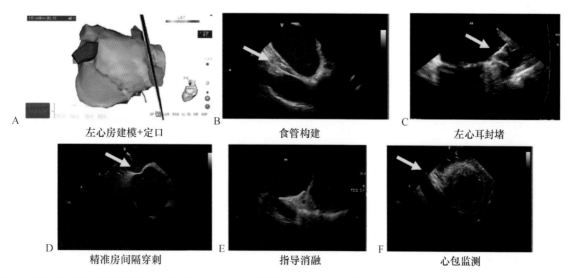

图 40-2　ICE 在 MIRACLE 策略中的作用。**A.** 左心房建模＋定口；**B.** 食管构建；**C.** 指导左心耳封堵；**D.** 精准房间隔穿刺；**E.** 二尖瓣峡部，指导消融线设计；**F.** 术中心包监测。

（5）电压标测指导的基质改良是持续性心房颤动常用的一种个体化消融方式。研究显示，心房颤动状态下的基质标测可以与窦性心律下的基质标测相匹配，因此持续性心房颤动患者采用该方式可以有针对性地设计消融方式，恢复窦性心律后，再次进行基质标测并进行消融。Stable-SR试验已经证实其有效性。

（6）植入式长程记录仪监测可根据消融术后的心房颤动负荷决定进一步的管理。部分研究显示LinQ可指导抗心律失常药物的应用。同时，长程记录仪的植入使得随访更加方便、精确。

"MIRACLE"策略是目前持续性心房颤动治疗中的多种方式的集合，从消融策略及消融方式、长期血栓栓塞预防到术后随访。目前主要应用于长程持续性心房颤动（＞2年）、左心房增大（＞45 mm）、有症状、卒中高危、不愿或不能长期口服抗凝药、有更高生活质量要求且经济条件较好的患者。

【专家点评及病例启示】

- Marshall静脉酒精消融的作用及时机。Marshall静脉酒精消融可以提高持续性心房颤动的窦性心律维持，但VENUS试验亚组分析提示其获益来源可能是二尖瓣峡部阻滞，因此在完成Marshall消融后，最好做到二尖瓣峡部双向阻滞。消融时机是在左心房操作之前或之后，各有利弊，还需远期观察。

- 后壁BOX消融是否有益。CAPLA试验提示，环肺静脉隔离联合左心房后壁隔离不能降低持续性心房颤动患者导管消融术后复发率，但需要个体化分析后壁隔离是否完全，因为后壁消融有时难以完全隔离，这可能导致效果不佳。从临床实践来看，有针对性的、个体化进行后壁隔离，对远期窦性心律的维持仍有帮助。

- 心房颤动状态下基质标测是否准确。心房颤动状态下，心房电位紊乱，会导致电压标测不准，电位传导方向不一致，导致电压标测较低。一项研究显示，心房颤动状态下电压0.27 mV与窦性心律下0.5 mV相

对应，临床实践中采用0.3 mV为临界点，若心房颤动状态下高于0.3 mV，则认为其心房肌可能健康。

- 电压标测指导的基质改良的可行性。多项研究证实其有效性及安全性，窦性心律下电压标测指导的基质改良策略。陈明龙等的Stable-SR试验证实在持续性心房颤动患者中，应用电压标测指导的基质改良策略与步进式消融方式可取得相似的临床终点，且术后心房扑动、房性心动过速的发生率更低。

- 心房颤动术后长程记录仪植入的价值。长程心电监测可以记录术后心房颤动发作的情况，了解心房颤动负荷变化，以及症状与心房颤动复发的相关性。长程记录仪的价格较高，会给患者带来额外的经济负担，但从长期看，其可以减少患者及家属的时间成本及临床复查的检查成本。

【基础知识要点】

1. VENUS试验

2020年发表于 *JAMA* 的VENUS试验已证实导管消融（CA）联合Marshall静脉（VOM）酒精消融能降低持续性心房颤动患者术后的复发率。但研究者发现，该方法对术后节律控制的有效性在不同人群中存在明显差异，哪些因素会影响该术式的有效性？

根据术中二尖瓣峡部是否双向阻滞，VENUS试验将343例最终被纳入统计分析的患者分为二尖瓣峡部阻滞组和非阻滞组。根据参与中心的入选病例数分为高手术量组和低手术量组，低手术量定义为该中心入选病例数＜5%总病例数。所有患者分别于术后6个月和12个月进行随访，随访时均接受了为期1个月的长程心电监测。研究的主要终点为术后3个月无心房颤动复发或持续30 s以上的房性心动过速，次要终点为心房颤动或房性心动过速复发及心房颤动负荷。

该试验结果表明，VOM-CA组二尖瓣峡部的阻滞率明显高于CA组（74% *vs.* 51.4%，*P* ＜ 0.001）。对于术中实现二尖瓣峡部双向阻滞的患者，VOM-CA组术后无心房颤动或房性心动过速事件的比例

显著高于 CA 组（54.3% *vs.* 37%，*P* = 0.01）；若术中未成功阻滞二尖瓣峡部，VOM-CA 组和 CA 组术后无心房颤动或房性心动过速事件的比例均较低，且没有统计学差异（34% *vs.* 37%，*P* = 0.583）。VOM-CA 组和 CA 组术后主要终点事件发生率的差异与是否实现二尖瓣峡部双向阻滞密切相关（*P* = 0.002）。

在入选患者较多的中心（高手术量组），VOM-CA 组术后无心房颤动或房性心动过速事件的比例显著高于 CA 组（56.4% *vs.* 40.2%，*P* = 0.01）；而在入选患者较少的中心（低手术量组），两组术后无心房颤动或房性心动过速事件的比例较低，且没有统计学差异（30.77% *vs.* 32.61%，*P* = 0.84）。同样，VOM-CA 组和 CA 组术后主要终点事件发生率的差异与参与中心的手术量密切相关（*P* = 0.04）。

联合分析二尖瓣峡部阻滞和手术量两个因素，在高手术量中心成功阻滞二尖瓣峡部的患者中，术后无心房颤动或房性心动过速事件的总体比例可达 51.9%，显著高于低手术量中心的患者或未成功阻滞二尖瓣峡部的患者，而其中，VOM-CA 组术后无心房颤动或房性心动过速事件的比例显著高于 CA 组（59% *vs.* 39.1%，*P* = 0.01）。在次要终点方面，高手术量组或二尖瓣峡部阻滞组的患者，VOM-CA 组术后心房颤动或房性心动过速的复发率均低于 CA 组，而心房颤动负荷为零的比例均高于 CA 组。

Marshall 静脉是参与心房颤动触发和维持的重要机制之一。在持续性心房颤动导管消融术中加行 Marshall 静脉酒精消融能降低术后心房颤动或房性心动过速的复发率，这种临床获益在手术量较大的中心及成功双向阻滞二尖瓣峡部的患者中更为显著。这一结果提示 Marshall 静脉酒精消融的实施需要一定的学习曲线和手术量的积累，而完全阻滞二尖瓣峡部是决定手术效果的重要因素。此外，研究结果还显示，相比于单纯导管消融阻断二尖瓣峡部，采用联合消融术式的术后心房颤动复发率更低，这可能与 Marshall 静脉酒精消融能更可靠地阻断二尖瓣峡部、减少远期二尖瓣峡部传导恢复、消除心房颤动触发基质及使左心房去神经化的效应有关。

2. CAPLA 试验

CAPLA 试验是一项国际多中心随机临床试验，纳入 338 例至少使用 1 种抗心律失常药物治疗无效且首次接受导管消融术的症状性持续性心房颤动（＞7 天）患者。将患者按 1：1 随机分为单纯肺静脉隔离（PVI）组和 PVI ＋后壁消融（PWI）组，入组患者的平均年龄为 65 岁。

主要研究终点是单次消融术后 12 个月不使用抗心律失常药物情况下，无超过 30 s 的心房颤动或心房扑动等房性心律失常。次要研究终点为围术期并发症发生率、生活质量评分和症状评分（AF6、AFEQT、CCS-AF）、左心房后壁低电压与导管消融远期预后的关系、超声心动图指标及其与消融成功率的关系。

所有患者均成功完成 PVI，但 PWI 完成率仅为 86.5%，主要原因是应用射频能量时邻近食管温度升高。PVI ＋ PWI 组患者的手术时间较长，两组严重不良事件数量均较少且发生率相似。12 个月时，52.4% 的 PVI ＋ PWI 组患者达到主要终点，53.6% 的 PVI 组患者达到主要终点（HR ＝ 0.99，95%CI 0.73 ～ 1.36，*P* = 0.98）。在射频消融术后 12 个月内，两组在未使用抗心律失常药物时记录到超过 30 s 的房性心律失常事件方面无显著差异。因此，对于首次接受导管消融的持续性心房颤动患者，相比于单纯 PVI，额外的 PWI 并未改善患者心律失常预后。

CAPLA 试验未能证明 PWI 显著改善结局，这对持续性心房颤动病理生理学的理解和当前导管消融技术的局限性提出了质疑。如果仅通过 1 次或多次心房颤动发作持续至少 7 天来定义持续性心房颤动，并不能区分左心房结构异常的患者，这些患者或许能够通过除 PVI 外的其他区域的消融来治疗。许多持续性心房颤动患者行心脏磁共振成像时发现左心房后壁纤维化很少或无纤维化，在消融时的心内膜表面评估中没有不均匀传导的低电压区证据。因此，在所有持续性心房颤动患者中，凭经验对看似健康的左心房后壁进行隔离的获益有限。此外，目前也很难实现长期的左心房后壁隔离。

要实现透壁的持久性损伤，需要对该区域过度加热或用力，这存在心脏穿孔和心脏压塞的风险。最令人担忧的是，食管靠近左心房后段，需要限制消融导管的热传递和有效能量，以降低心房食管瘘的风险。

对于有症状的持续性心房颤动患者，CAPLA试验在寻找有效的导管消融方法方面提供了令人失望的结果。脉冲场消融术或超低温冷冻治疗等新能源是否能提供持久的透壁损伤，从而改善患者预后，仍有待观察。虽然消融失败定义为持续超过 30 s 的心律失常复发，但这些患者在消融后 1 年内实际处于心房颤动的时间比例的中位数为 0%，四分位数范围为 0%～2.3%。从患者的角度来看，心房颤动负荷的大幅减小可能比复发时间更重要。因此，虽然顽固性心房颤动可能无法完全治愈，但目前和未来的治疗旨在将心房颤动负担降低到重要的临床终点和生活质量将受影响的阈值以下，这应该是治疗的真正目标。

扫码见本病例授课视频（视频 40）。

视频 40

（易甫　胡淼阳　西京医院）

参考文献

［1］Lador A，Peterson L E，Swarup V，et al. Determinants of outcome impact of vein of Marshall ethanol infusion when added to catheter ablation of persistent atrial fibrillation：a secondary analysis of the VENUS randomized clinical trial. Heart Rhythm, 2021, 18（7）：1045-1054.

［2］Kistler P M，Chieng D，Sugumar H，et al. Effect of catheter ablation using pulmonary vein isolation with vs without posterior left atrial wall isolation on atrial arrhythmia recurrence in patients with persistent atrial fibrillation. JAMA, 2023, 329（2）：127-135.

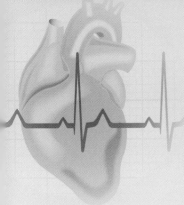

病例41 心肌梗死后室性心动过速的射频消融

【病史摘要】

患者男性，64岁，因"间断心悸、胸闷1年，加重1天"入院。患者于入院前1年无明显诱因间断出现心悸、胸闷，无心前区疼痛，无恶心、呕吐，自服"丹参滴丸"症状未见明显改善，持续数分钟至1 h后症状自行缓解。后于我院行Holter提示室性心动过速、心房颤动，遂规范化口服美托洛尔、利伐沙班、沙库巴曲缬沙坦钠、达格列净等药物，但上述症状仍反复发作。入院前1天患者无诱因再次发作心悸、胸闷，症状较前加重，伴大汗淋漓、气短、背部不适、腹痛持续不缓解，自测血压90/55 mmHg，入我院急诊科。查心电图示室性心动过速（心室率120次/分），监测血压，波动于（70～90）/（50～55）mmHg。

患者于入院前30年被诊断为高血压；19年前因冠心病、急性心肌梗死接受药物治疗，9年前因缺血性心肌病于外院置入2枚冠状动脉支架（具体不详）；2年前被诊断为2型糖尿病，1年前被诊断为阵发性心房颤动。无家族遗传病史，无不良嗜好。

【诊疗经过】

患者入院诊断：心律失常 室性心动过速 阵发性心房颤动；冠心病 陈旧性心肌梗死 缺血性心肌病；冠状动脉支架置入术后；NYHA心功能分级Ⅲ级；高血压3级（很高危）；2型糖尿病。

因患者血流动力学欠稳定，入我院急诊科后曾先后应用利多卡因、胺碘酮药物转复，室性心动过速持续存在且伴有血流动力学紊乱，急诊医师给予2次150 J同步直流电复律，未转复成功。随后转入我科冠心病监护病房（CCU），继续给

予200 J双向同步直流电复律，转复为窦性心律持续2 s后再次转为室性心动过速，给予胺碘酮持续输注24 h后，再次转复窦性心律，其间患者存在心功能不全征象。入院后室性心动过速发作体表心电图及转复窦性心律后的心电图见图41-1及图41-2。超声心动图提示左心房增大（43 mm）、LVEDD增大（60 mm）；左心室后下壁室壁变薄（5 mm），回声增强，搏动幅度减低，心尖段侧壁、室间隔前部及后间隔搏动幅度减低；EF 46%（图41-3）。心脏MRI提示左心室及左心房增大，心尖部-基底部及侧壁、中部前壁变薄，见多发低灌注区及多发延迟强化影；左心室舒张末期及收缩末期容积增大，EF 46%，心输出量2.5 L/min，考虑心肌梗死（部分透壁性心肌梗死），二尖瓣少量反流（图41-4）。入院后分析：患者系中老年男性，具备器质性心脏基础疾病，室性心动过速持续发作呈单形性，心室率120次/分，药物反应不佳，电复律反应差。

基于患者的临床特点，考虑直接植入ICD，但可能因慢心室率室性心动过速不能启动ICD抗心动过速起搏治疗（ATP）和复律治疗。因此，选择射频消融术治疗患者反复发作的单形性室性心动过速。静脉滴注异丙肾上腺素后，行心室S_1S_1 320 ms刺激，稳定诱发与临床心电图形态一致的室性心动过速，发作时心动过速周长（TCL）为480 ms（图41-5）。应用心腔内超声（ICE）进行心腔内心室建模，与心脏MRI结果一致，提示左心室侧壁高回声梗死区域（图41-6）。随后，在心动过速发作下行激动标测，于左心室侧壁梗死灶周边区域标测最早异位心室激动点（图41-7），设置功率模式，35 W，盐水灌注流量17 ml/min，TCL逐渐延长至心动过速终止，转为窦性心律（图41-8）。于窦性心律下，对梗死及梗死周边区

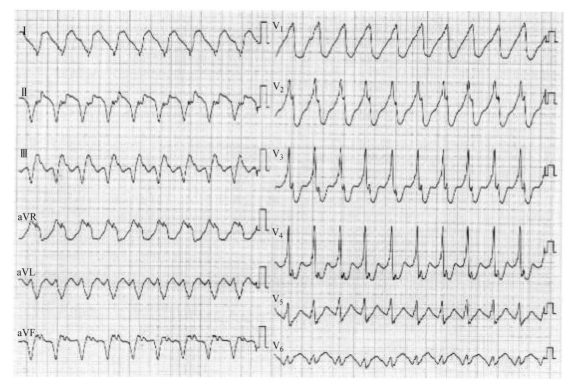

图 41-1 室性心动过速发作时的心电图。

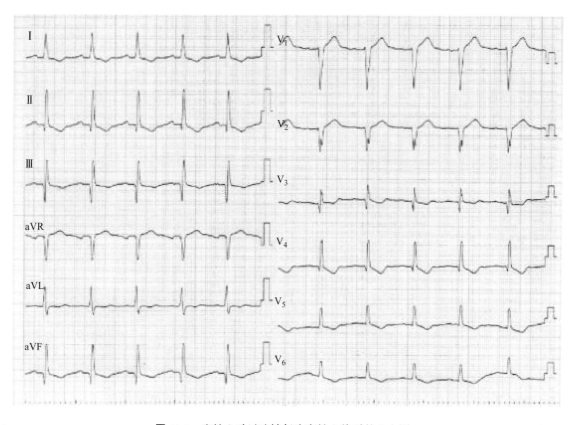

图 41-2 室性心动过速转复为窦性心律时的心电图。

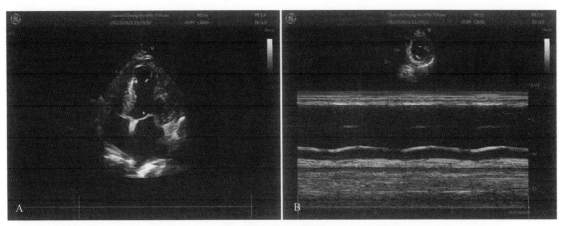

图 41-3　超声心动图。左心室心尖段侧壁、室间隔前部及后间隔搏动幅度减低，EF 46%。

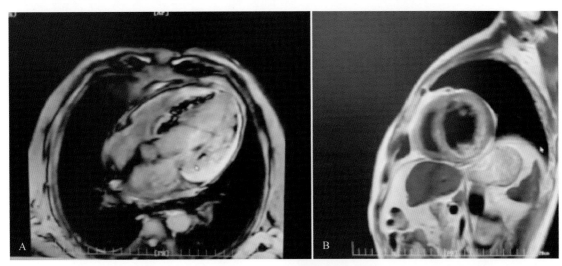

图 41-4　心脏 MRI。左心室心尖部-基底部及侧壁变薄，多发低灌注区及延迟强化影。

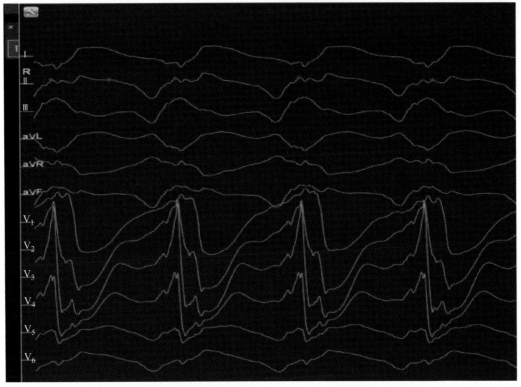

图 41-5　静脉滴注异丙肾上腺素后，心室 S_1S_1 刺激诱发心动过速。

241

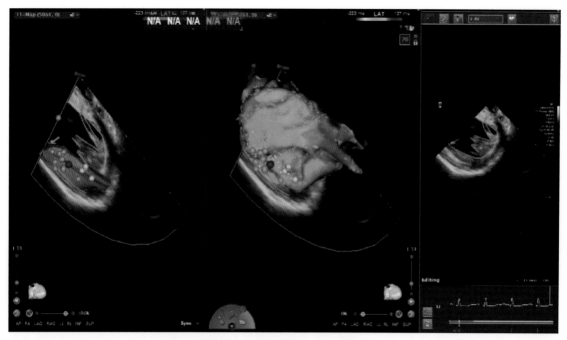

图 41-6 ICE 指导下心室建模。

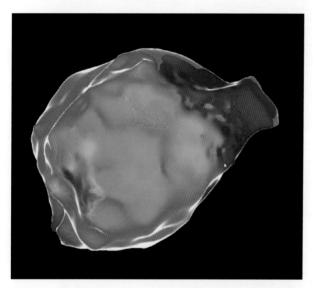

图 41-7 激动标测。左心室侧壁中段标测到最早异位激动点。

域进一步行电压及异常电位标测，于左心室前侧壁中段标测至心室晚电位（LP）（图 41-9）。此外，电压标测明确左心室瘢痕区域及低电压区域，同时结合 ICE 明确低电压区域位于梗死周边区域。沿激动标测最早点、LP 及低电压区域扩大消融，同时消融局部 LP 区域，消融时 ICE 导管下可见消融导管位于梗死瘢痕周边区域。最终，给予异丙肾上腺素后，反复行心室 S_1S_1、S_1S_2 刺激未诱发室性心动过速，结束手术。

【讨论】

本例患者为中老年男性，因陈旧性心肌梗死合并室性心动过速入院。入院后给予利多卡因及胺碘酮等常规抗心律失常药物及电复律治疗后无效。那么，部分新型抗心律失常药物是否对本例患者有效？决奈达隆、伊布利特等新型抗心律失常药物虽然被归为Ⅲ类抗心律失常药物，但主要系心房多通道阻滞剂，针对房性心律失常具有较好的转复作用，对于室性心律失常尚缺乏相关临床经验及临床研究。作为Ⅲ类抗心律失常药物，索他洛尔兼具Ⅱ类抗心律失常药物作用，适应证涵盖多种室性心律失常，其可特异性阻滞 I_{Kr} 的作用，延长心室肌细胞的动作电位时程（APD）和有效不应期（ERP），其终止室性心动过速的疗效显著优于利多卡因。因此，本例患者可以尝试使用索他洛尔治疗室性心动过速，并预防其复发。

本例患者接受多次电复律无效。电复律无效的原因涉及多方面，包括技术相关因素和患者自身因素。前者主要包括能量大小、输出形式、电极大小及位置、经胸阻抗等方面，目前双向电流的输出基本能克服技术相关因素；后者则与患者的基础病变及病变程度、心律失常持续时间及合并症等因素有关。本例患者室性心动过速持续时间长，我们推测其心动过速是由瘢痕区域的岛状

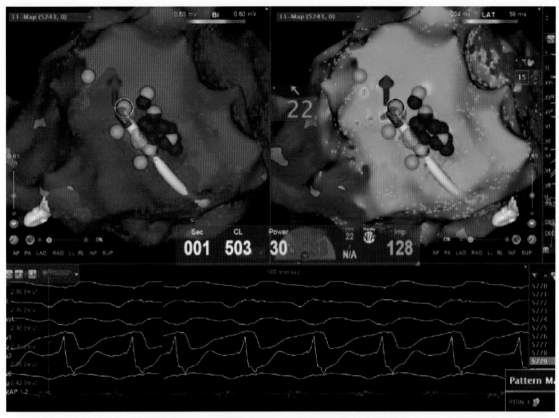

图 41-8　心内膜激动标测。最早异位激动点处消融。

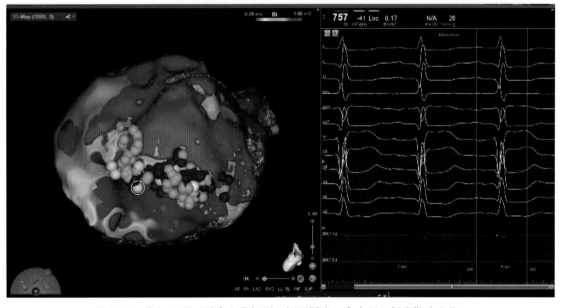

图 41-9　窦性心律下异常电位标测。梗死周边区存在孤立舒张期晚电位。

存活心肌细胞缓慢电位传导所致，电复律的有效电流未必能有效穿透瘢痕，进入存活心肌细胞，因此导致多次复律失败。

器质性心脏病合并室性心动过速通常在心功能恶化的基础上发生。其发生机制与心力衰竭后异常自律性增高、后除极所致的触发活动、折返的发生及电解质紊乱有关。那么，改善心功能是否能帮助本例患者终止心动过速？我们推测本例患者室性心动过速的发生与心肌梗死后瘢痕结构相关，因此心功能的改善未必能影响其心动过速的终止。

为何 ICD 不作为本例患者的首选治疗方案？

ICD 一级预防室性心动过速诊断成立的标准应为室性心动过速持续至少 6 ~ 12 s 或 30 个心动周期，心动过速诊断的下限频率应为 185 ~ 200 次 / 分；二级预防患者的检测频率应低于记录到室性心动过速频率的 10 ~ 20 次 / 分，且不低于 188 次 / 分。为了提高无痛治疗的概率，可将室性心动过速区根据频率进一步细分为慢室性心动过速区（VT1 区，频率 150 次 / 分）和快室性心动过速区（VT2 区，频率 180 次 / 分）。本例患者室性心动过速发作时心室率只有 120 次 / 分，且患者曾接受多次体外高输出电复律。本患者植入 ICD 后不能确定 ATP 是否可以有效终止，而 ICD 的治疗检测设置过低有误放电的风险。

综上所述，同时依据 2019 年 HRS/EHRA/APHRS/LAHRS 关于导管消融室性心律失常的专家共识声明，对于长期胺碘酮治疗后仍反复发生单形性室性心动过速的缺血性心脏病患者，推荐导管消融治疗优先于逐渐升级的抗心律失常药物。对于抗心律失常药物治疗无效的室性心动过速风暴患者，建议射频消融，为 I 类推荐。因此，针对本例患者，在与患者及家属充分沟通后，选择射频消融术。

【专家点评及病例启示】

- 患者为中老年男性，持续性室性心动过速，既往有心肌梗死病史多年，室性心动过速发作时伴随轻度血流动力学紊乱，常规药物及电复律治疗无效，射频消融术为 I 类推荐，目前该患者选择射频消融术治疗合理。

- 室性心动过速发作时行激动标测，最早激动局部电位前存在尖锐的高频电位，不能排除舒张中期电位，舒张中期电位代表峡部关键位置可能。因此，此例室性心动过速病例消融位置不能除外位于室性心动过速折返环出口位置。本例未进行拖带标测验证，略有遗憾。

- 心肌梗死后室性心动过速的射频消融治疗必须与 ICD 治疗相辅相成，尽管目前此例患者的室性心动过速射频消融有效，面

对器质性心脏病合并低 EF 值的临床情况，仍需积极评估 ICD 植入指征。

【基础知识要点】

室性心动过速风暴是指 24 h 内自发室性心动过速 ≥ 3 次并需紧急治疗的临床症候群。

心肌梗死后室性心动过速的机制：心肌梗死后基质的变化是室性心动过速发生的基础。心肌梗死后纤维组织并非均质性改变，瘢痕中往往存在岛状存活心肌，导致电传导的不均一性和缓慢性，这种不均一可能仅局限于心肌外膜、内膜，亦可能穿透心外膜到心内膜形成折返环路。因此，环路可能具备大小不一、深浅不一、多重叠加、内外交错的复杂多边特点。穿透心肌心内膜下、壁内和心外膜区域形成立体折返时，可呈现出多条宽阔的传导路径和关键的狭窄峡部，因此可能产生数种形态不同的室性心动过速。窦性心律下 LP 在室性心动过速发作时可表现为舒张中期的高频低幅碎裂的局部电图，多代表室性心动过速折返环路的缓慢传导区域，标测过程中需要标记，以进一步干预。除激动标测外，可以使用拖带标测进一步明确折返各部位。

心肌梗死后持续性室性心动过速的治疗：2019 年 HRS/EHRA/APHRS/LAHRS 关于导管消融室性心律失常的专家共识声明，对于药物治疗无效的室性心动过速风暴患者，建议射频消融，为 I 类推荐。心动过速的标测（包括激动标测、拖带标测、基质标测及局部异常电位标测）能确定维持室性心动过速传导的关键峡部，有助于提高室性心动过速导管消融的成功率，降低室性心动过速复发率或死亡风险。此外，在缺血性心肌病患者中，因室性心动过速 / 心室颤动而存活者，建议植入 ICD，为 I 类推荐。VTACH 试验及 SMASH-VT 试验均显示导管消融亦能有效减少 ICD 干预（ATP 或复律）的次数。

心肌梗死后室性心动过速激动模式图：激动模式显示，虽然不经常需要心外膜消融，但心外膜基质是既往心肌梗死患者室性心动过速消融后室性心动过速复发的重要原因。

扫码见本病例授课视频（视频 41）。

视频 41

（王婷　胡苏　李博涛　赵娜　陕西省人民医院）

参考文献

［1］Al-Khatib S M，Stevenson W G，Ackerman M J，et al. 2017 AHA/ACC/HRS guideline for management of patients with ventricular arrhythmias and the prevention of sudden cardiac death: a report of the American College of Cardiology/American Heart Association Task Force on Clinical Practice Guidelines and the Heart Rhythm Society. J Am Coll Cardiol，2018，72（14）: e91-e220.

［2］de Bakker J M，Coronel R，Tasseron S，et al. Ventricular tachycardia in the infarcted，Langendorff-perfused human heart: role of the arrangement of surviving cardiac fibers. J Am Coll Cardiol，1990，15（7）: 1594-607.

［3］Stevenson W G，Friedman P L，Ganz L I. Radiofrequency catheter ablation of ventricular tachycardia late after myocardial infarction. J Cardiovasc Electrophysiol，1997，8（11）: 1309-1319.

［4］Harada T，Stevenson W G，Kocovic D Z，et al. Catheter ablation of ventricular tachycardia after myocardial infarction: relation of endocardial sinus rhythm late potentials to the reentry circuit. J Am Coll Cardiol，1997，30（4）: 1015-1023.

［5］Cronin E M，Bogun F M，Maury P，et al. 2019 HRS/EHRA/APHRS/LAHRS expert consensus statement on catheter ablation of ventricular arrhythmias. Europace，2019，21（8）: 1143-1144.

［6］Szumowski L，Sanders P，Walczak F，et al. Mapping and ablation of polymorphic ventricular tachycardia after myocardial infarction. J Am Coll Cardiol，2004，44（8）: 1700-1706.

［7］Jaïs P，Maury P，Khairy P，et al. Elimination of local abnormal ventricular activities: a new end point for substrate modification in patients with scar-related ventricular tachycardia. Circulation，2012，125（18）: 2184-2196.

［8］Kuck K H，Schaumann A，Eckardt L，et al. Catheter ablation of stable ventricular tachycardia before defibrillator implantation in patients with coronary heart disease（VTACH）: a multicenter randomised controlled trial. Lancet，2010，375（9708）: 31-40.

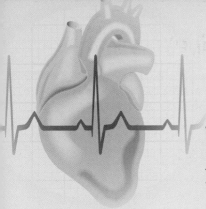

病例 42　寻踪觅迹——心动过速的诊治

【病史摘要】

患者女性，52 岁，因"间断咽部疼痛不适 3 天，突发心悸 3 h"入院。患者于入院前 3 年因心悸不适于外院急诊科就诊，诊断为心房颤动，给予胺碘酮静脉注射后症状好转，后服用美托洛尔治疗，自觉症状好转后自行停用，无高血压及糖尿病病史。患者否认家族性心肌病史。本次入院前患者出现咽部疼痛，无发热，自行口服药物（具体不详）后不适症状改善。入院前 3 h 余，患者突发心悸伴头晕、出汗、恶心和呕吐，呕吐物为胃内容物，无胸部及背部疼痛，遂至我院急诊。测血压 90/60 mmHg，行心电图后考虑为室性心动过速（图 42-1）。肝肾功能、电解质及心肺功能五项检查均在正常范围内，予以利多卡因静脉输注等对症处理后患者不适症状改善，复查心电图为窦性心律，$V_3 \sim V_6$、Ⅰ、Ⅱ、aVF 导联 ST 压低 0.1 ~ 0.3 mV，Ⅲ导联 T 波倒置，QT 间期正常（图 42-2），为进一步诊治收入院治疗。

【诊疗过程】

入院后完善相关检查，凝血六项、血常规及心肌损伤标志物大致正常。入院后于 CCU 复查心电图提示窦性心律，较前相比 ST-T 恢复至基线水平（图 42-3）。超声心动图示二尖瓣、三尖瓣少量反流，主动脉瓣少量反流，肺动脉压轻度升高，左心室收缩及舒张功能正常，左心房前后径 37 mm，左心室 47 mm，右心房 29 mm，右心室 28 mm，室间隔 9 mm，左心室后壁 9 mm，LVEF 61%。Holter 示窦性心律，偶发房性早搏（部分成对），室性早搏（偶见二联律，偶见成对），部分

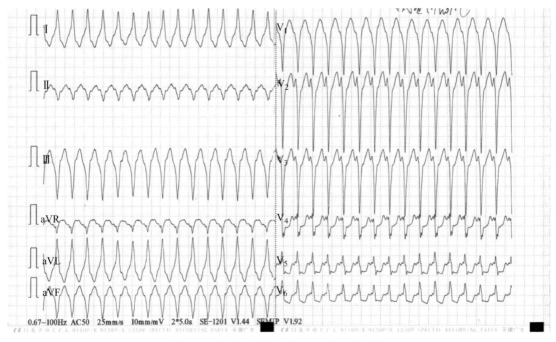

0.67~100Hz AC50　25mm/s　10mm/mV　2*5.0s　SE-1201 V1.44　SEMIP V1.92

图 42-1　急诊心电图。宽 QRS 波心动过速。

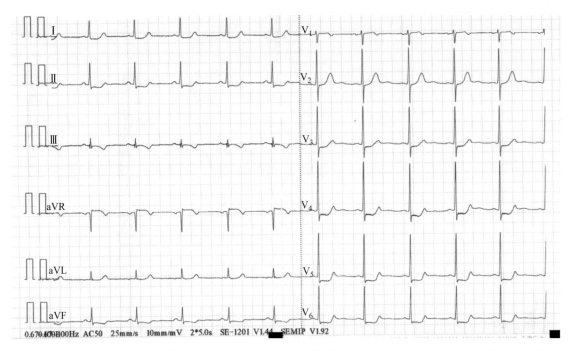

图 42-2 复查心电图。窦性心律，$V_3 \sim V_6$、Ⅰ、Ⅱ、aVF 导联 ST 段压低 0.1 ～ 0.3 mV，Ⅲ导联 T 波倒置。

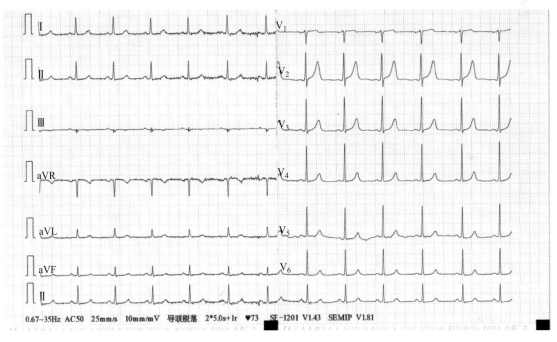

图 42-3 CCU 病房心电图。窦性心律下 ST-T 恢复至基线水平。

时间Ⅱ、Ⅲ、aVF、$V_5 \sim V_6$ 导联 ST 压低 0.05 ～ 0.1 mV，T 波倒置，心室晚电位阴性。冠状动脉造影提示冠状动脉正常。Fontaine 导联心电图未见 QRS 波尾部的碎裂波（Epsilon 波）（图 42-4），结合超声心动图，不支持致心律失常型右心室心肌病诊断。追问病史，患者提供入院前 3 年外院心电图，提示心房颤动伴宽 QRS 波心动过速（图

42-5）。患者宽 QRS 波心动过速的电生理机制不明，经电生理检查明确存在 Mahaim 旁路（房室短递减纤维），心房程序刺激诱发逆向型房室折返性心动过速，其宽 QRS 波图形和临床一致，除外室性心动过速和室上性心动过速伴差异性传导，经导管消融治疗后旁道消失，心房程序刺激不再出现 HV 间期缩短现象，原条件下不能诱发

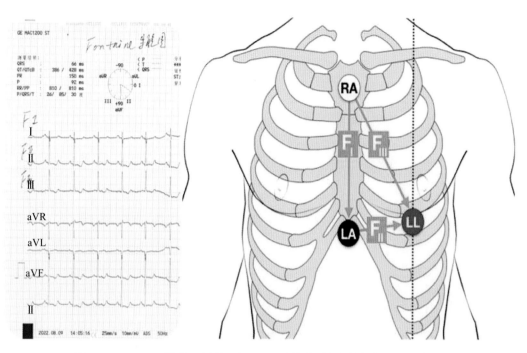

图 42-4　Fontaine 导联心电图。未见 QRS 波尾部的碎裂波（Epsilon 波）。

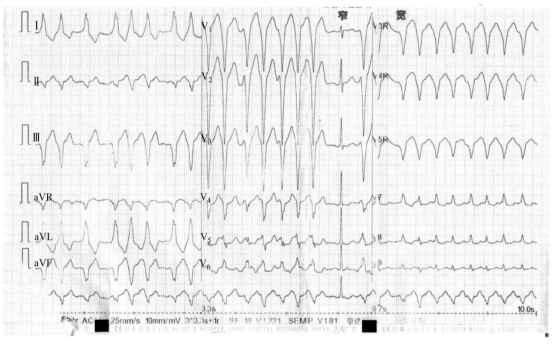

图 42-5　患者入院前 3 年外院急诊心电图。

宽 QRS 波心动过速发作。复查心电图提示：窦性心律，大致正常心电图（图 42-6）。出院后随访半年，患者未再发作心悸不适症状。

【讨论】

　　本例患者为中年女性，间断心悸不适 3 年，发作时出现低血压，自述既往有心房颤动病史。急诊心电图提示宽 QRS 波心动过速，心室率 185 次 / 分，心电图呈左束支传导阻滞图形，电轴左偏，胸前导联（V_5）移行较晚，Ⅱ、Ⅲ、aVF 导联 QS 型，$S_{Ⅲ} > S_{aVF} > S_{Ⅱ}$（图 42-1），急诊科考虑室性心动过速，并给予利多卡因治疗。那么，患者是否存在室性心动过速？只有诊断正确才能

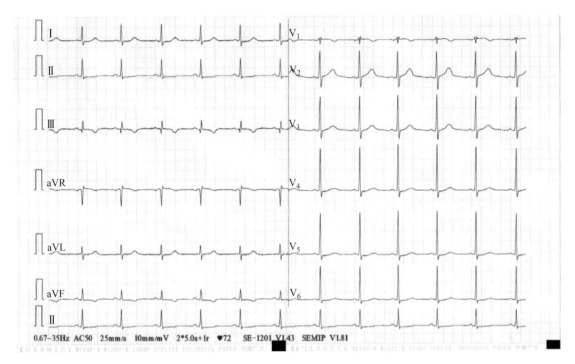

图 42-6　术后心电图。

决定下一步是进行射频消融还是植入除颤器来预防下次发生危及生命的严重心律失常。

　　宽 QRS 波心动过速常见的原因包括室性心动过速（占 80%）、室上性心动过速伴差异性传导、室上性心动过速伴束支传导阻滞、室上性心动过速伴旁路前传。临床上鉴别宽 QRS 波心动过速的方法很多，一般需要从房室关系（P 波与 QRS 波的关系）、心室除极向量、QRS 波形态等方面进行分析。许多学者提出了鉴别诊断流程，较常用的包括 Brugada 方法、Vereckei 方法、Ⅱ 导联 R 波达峰时间（RWPT）、室性心动过速积分法等，其中 Vereckei 方法仅依靠 aVR 导联进行鉴别诊断，便于记忆，临床中使用方便。这些鉴别流程的精髓是，如果宽 QRS 波起始部分传导缓慢或形态异常（如 V_1 导联起始部分为 q 波），则高度提示为室性心动过速。以 Ⅱ 导联 RWPT 方法来看，本病例 RWPT > 50 ms（图 42-7）。但值得强调的是，上述流程仅用于鉴别室上性心动过速伴差异性传导 / 束支传导阻滞与室性心动过速，而无法鉴别室性心动过速和室上性心动过速伴旁路前传，因为从心室激动模式上讲，后者与室性心动过速无异。对于室上性心动过速伴旁路前传，常见情况是窦性心律时的心电图可见预激波，即存在旁路前传的征象，本例患者并不支持。然而，在室上

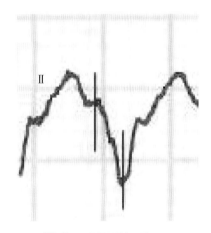

图 42-7　RWPT > 50 ms。

性心动过速伴旁路前传时不能忘记的一种情况是 Mahaim 纤维介导的宽 QRS 波心动过速，此种情况下，窦性心律心电图多无预激图形或有一些延迟激动的蛛丝马迹。

　　详细询问病史，同时仔细分析心电图非常有利于鉴别诊断。观察本例窦性心律时的心电图特点为部分导联有轻度预激表现（V_2 ～ V_4 导联 PR 间期缩短），但 Ⅰ、aVL、V_4 ～ V_6 导联 QRS 波终末部 S 波消失（图 42-3）。此外，通过追问病史，得到患者 3 年前的外院心电图，提示心房颤动伴宽 QRS 波心动过速，其心电图特点为宽 QRS 波心动过速，节律明显不齐，宽 QRS 波图形和本

次急诊心电图一致，QRS波宽度不一（图42-5）。但是，室性心动过速的节律基本匀齐或轻度不齐，综上，患者室性心动过速的可能性小，但仍不能确定心动过速机制。

本例患者宽QRS波心动过速的机制仍需要电生理检查来明确，电生理检查提示：窦性心律下AH间期86 ms，HV间期31 ms，HV间期轻度缩短（图42-8）；心室S_1S_2递减程序刺激呈递减传导，希氏束逆传A波最早（图42-9）；CS 7-8心房S_1S_2程序刺激示AH间期逐渐延长、HV间期逐渐缩短，体表心电图可见QRS波逐渐出现预激表现（图42-10）。对于宽QRS波心动过速的鉴别，电生理检查过程中采用心房程序刺激非常重要（同理，对于窄QRS波心动过速的鉴别，采用心室程序刺激非常重要），在窦性心律下，心房高频刺激能够复制出与临床宽QRS波心动过速图形一致的QRS波，此时基本可以排除室性心动过速；CS 7-8心房程序刺激$S_1 : S_2 = 500$ ms : 350 ms可诱发与临床一致的宽QRS波心动过速（图42-11），HV间期逐渐缩短，直至落入QRS波内，可排除室上性心动过速伴差异性传导（HV间期不变）。

综上，心房S_1S_2程序期前刺激时可见房室呈递减传导，表现为AH间期逐渐延长，HV间期逐渐缩短。此现象不仅表明房室前传确定不是通过正常传导系统（HV间期不应期缩短），而且证实用于房室前传的旁路具有前传递减传导特点，电生理检查确诊为Mahaim纤维介导的逆向型房室折返性心动过速。

至此，Mahaim纤维介导的心动过速已经基本确诊。下一步需要诱发心动过速，以明确心动过速时右侧希浦系统的激动是否为由远及近，因为这也是Mahaim纤维介导心动过速的重要特征。此外，消融靶点的确定是Mahaim旁路的难点，由于Mahaim纤维多数位于右侧三尖瓣环，常见类型包括房室纤维（11.5%～19.0%）和房束纤维（81.1%～88.5%）两种，故下一步的电生理检查应对二者进行鉴别。标准方法是在心动过速时将一根导管置于三尖瓣环游离壁，另一根导管置于右心室心尖部（即右束支心室插入端附近），如果是房室纤维，那么前者的V波领先，如果是房束纤维，那么后者的V波领先。但是，本例患者因术中未常规摆放右心室心尖部导管，存在一定

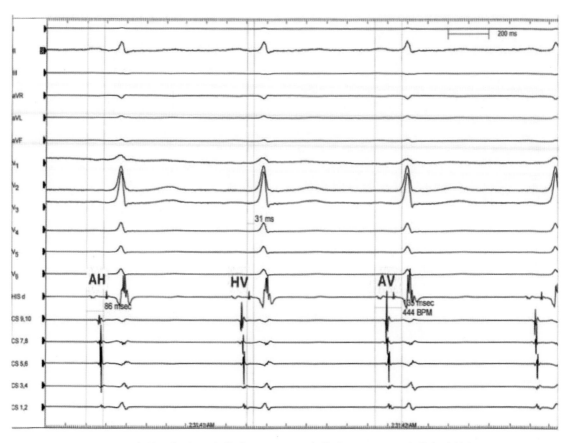

图42-8 窦性心律下AH间期为86 ms，HV间期为31 ms，HV间期轻度缩短。

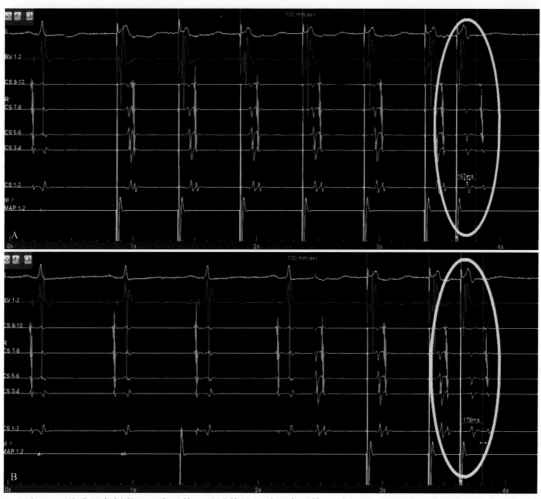

图 42-9　心室 S_1S_2 递减程序刺激呈正常逆传，递减传导，希氏束逆传 A 波最早，可排除经典的隐匿性房室旁路的存在。

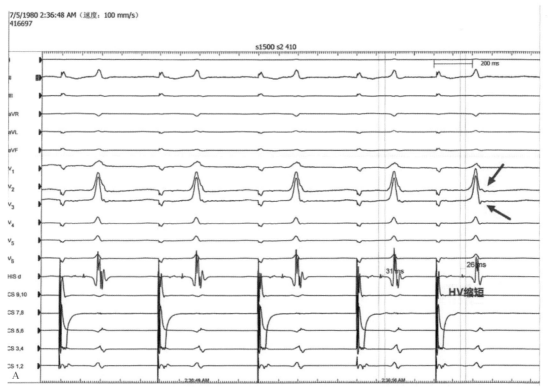

图 42-10　CS 7-8 心房 S_1S_2 程序刺激。AH 间期逐渐延长、HV 间期逐渐缩短，直至融入 V 波内，体表心电图可见 QRS 波逐渐出现预激表现。

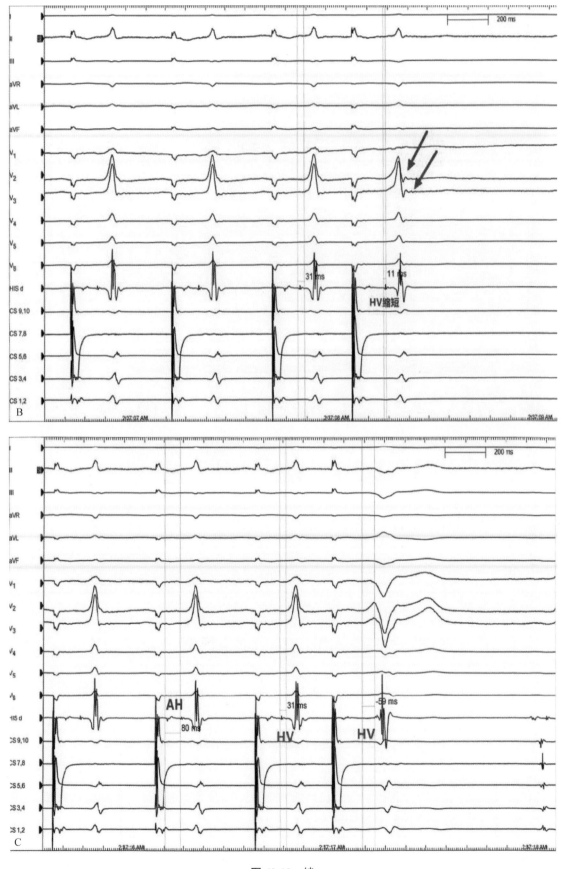

图 42-10　续

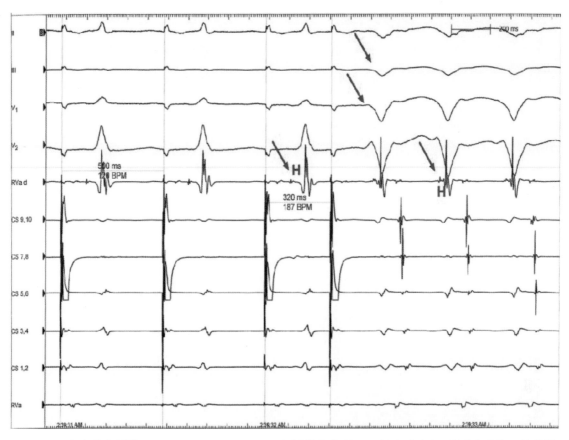

图 42-11　CS 7-8 心房程序刺激 S_1∶S_2 = 500 ms∶350 ms。可诱发临床宽 QRS 波心动过速，希氏束逆传 A 波最早，提示心动过速下旁路前传，房室结逆传。

不足。同时，本例也有一定特殊性，在标测和消融过程中，消融导管未在三尖瓣环游离壁侧找到经典的 Mahaim 电位，但在跨三尖瓣环 7 点钟近心室侧窦性心律下可以记录到提前于体表 QRS 波起点的 V 波（图 42-12）。加 R0 鞘后，窦性心律下可记录到三尖瓣环 7 点钟位置房室融合，V 波提前（图 42-13），三尖瓣环 5 点钟位置 V 波落后于体表心电图 QRS 波（图 42-14）。心动过速下三尖瓣环 7 点钟位置偏心室侧大头局部的 V 波提前于体表 QRS 波（图 42-15）。大头局部在右心室心尖部附近记录到的 V 波晚于体表 QRS 波（图 42-16）。综上，判断消融靶点在三尖瓣环 7 点钟附近，心动过速下大头局部记录到 V 波提前于体表心电图 QRS 波（图 42-17）。窦性心律下放电时反复出现 Mahaim 纤维自主加速性心动过速（图 42-18），消融完成后，心房程序刺激不再出现 HV 间期缩短现象，不能诱发宽 QRS 波心动过速，提示消融成功（图 42-19）。

术后仔细比较心电图发现，患者的心电图较术前有明显变化。术前心电图部分导联有轻度预激表现（V_2 ～ V_4 导联 PR 间期缩短），但 I、aVL、V_4 ～ V_6 导联 QRS 波终末部 S 波消失（图 42-20）；术后心电图特点为 I、aVL、V_3 ～ V_6 导联 S 波加深（图 42-21）。

【专家点评及病例启示】

- Mahaim 纤维介导的心动过速较少见，临床上出现左束支传导阻滞图形的宽 QRS 波心动过速时，应警惕致心律失常型右心室心肌病所致的室性心动过速，但也要考虑到逆向型房室折返性心动过速，其中窦性心律下无预激波时须警惕 Mahaim 纤维参与的心动过速，减少漏诊及误诊率。

- 本病例有一定的特殊性，有别于经典的 Mahaim 房束纤维，考虑为 Mahaim 房室纤维短递减连接，插入点位于跨三尖瓣 7 点钟近心室侧，其电生理特性为传导速度较

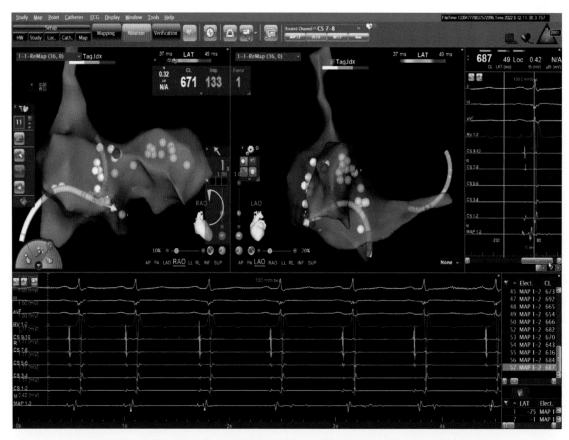

图 42-12 三尖瓣环 7 点钟近心室侧窦性心律下记录到提前于体表 QRS 波起点的 V 波。

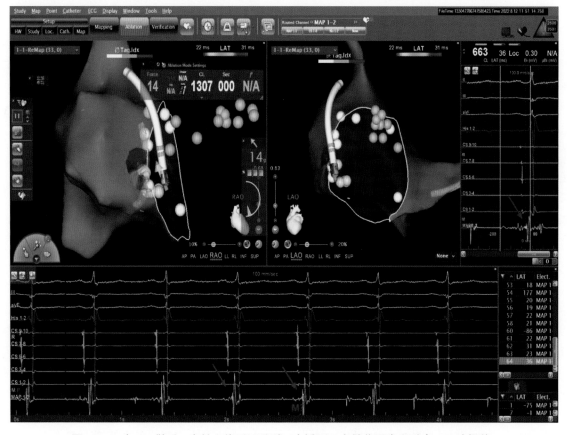

图 42-13 加 R0 鞘后，窦性心律下记录到三尖瓣环 7 点钟位置房室融合，V 波提前。

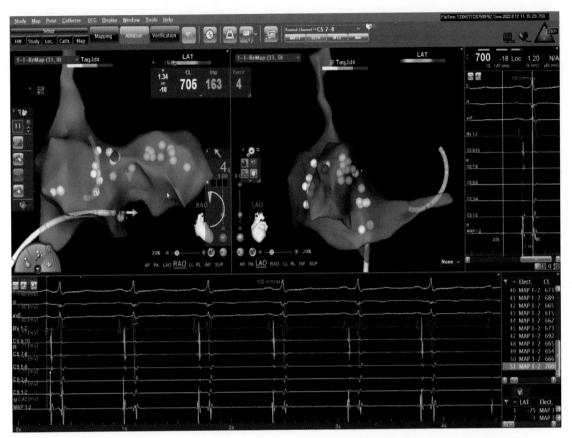

图 42-14　窦性心律下记录三尖瓣环 5 点钟位置 V 波落后于体表心电图 QRS 波，且房室不融合。

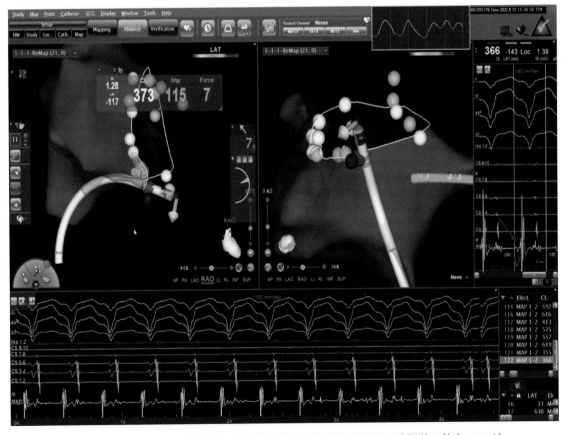

图 42-15　心动过速下三尖瓣环 7 点钟位置偏心室侧大头局部的 V 波提前于体表 QRS 波。

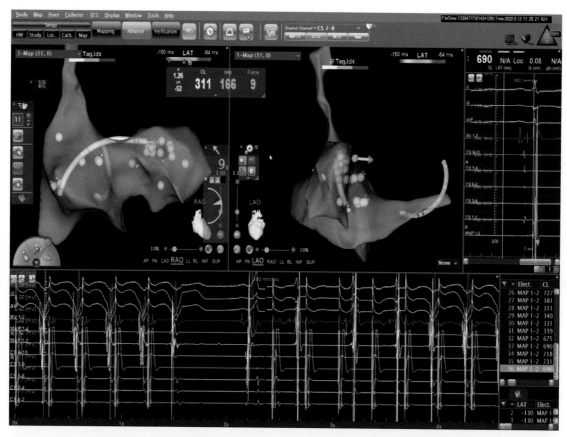

图 42-16 大头局部在右心室心尖部附近记录到的 V 波晚于体表 QRS 波。

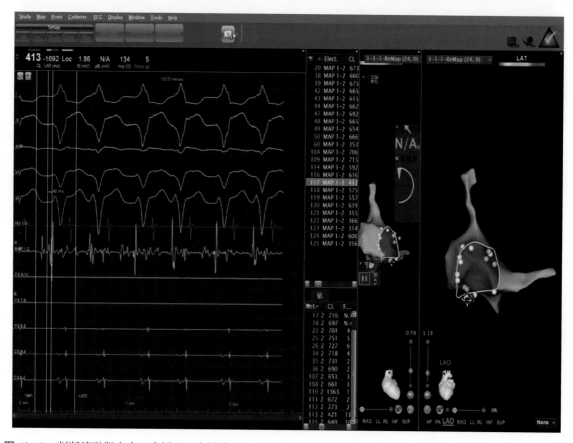

图 42-17 判断消融靶点在三尖瓣环 7 点钟附近，心动过速下大头局部记录到的 V 波提前于体表心电图 QRS 波。

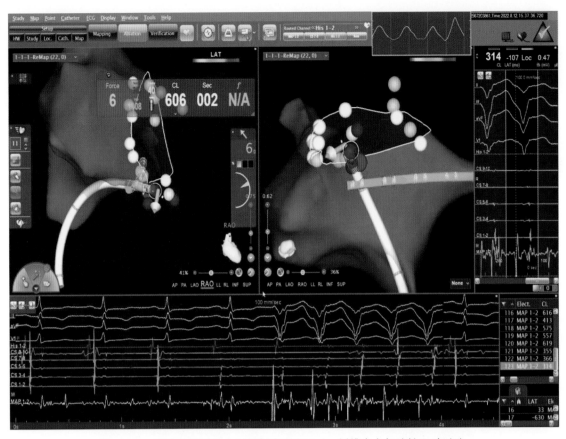

图 42-18　窦性心律下放电时反复出现 Mahaim 纤维自主加速性心动过速。

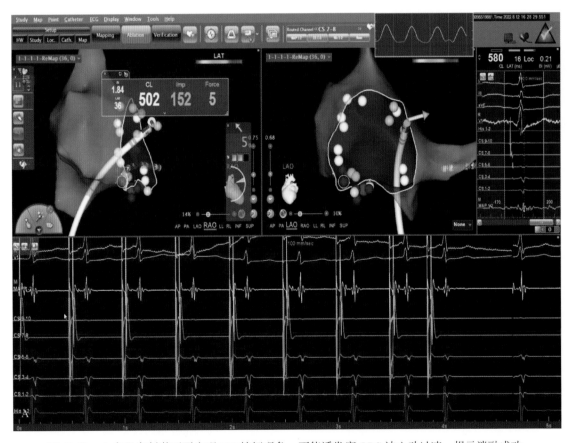

图 42-19　心房程序刺激不再出现 HV 缩短现象，不能诱发宽 QRS 波心动过速，提示消融成功。

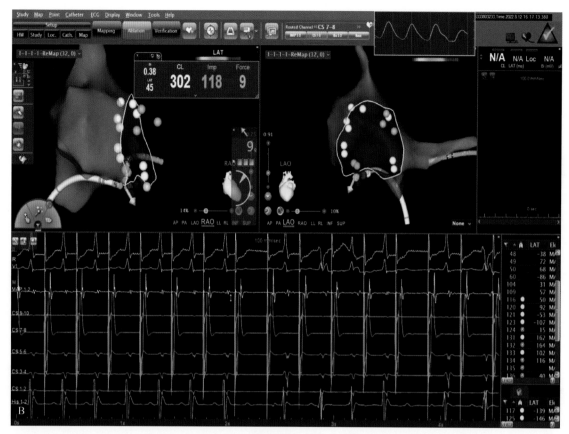

图 42-19 续

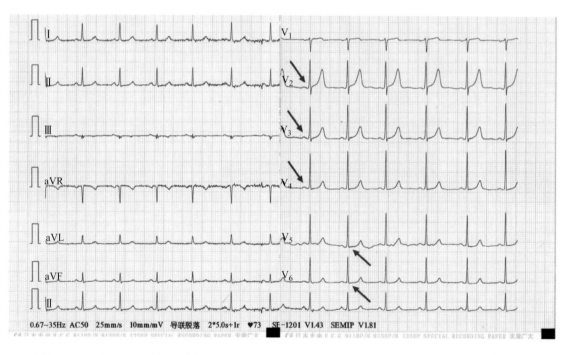

图 42-20 术前心电图。部分导联有轻度预激表现（V₂～V₄导联 PR 间期缩短），但Ⅰ、aVL、V₄～V₆导联 QRS 波终末部 S 波消失。

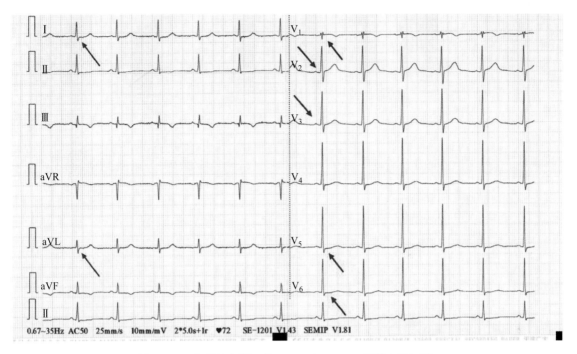

图 42-21　术后心电图。Ⅰ、aVL、$V_3 \sim V_6$ 导联 S 波加深。

慢的慢旁路，不应期短于经典的 Mahaim
房束纤维，传导速度快于经典 Mahaim 房
束旁路；其消融方法和经典 Kent 束旁路相
似，三尖瓣环上找到 V 波较早靶点即可放
电消融。

- 消融终点判断方法包括：①放电过程中出
现加速的 Mahaim 纤维自主心律和旁路前
传阻断；②心动过速终止，心房递增起搏
QRS 波变窄；③房束型和房室型患者消融
后心电图 QRS 波终末部分的顿挫消失（本
例患者Ⅰ、aVL、$V_3 \sim V_6$ 出现 S 波，Ⅲ、
V_1 导联 QRS 波形态明显变化）。

【基础知识要点】

1. 体表心电图诊断 Mahaim 纤维的价值有限

窦性心律下的心电图中预激波通常不明显或
仅有轻度的心电图异常，房束型或房室型患者心
电图终末 QRS 波可存在顿挫或粗钝，发生率约
为 33%（本例患者心电图Ⅰ、aVL、$V_3 \sim V_6$ 导联
QRS 波终末部分粗钝，S 波消失）。然而一些较短的、
传导速度快的 Mahaim 纤维传导束可见预激波。

心动过速下的心电图表现：①心动过速周期
为 220 ～ 450 ms；②QRS 波电轴为 0°～ 75°；

③QRS 波时限≤ 0.15 s；④Ⅰ导联 QRS 波呈 R 波；
⑤胸前导联 R/S 移行在 V_4 导联之后。经 Mahaim
纤维前传的逆向型折返性心动过速，心电图几乎
均表现为左束支传导阻滞形态，但 QRS 形态和电
轴易发生改变。

2. Mahaim 纤维的电生理特性

Mahaim 旁路具有前传递减功能，且只能前
传，不能逆传，最大预激波出现时的 QRS 波形
与心动过速时的宽 QRS 波形完全一致。心房刺
激可使旁路前传明显，预激波增大。心房刺激产
生心室最大预激波后，随 S_1S_1 或 S_1S_2 同期缩短，
AH 间期和 AV 间期逐渐延长，提示旁路为顺向
递减传导。因 AH 间期延长更突出，故 HV 间期
逐渐缩短，直至 H 波隐入 V 波之中。心房起搏产
生最大预激波时，希氏束呈逆向激动，激动顺序
为：右束支—希氏束远段—希氏束近段。心室刺
激（S_1S_1 或 S_1S_2）时逆行 A 波以希氏束领先，无
旁路逆传特征。

3. 标测

理想的靶点是在三尖瓣环侧记录到近场的旁
路电位或在右心室游离壁记录到远场的旁路电位。
心房起搏有助于旁路电位的标测。由于大多数
Mahaim 纤维电位可在三尖瓣环侧壁或瓣环下游离
壁标测到，因此术中使用长鞘来增强消融导管支

撑力会非常有帮助。若未能标测到旁路电位，心动过速或心房起搏心室完全预激时，以最早心室激动点作为消融靶点（本例患者未能标测到旁路电位，在窦性心律和心动过速下均可发现最早心室激动点），房束纤维消融过程中可能导致右束支传导阻滞，靶点多在三尖瓣环侧壁或后侧壁。

4. 导管消融

一旦确定靶点，可在窦性心律、高频率心房起搏使心室完全预激、预激性室上性心动过速发作时放电，放电中出现加速的 Mahaim 纤维自主心律和旁路前传阻断，心动过速终止，心房起搏QRS 波变窄，为消融有效的标志，可巩固放电。成功消融的部位大多数位于三尖瓣环侧壁或后侧壁。消融后应重复进行全面电生理评价，并在异丙肾上腺素激发试验下重复评价。

扫码见本病例授课视频（视频 42）。

视频 42

（曹中南　天津市第五中心医院）

参考文献

［1］McClelland J H，Wang X，Beckman K J，et al. Radiofrequency catheter ablation of right atriofascicular（Mahaim）accessory pathways guided by accessory pathway activation potentials. Circulation，1994，89（6）：2655-2666.

［2］Sternick E B，Gerken L M，Vrandecic M. Appraisal of "Mahaim" automatic tachycardia. J Cardiovasc Electrophysiol，2002，13（3）：244-249.

［3］周胜华，马坚，楚建民，等. Mahaim 样纤维的电生理特点和射频消融治疗. 中华心律失常学杂志，2000，4（2）：103-107.

［4］中华医学会心电生理和起搏分会，中国医师协会心律学专业委员会. 室上性心动过速诊断及治疗中国专家共识（2021）. 中华心律失常学杂志，2022，26（3）：202-262.

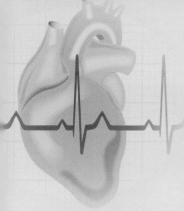

病例 43　ICE 指导下室性早搏消融

【病史摘要】

患者男性，75 岁，主因"间断心悸 1 年余，加重半年"入院。外院 Holter 可见单一形态室性早搏（> 40 000 次 / 天），超声心动图可见 LVEDD 60 mm，予 β 受体阻滞剂治疗无效。

【诊疗过程】

入院心电图可见室性早搏（图 43-1）。V_1 导联呈 rS 型，r 波宽钝，V_2 导联之前移行，提示左心室基底部起源；下壁导联主波向下，提示起源部位较低；室性早搏 QRS 波较窄，提示间隔部位起源。

患者心悸症状明显，室性早搏负荷重，伴随左心室扩大，药物治疗无效，具备射频消融治疗指征。考虑到患者高龄，且室性早搏起源于左心

室，手术在心腔内超声（ICE）指导下进行。患者上台可见频发室早，与临床室性早搏形态一致。经右侧股静脉送入超声导管至右心房，构建三尖瓣环和右心室，方便超声导管跨过三尖瓣（图 43-2）。

于基准位（Home View 位）打 A 弯跨过三尖瓣环进入右心室，松 A 弯使超声导管贴靠于室间隔，顺时针旋转导管，可得左心室短轴切面，构建左心室内膜、乳头肌及主动脉窦结构（图 43-3）。

当超声导管指向左心室基底部附近时，打 P 弯并保持超声导管贴靠于室间隔，再调节 L 弯，得到左心室长轴切面，进一步补充左心室解剖模型（图 43-4）。

采取经主动脉逆行途径进行标测。消融导管在超声构建的左心室模型内进行激动标测，重点标测左心室间隔部位，最终标测结果提示主动脉瓣下邻近希氏束处局部激动领先（V-QRS 36 ms）。窦性心律下，远端电极（MAP 3-4）可见远场希氏

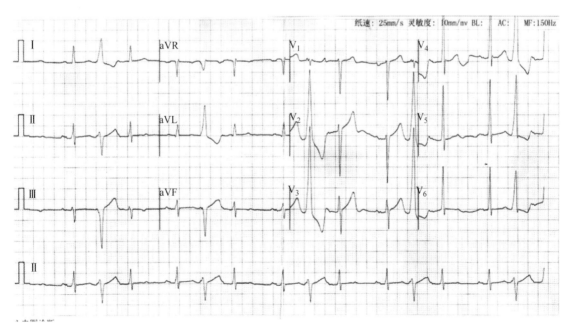

图 43-1　室性早搏心电图。

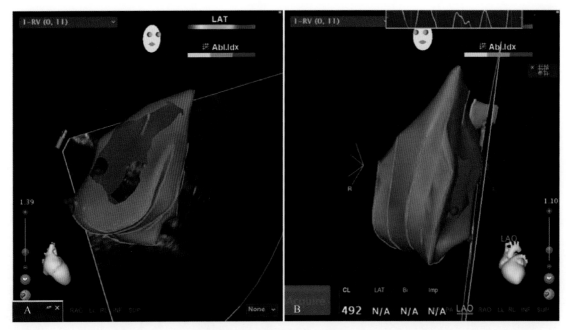

图 43-2　ICE 构建右心室模型。

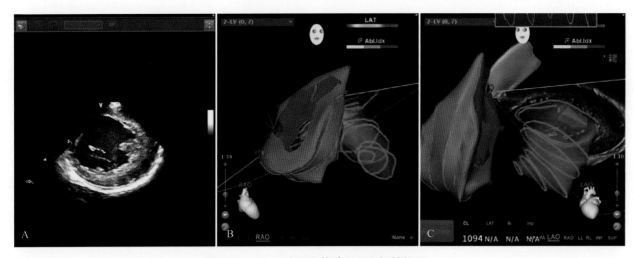

图 43-3　ICE 于右心室构建左心室短轴切面。

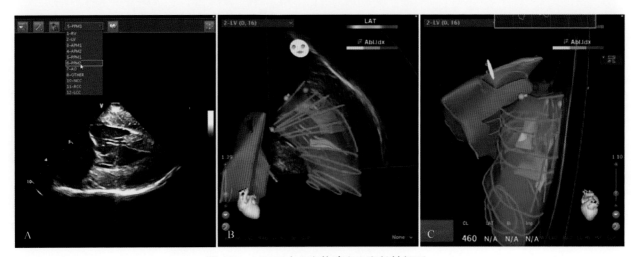

图 43-4　ICE 于右心室构建左心室长轴切面。

束电位（图 43-5）。

以 20 W 功率放电 10 s 后室性早搏消失（图 43-6），逐步提升功率进行巩固消融，其间无 PR 间期延长及交界区心律出现。

【讨论】

本例患者频发室早，药物治疗效果不佳，且合并左心室扩大，为射频消融治疗的 I 类指证。术前体表心电图定位于左心室，由于左心室解剖

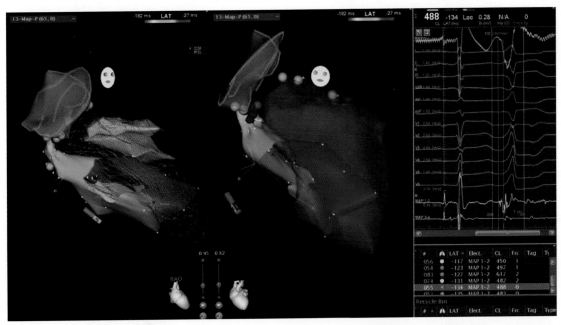

图 43-5　激动标测。提示最早部位（红点所示）位于主动脉瓣下，邻近希氏束。

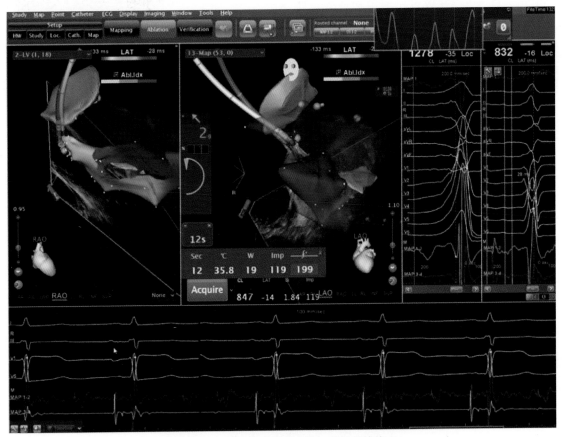

图 43-6　于最早点处消融有效，室性早搏终止。

结构复杂，且患者高龄，需缩短左心室导管操作时间，减少栓塞风险，因此采用 ICE 代替大头或多级导管构建左心室解剖模型，并借助模型指导标测时的导管操作，有利于提高特殊结构（如乳头肌）的标测效率，大幅缩短导管在左心室内停留的时间，对于提高手术的安全性十分重要。

超声导管构建左心室模型时通常需要将超声导管跨越三尖瓣置于右心室进行。因此，应先借助短轴切面构建左心室大体模型，后借助长轴切面丰富细节，即"十字交叉"法。对于特殊结构（如乳头肌、二尖瓣环、主动脉窦），需要重点构建。

左心室标测一般通过穿刺房间隔途径或经主动脉逆行途径进行。对于起源于间隔侧的心律失常，经主动脉逆行途径的导管操作简单；而起源于游离壁者，房间隔穿刺途径具有优势。本例患者通过术前心电图将室性早搏初步定位于间隔部，因此采取经主动脉逆行途径。

在操作过程中，本例患者临床室性早搏频发，因此采取激动标测。此外，因术前心电图提示室性早搏起源于间隔侧，因此采取间隔侧详细标测，其余部位粗略标测的策略。最终标测到主动脉瓣下较为领先，且大头 3-4 极可以记录到远场希氏束电位，考虑诊断为希氏束旁室性早搏。放电消融过程中，需警惕传导阻滞等并发症。采取小功率进行试放电消融，室性早搏消失，逐步提升功率进行巩固消融，消融过程中未见 PR 间期延长及交界区心律等。

【专家点评及病例启示】

- ICE 可以较为精确地构建解剖模型，对于特殊结构（如乳头肌等）的构建更有优势。
- 左心室解剖结构复杂，导管操作需要技巧，

在 ICE 构建的解剖模型基础上进行导管操作可以提升标测效率。

- 对于希氏束旁室性早搏，因发生房室传导阻滞的风险较高，消融宜从小功率起始，且应密切关注有无 PR 间期延长或交界区心律等危险信号。

【基础知识要点】

希氏束旁室性早搏的定义：标测到最早心室激动部位记录到希氏束电位或距离希氏束 < 10 mm。

希氏束起源室性早搏的心电图特征包括：① LBBB 图形，V_1 导联呈 QS 型，胸导联移行多变，常在 $V_2 \sim V_3$ 导联；② QRS 波相对较窄；③ aVL 导联呈 R 型，Ⅰ 导联呈高 R 型；④ Ⅱ 导联 R 波高于 Ⅲ 导联，或 Ⅱ 导联为正向、Ⅲ 导联为负向。

扫码见本病例授课视频（视频 43）。

视频 43

（周旭　北京大学人民医院）

参考文献

[1] Enriquez A，Tapias C，Rodriguez D，et al. How to map and ablate parahisian ventricular arrhythmias. Heart Rhythm，2018，15（8）：1268-1274.

[2] Della Rocca D G，Gianni C，Mohanty S，et al. Localization of ventricular arrhythmias for catheter ablation：the role of surface electrocardiogram. Card Electrophysiol Clin，2018，10（2）：333-354.

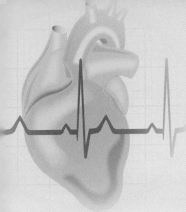

病例 44　心房扑动合并心力衰竭

【病史摘要】

患者男性，74 岁，因"间断心悸、胸闷 2 个月，加重 1 天"入院。患者近 2 个月反复心悸、胸闷，伴气短、咳嗽，咳少量白痰，发作时自测心率 120 ～ 160 次 / 分，外院心电图诊断心房颤动（图 44-1），予 β 受体阻滞剂口服后转复窦性心律。入院前 1 天患者再次发作心悸，伴咳嗽、喘憋，夜间不能平卧，我院门诊行心电图检查示心房扑动、完全性左束支传导阻滞（图 44-2）。加用利伐沙班并收住院治疗。患者既往有冠心病 PCI 术后、高血压、糖尿病及阻塞性睡眠呼吸暂停综合征及甲状腺功能减退病史，入院前 2 个月复查冠状动脉造影未见明显新发狭窄血管，夜间睡眠坚持佩戴呼吸机，血压、血糖、甲状腺功能控制良好。

【诊疗过程】

入院查体：体温 36.0℃，脉搏 142 次 / 分，呼吸 20 次 / 分，血压 113/79 mmHg。神清，精神差，颈静脉无怒张，双肺呼吸音粗，双下肺可闻及少量湿啰音，心界向左扩大，心率 142 次 / 分，律齐，未闻及杂音。腹部查体未见异常。双下肢凹陷性水肿。胸部 CT 示双肺轻度间质改变，胸膜下部分小叶间隔稍厚。超声心动图示 LVEF 35.2%，全心扩大，以左心为著（LVEDD 54 mm），左心室壁弥漫性运动减低；左心房 45 mm；三尖瓣轻度反流，肺动脉收缩压轻度增高（40 mmHg）；经食管超声心动图未见左心耳血栓。

结合患者夜间阵发性呼吸困难等症状、体征及超声心动图结果，考虑存在心功能不全，但此次心功能不全急性发作的病因并不明确。因此，

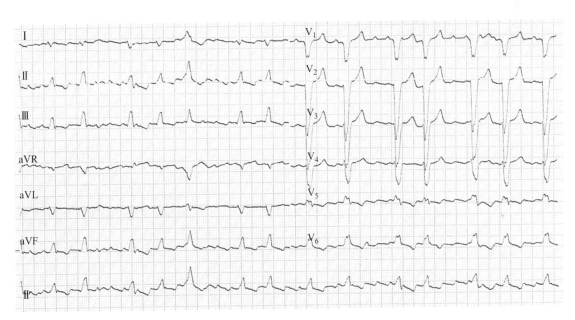

图 44-1　患者入院前 2 个月的心电图。外院诊断心房颤动可见间期规律的 F 波，后诊断为心房扑动合并完全性左束支传导阻滞。

需着重鉴别缺血性心肌病或急性冠状动脉事件、心动过速性心肌病、扩张型心肌病等，但患者于入院前2个月外院行冠状动脉造影未见明确新发狭窄冠状动脉、心肌酶无动态波动，而入院后全程心电监测为持续性心房扑动、完全性左束支传导阻滞，超声心动图提示左心室收缩功能下降，故暂不考虑此次为冠状动脉事件引发。因此，治疗上第一阶段予利尿、血管紧张素转化酶抑制剂（ACEI）等充分药物治疗改善心功能，使患者体重达到干重，喘憋得以好转；考虑到患者第一份心电图存在争议，部分医师考虑为心房颤动，故第二阶段的治疗策略为首先行电生理检查，经股静脉放置CS十级标测电极，若为CS 9-10领先的规律心房扑动，则行心房扑动消融术，若CS电极显示为绝对不规整节律，则行房室结消融联合CRT-D植入。

术中CS电极显示为CS 9-10领先的间期规整的心房节律（图44-3），经三维激动标测证实为典

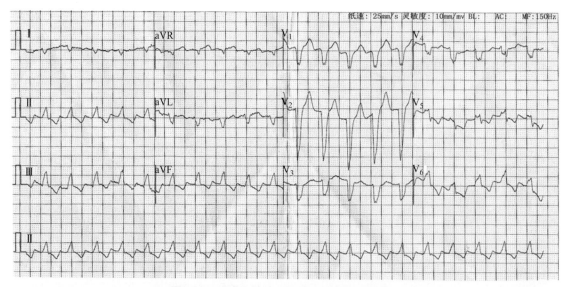

图44-2 患者入院后心电图。典型心房扑动。

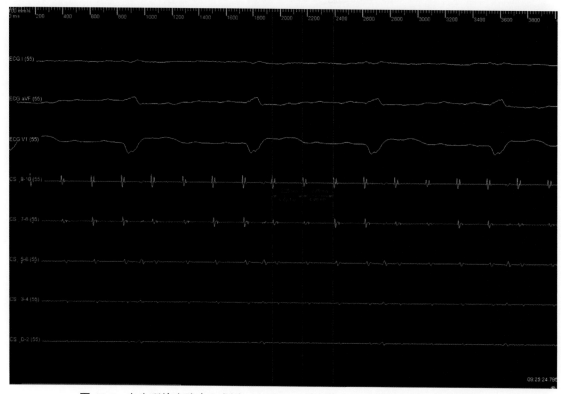

图44-3 电生理检查腔内心电图。CS 9-10 A波领先，A-A间期规整，为225 ms。

型三尖瓣峡部依赖心房扑动，遂行三尖瓣峡部消融，消融过程中患者转复窦性心律，起搏验证心房扑动阻滞线两侧间期为 170 ms，考虑心房扑动消融成功。在窦性心律下测量 HV 间期为 108 ms

（图 44-4），窦性心律下标测右心室到左心室的传导时间达 116 ms（三尖瓣室侧游离壁至 CS 1-2 的传导时间）（图 44-5）。

　　消融术后患者症状明显改善，复查心脏超

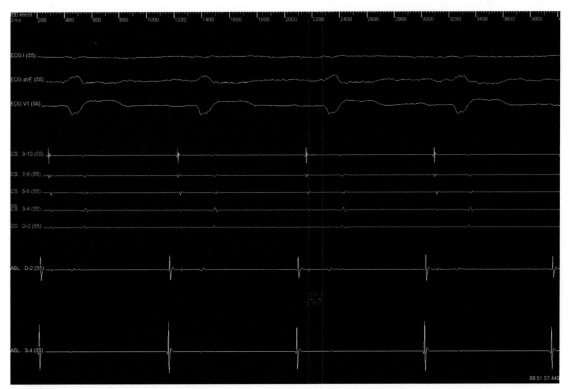

图 44-4　行三尖瓣峡部消融后恢复窦性心律。窦性心律下测量 HV 间期 108 ms（正常为 35～55 ms）。

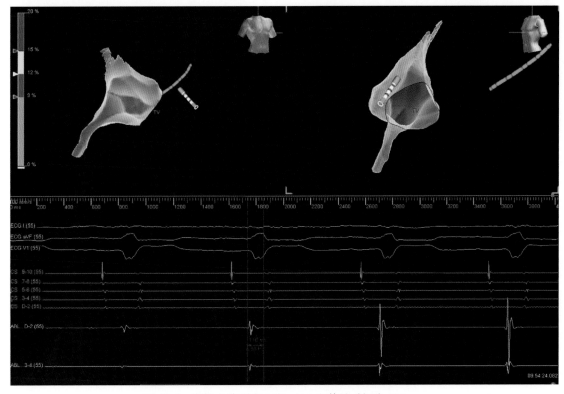

图 44-5　窦性心律下右心室-左心室传导时间为 116 ms。

声造影提示左心室壁运动弥漫性减低，电传导异常导致的室间隔运动不协调，LVEF（Simpson）33%；患者 HV 间期为 108 ms，具备起搏指征，同时 NYHA 心功能分级Ⅲ级，合并完全性左束支传导阻滞，行 CRT-D 指征明确。因此在治疗的第三阶段予患者植入 CRT-D，术前 1 天停用抗凝药物，术后在心脏超声造影下联合起搏器程控调整最佳起搏位点，心电图测量 QRS 波时限缩短至 126 ms（图 44-6），继续进行改善心力衰竭药物治疗。出院 1 个月后随访复查超声心动图 LVEF（Simpson）升至 40%，心功能逐渐恢复至 NYHA 心功能分级Ⅱ级。

【讨论】

该患者诊断为心功能不全，在治疗过程中采取了多种措施来改善心功能：①通过利尿剂、ACEI 等药物治疗改善心功能；②行心房扑动三尖瓣峡部消融术；③行心脏再同步化治疗（CRT-D 植入）。随访显示心功能有所改善。

整个诊疗过程中最值得注意的有两点，一是关于患者心律的判断，在提供的第一份心电图中，部分医师考虑为心房颤动，因此初步制订的诊疗方案为房室结消融联合 CRT-D 植入，但在常规术前讨论中发现，图 45-1 中的"p"波并非绝对不齐的"f"波，而是可测量的间期规律的 F 波，

因而调整第二阶段的策略，最后使得患者能够保留生理性的房室传导顺序。二是患者是否要植入 CRT，若植入，是首选 CRT-P 还是 CRT-D？本例患者在窦性心律下 HV 间期明显延长，本身即存在起搏指征，而 EF < 35% 且合并冠心病，存在缺血性心脏病的病理基础，因而植入 CRT-D 是合理的。

【专家点评及病例启示】

- 患者心功能不全，后续合并心房颤动的可能性较高，甚至不能排除既往存在心房颤动的可能，行房室结消融联合 CRT-D 植入也是合理且符合指南指征的。

- 心脏超声造影可明确指出电传导异常导致的室间隔运动不协调，为植入 CRT 提供了有力的支持和清晰的方向。

【基础知识要点】

心房扑动是一种快速性房性心律失常，主要分为三尖瓣峡部依赖的典型心房扑动和非三尖瓣依赖的非典型心房扑动，指南中对心房扑动合并左心室收缩功能不全进行消融的推荐类别为Ⅰb类。临床上，心房颤动和心房扑动由于具有共同的危险因素和诱因而经常共存。这两种节律与心

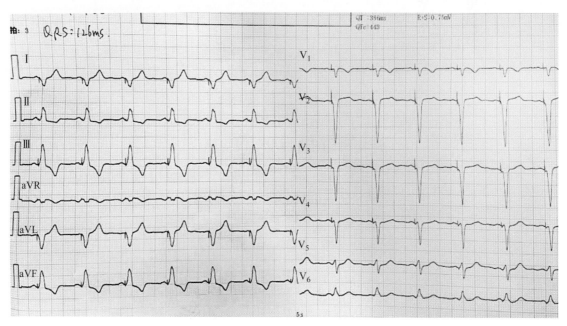

图 44-6　CRT-D 植入术后心电图。

力衰竭常互为因果。在 2019 年美国心律学会心房颤动管理指南中，导管消融治疗心房颤动合并心力衰竭的推荐类别为Ⅱb类。

心脏超声造影（contrast echocardiography）和斑点追踪（speckle tracking）是超声心动图中的两种技术，可提供更全面和定量化的心功能评估。心脏超声造影通过使用特殊的超声造影剂（通常是含有气体微泡的注射液），以增强心脏超声图像的对比度。通过注射造影剂，可以更清晰地观察心腔和心脏壁的运动情况。心脏超声造影对于评估心功能不全时尤为有用，可提供更准确的左心室容积测量，进而计算出 LVEF 值，检测心脏壁的运动情况，包括室间隔和心室壁的收缩和舒张运动，有助于确定心功能不全的原因，同时可评估心脏瓣膜的开闭情况和功能，包括瓣膜反流情况（瓣膜功能异常可能导致心功能不全）。斑点追踪是一种基于超声图像的计算方法，用于分析心脏壁的运动和变形。通过斑点追踪技术，可以对心室壁的全程运动进行定量分析，通过测量心室壁的应变（strain）和应变率（strain rate），评估心肌收缩和舒张功能，并可检测心肌壁不同区域的功能，有助于识别局部心肌缺血或瘤变区域，以及评估心肌修复的效果。

扫码见本病例授课视频（视频 44）。

视频 44

（杨丹丹　北京大学人民医院）

参考文献

［1］Brugada J，Katritsis D G，Arbelo E，et al. 2019 ESC Guidelines for the management of patients with supraventricular tachycardia The Task Force for the management of patients with supraventricular tachycardia of the European Society of Cardiology（ESC）. Eur Heart J，2020，41（5）：655-720.

［2］January C T，Wann L S，Calkins H，et al. 2019 AHA/ACC/HRS focused update of the 2014 AHA/ACC/HRS guideline for the management of patients with atrial fibrillation：a report of the American College of Cardiology/American Heart Association Task Force on Clinical Practice Guidelines and the Heart Rhythm Society in Collaboration With the Society of Thoracic Surgeons. Circulation，2019，140（2）：e125-e151.

［3］Mulvagh S L，Rakowski H，Vannan M A，et al. American Society of Echocardiography Consensus Statement on the clinical applications of ultrasonic contrast agents in echocardiography. J Am Soc Echocardiogr，2008，21（11）：1179-1281.

［4］Hiebert J B，Vacek J，Shah Z，et al. Use of speckle tracking to assess heart failure with preserved ejection fraction. J Cardiol，2019，74（5）：397-402.

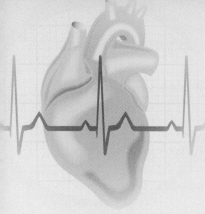

病例 45　乱中寻序——长程持续性心房颤动消融

【病史摘要】

患者女性，66 岁，因"反复心悸、气短 5 年，加重 1 个月"入院。患者 5 年前活动后出现心悸、气短，无胸痛，未治疗。后反复发作，曾 3 年就诊于我院门诊，查 Holter 示全程心房颤动，平均心室率 92 次 / 分，建议消融，患者拒绝。予口服利伐沙班 20 mg 1 次 / 日、琥珀酸美托洛尔缓释片 47.5 mg 1 次 / 日。1 个月前患者心悸较前加重，低于日常活动即感气短。

既往史：高血压 20 年，最高 170/100 mmHg，口服硝苯地平缓释片，控制良好。

【诊疗过程】

入院查体：心率 90 次 / 分，血压 130/80 mmHg，心律绝对不齐，未闻及杂音，双下肢无水肿。辅助检查：甲状腺功能、肝肾功能、血电解质、血常规正常。心电图（图 45-1）示心房颤动。Holter（图 45-2）示全程心房颤动，平均心率 85 次 / 分，最快 175 次 / 分，最慢 58 次 / 分，偶发室性早搏（660 个），持续性 ST-T 改变。超声心动图（图 45-3）示左心房前后径 48 mm，左心室内径 57 mm，LVEF 43%，二尖瓣近中度关闭不全。肺静脉 CT 三维重建见图 45-4。经食管超声心动图未见心房血栓。根据上述病史，本例患者诊断：心律失常，长程持续性心房颤动；心功能不全，NYHA 心功能分级 Ⅲ 级；心脏瓣膜疾病，二尖瓣近中度关闭不全。

总结病例特点：①患者为老年女性，一般状况可，入院检查未见明显异常；②长程持续性心房颤动伴快心室率、心功能不全，左心房明显扩

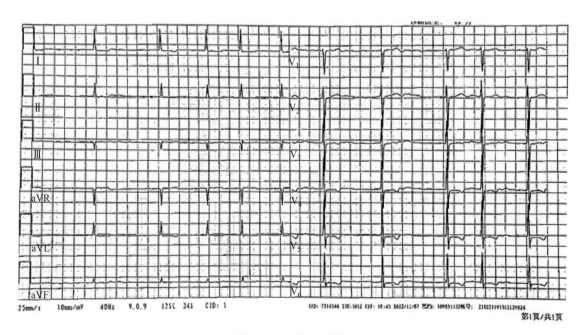

图 45-1　入院心电图。

概要		室性异位搏动		室上性异位搏动	
分析时间:	23:23	室早总数: (<1%) 660		早搏总数:	0
心搏总数:	121745	单个室早:	656	单个早搏:	0
平均心率:	85	成对4个室早:	2	成对(阵)共0个早搏:	0
最慢心率:	58/21:06	二联律(阵)共0个室早:	0	二联律(阵)共0个早搏:	0
最快心率:	175/08:54	三联律(阵)共0个室早:	0	三联律(阵)共0个早搏:	0
RR间期>2.0秒	0	连续(阵)共0个室早:	0	连发(阵)共0个早搏:	0
最长RR间期:		最长的室速: 0 个, 在:			
		最快的室速: bpm, 在		逸搏总数:	0
房颤/房扑占时比(%):	0	R ON T:		逸搏连发心搏总数0个, 阵数	0
		逸搏总数0个, 连发0个,阵数	0		

心率变异		起搏		QT	
SDNN:	173	总数:	0	最大QT:	445
SDNN Index:	141	心房起搏:		最小QT:	320
rMSSD:	81	心室起搏:		最大QTc:	492
pNN50:	56	其中SVP心搏		最小QTc:	361
三角指数:	25	SVP占心室起搏		平均QT:	383
HF:	1776.5	SVP占起搏总数个:		平均QTc:	429
LF:	965.3	房室起搏		QTcd:	131
VLF:	332.3				

结 论

1. 全程房颤, 平均心率85次/分
2. 偶发宽早 (660个) 部分成列
3. 持续性ST-T改变

图 45-2　入院 Holter 结果。

医 技 检 查 单

检查所见:

右心室前壁	5	右室流出道宽度30
右心室内径	19	主动脉根部内径26
室间隔厚度	11	左心房内径 48
左室内径(D)	57	肺动脉内径 30
左室内径(S)		

左室后壁厚度 10 (mm)

左房四腔心内径 53×68　　右房四腔心内径 46×61

(m/s)

二尖瓣　　　舒张期 E/A(cm/s)112　收缩期
　　　　　　PHT(ms)147

三尖瓣　　　收缩期2.8　　　舒张期　RVSP36 mmHg

主动脉瓣　　收缩期2.0　　　舒张期

肺动脉瓣　　收缩期0.9　　　舒张期

LVEF　43%　E/e'= 18.6(侧壁) 1. 左心系统及右房大, 其内未见确切血栓。

2. 室壁不厚, 左室壁弥漫性运动减低。

3. 主动脉瓣增厚, 回声增强, 瓣口探及轻度反流; 二尖瓣前后叶瓣尖略增厚, 回声略增强, 交界处略粘连, 跨瓣血流速度加快, 瓣口探及近中度反流; 三尖瓣口探及轻度反流。

4. 心包腔内探及少量液性暗区, 右室前壁前方2mm, 剑下2mm。

5. 下腔静脉内径增宽, 约23mm, 随呼吸运动变化率减低。

诊断建议:

左心系统及右房大

二尖瓣病变并跨瓣血流速度加快及近中度关闭不全

主动脉瓣硬化

下腔静脉增宽　少量心包积液

轻度肺高压

左室收缩功能减低

图 45-3　超声心动图结果。

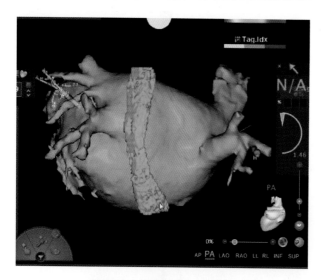

图 45-4　肺静脉 CT 三维图。

大，二尖瓣近中度关闭不全；③心电图颤动波已不明显。

　　患者有行节律干预（导管消融）的指征，但考虑其病史长、左心房明显扩大、心力衰竭，左心房重构显著。基于上述特点，制订消融策略如下：①在肺静脉隔离（PVI）的基础上，根据基质情况进行线性消融；②必要时行 Marshall 静脉酒精消融。③若心房瘢痕严重，消融时可能存在因左心耳延迟、电隔离风险而需要行左心耳封堵、术后因窦房结功能不良而需要植入起搏器等可能。

1. 三维标测

　　应用 CARTO 系统，Pentaray 电极行左心房三维电解剖模型，提示左心房大面积低电压区（图 45-5）。应用 STSF 导管行 PVI + BOX + 冠状窦（CS）心内膜面线性消融，消融参数设置如下：45 W，盐水灌注 20 ml/min，消融指数（AI）

后壁、CS 心内膜面 350～400，其余部位 AI 400～500。消融 CS 心内膜面时 CS 周长相对规整，CS 5-6 碎裂（图 45-6），但心房扑动表现为 2 种周长，分别约为 235 ms（心房扑动 1）和 250 ms（心房扑动 2）（图 45-7），且相互转换。对心房扑动 1 行激动标测（图 45-8），显示前壁邻近右上肺静脉前庭部位及前壁邻近二尖瓣环部位存在缓慢传导，余部位因瘢痕严重，提示传导阻滞或极度延缓，心房扑动 1 整体趋势符合围绕二尖瓣的心房扑动，因 CS 电极放置偏浅，故电极顺序显示 CS 5-6 最早激动。对心房扑动 2 进行拖带标测，提示三尖瓣峡部及二尖瓣峡部均位于折返环，考虑为双心房折返心房扑动（图 45-9）。

2. 导管消融

　　对心房扑动 1 进行消融，根据激动图及基质特点，先进行前壁线消融，心房扑动未变化（图 45-10），心房扑动 1 仍存在，考虑前壁多处瘢痕及阻滞或严重传导延迟。为避免左心耳延迟或电隔离，未继续消融前壁线。拟进行二尖瓣峡部消融，射频消融前先进行 Marshall 静脉酒精消融（EIVOM）。EIVOM 前，消融导管及长鞘撤回右心房，针对心房扑动 2 先进行三尖瓣峡部线性消融。消融后未再出现心房扑动 2，出现新心房扑动 3（图 45-11），周长 240 ms，CS 电极拖带提示 CS 近端及远端均位于折返环。

　　继续行 EIVOM（图 45-12），完成酒精消融后，再次行左心房内膜标测基质（图 45-13），二尖瓣峡部靠近左肺静脉前嵴部低电压，继续行左心房内膜面射频消融，消融过程中呈现心房颤动和心房扑动相互转换，继续消融，心律失常终止，

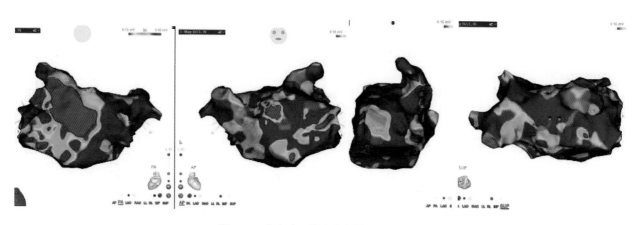

图 45-5　左心房三维电解剖模型电压图。

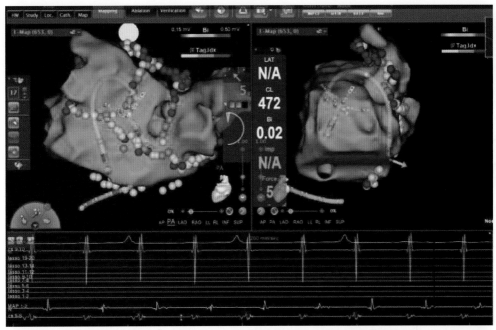

图 45-6　PVI + BOX + CS 心内膜面消融后。心动过速周长规律。

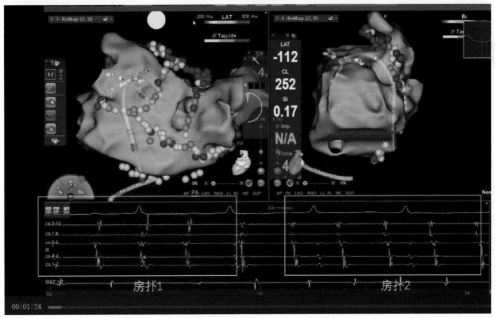

图 45-7　两种类型的心房扑动相互转换。

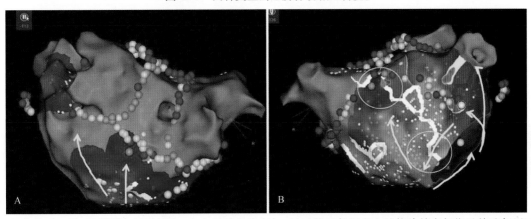

图 45-8　心房扑动 1 激动标测图（原始图，未人工校点状态）。显示前壁邻近右上肺静脉前庭部位及前壁邻近二尖瓣环部位存在缓慢传导，余部位因瘢痕严重，提示传导阻滞或极度延缓，心房扑动 1 整体趋势符合围绕二尖瓣的心房扑动。

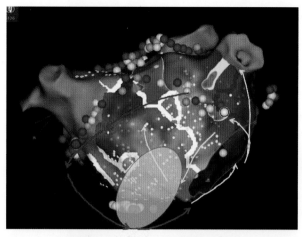

图 45-9 心房扑动1和心房扑动2的激动标测示意图。黄色箭头为心房扑动1，红色箭头为心房扑动2。

转为窦性心律（图 45-14），继续完成二尖瓣峡部消融。窦性心律下起搏验证二尖瓣、三尖瓣双向阻滞。手术结束，患者安返病房，心电图见图 45-15。随访半年，患者未发作心悸，Holter 未记录到心律失常。

【讨论及基础知识要点】

该患者为长程持续性心房颤动，左心房显著扩大，左心房重构严重，基质标测提示大面积低电压区，消融后心房颤动转为心房扑动，但心房扑动为2种周长相互转换，需要明确心房扑动机

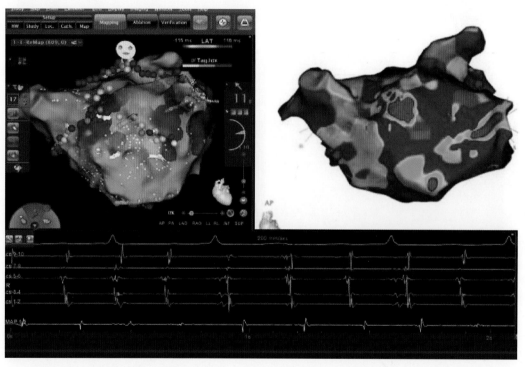

图 45-10 消融前壁。心房扑动未变化，考虑左心耳延迟及电隔离风险，未继续强化消融。

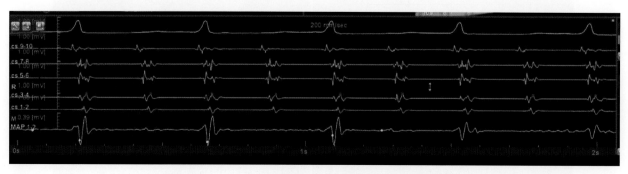

图 45-11 三尖瓣峡部消融后。可见新出现的心房扑动3。

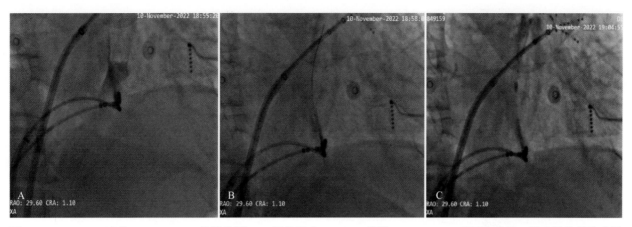

图 45-12　EIVOM 过程。**A.** Marshall 静脉造影；**B.** 导丝送入 Marshall 静脉；**C.** EIVOM 后再次造影，消融损伤部位造影剂弥散。

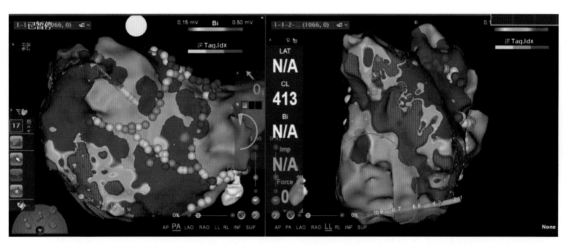

图 45-13　EIVOM 后再次基质标测图。

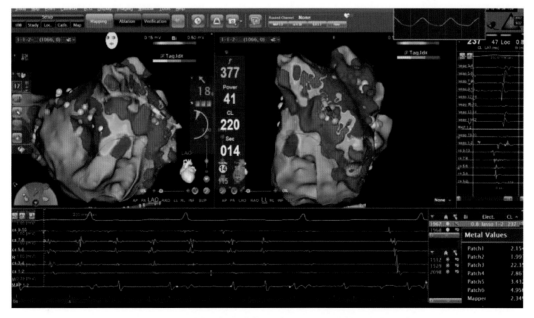

图 45-14　二尖瓣峡部内膜射频消融。过程中转为窦性心律。

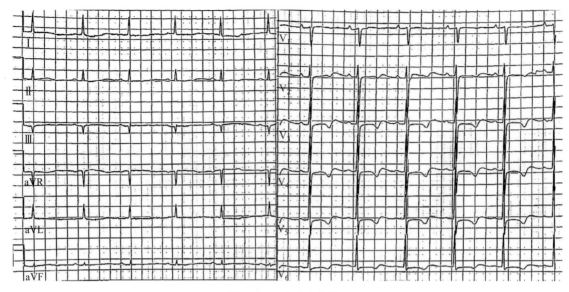

图45-15 术后心电图。

制才可有效阻断心房扑动折返路径。2种周长的心房扑动通常存在共同通路，激动常通过关键峡部时呈现一种周长心房扑动，当峡部功能阻滞、路径变长时呈现另一种周长的心房扑动。本病例通过激动及拖带标测，提示心房扑动1是围绕二尖瓣的心房扑动，心房扑动2可能是二尖瓣峡部、三尖瓣峡部参与的双心房心房扑动，但心房扑动2较心房扑动1的周长延长不明显，考虑可能是心房扑动1经过房间隔时存在延迟传导，心房扑动2则通过Bachmann束传导至右心房，虽然路径长，但传导速度相对较快。进行三尖瓣峡部、二尖瓣峡部（包括Marshall静脉酒精消融）消融后，心房颤动、心房扑动不能维持，心律失常终止转为窦性心律。其中，消融完三尖瓣峡部后出现心房扑动3，虽未进行激动标测，但考虑其为心房扑动2在三尖瓣峡部阻断后，激动从左心房顶部经过Bachmann束传导至右心房后，沿间隔传至CS口继续传导至二尖瓣峡部，故进行二尖瓣峡部消融后，心房扑动未再发作。

【专家点评及病例启示】

- 对于心房重构严重的长程持续性心房颤动，线性消融是常见且较为有效的策略，消融后转化成2种周长的心房扑动，通过激动标测和拖带标测明确心房扑动机制对于精确阻断心房扑动具有重要意义。

- Marshall静脉酒精消融对于持续性心房颤动具有良好的疗效，对于阻断二尖瓣峡部、消除Marshall韧带触发灶及神经丛具有重要意义。

扫码见本病例授课视频（视频45）。

视频45

（孙源君　尹晓盟　大连医科大学附属第一医院）

参考文献

［1］Zhang J L，Zheng L R，Zhou D C，et al. Insight into the mechanism of macroreentrant atrial tachycardia with cycle length alternans using ultrahigh density mapping system. Circ Arrhythm Electrophysiol，2019，12（11）：e007634.